产科重症医学概论

CHANKE ZHONGZHENG YIXUE GAILUN

主编：张红红

副主编：许思娟　郭爱玲　刘晓丽

甘肃科学技术出版社

（甘肃·兰州）

图书在版编目(CIP)数据

产科重症医学概论 / 张红红主编. -- 兰州：甘肃
科学技术出版社，2015.8（2023.12重印）
ISBN 978-7-5424-2232-3

Ⅰ.①产… Ⅱ.①张… Ⅲ.①产科病－险症－诊疗
Ⅳ.①R714.059.7

中国版本图书馆CIP数据核字(2015)第199221号

产科重症医学概论

张红红　主编

责任编辑　李叶维　韩　波
封面设计　蔡志文

出　版　甘肃科学技术出版社
社　址　兰州市城关区曹家巷1号　730030
电　话　0931-2131575（编辑部）　0931-8773237（发行部）

发　行　甘肃科学技术出版社　　　印　刷　三河市铭诚印务有限公司
开　本　710毫米×1020毫米　1/16　　印　张　13.25　插　页　1　字　数　254千
版　次　2016年1月第1版
印　次　2023年12月第2次印刷
印　数　1001~2050
书　号　ISBN 978-7-5424-2232-3　　定　价　128.00元

图书若有破损、缺页可随时与本社联系：0931-8773237
本书所有内容经作者同意授权，并许可使用
未经同意，不得以任何形式复制转载

前　言

孕产妇死亡率是国际公认的衡量一个国家/地区社会发展和医疗保健水平的重要指标,而对于危重症孕产妇的临床救治,需要多个学科和相关专业在重症医学科的平台上开展无缝的合作,如何有效的使产科学及重症医学有机的结合,对重症产科的临床救治思维及理念统一,我们结合自己的临床实践,组织编写了《产科重症医学概论》一书,旨在让产科医生具备初步的重症医学理念,同时使ICU医师在临床实践中,除了掌握重症医学的共性,同时兼顾重症产科的个性,减少临床误判,缩短指南与实践的距离,有效的服务于临床实践,降低孕产妇死亡率。

本书以近年来造成孕产妇死亡的疾病谱为主线,参照最新的重症医学及产科学相关国内外指南,从临床实际出发,对重症产科临床常见问题逐一梳理,全书共分十九章,第一至十章为总论,第十一至十九章为各论,总论主要涉及临床常用的重症医学理念及相关技术,各论为产科常见危重病的诊治规范,对于有定论的问题,以相关的最新国内外指南为准,同时注重学科进展的讨论,部分章节加入作者的临床实践经验的总结,请结合本单位、本地区实际情况加以借鉴。

感谢在本书的出版过程中,单位和科室的领导悉心关怀和帮助,同时感谢在出版过程中,出版社及编辑老师的辛勤付出,在此致以诚挚的谢意。

由于经验不足,在编写过程中有很多不足之处,请读者批评指正。

编者

2015年11月

目　录

第一章　产科重症临床诊治思维 ……………………………… 1

第二章　重症患者的评估与监测 ……………………………… 4

第三章　血流动力学监测基础 ………………………………… 18

第四章　机械通气基础 ………………………………………… 39

第五章　血气分析 ……………………………………………… 49

第六章　营养支持 ……………………………………………… 55

第七章　静脉血栓栓塞症 ……………………………………… 71

　　第一节　深静脉血栓形成(deep venous thrombosis,DVT) ……… 71

　　第二节　肺栓塞 ………………………………………… 75

第八章　全身炎症反应综合征与MODS ……………………… 82

　　第一节　SIRS 与 sepsis ………………………………… 82

　　第二节　多器官功能障碍综合征 ……………………… 87

第九章　急性肾损伤与血液净化 ……………………………… 89

　　第一节　急性肾损伤 …………………………………… 89

　　第二节　血液净化 ……………………………………… 93

第十章　心肺脑复苏 …………………………………………… 98

第十一章　妊娠期高血压疾病 ………………………………… 109

第十二章　子痫前期性心脏病 ………………………………… 121

第十三章　产后出血及休克 …………………………………… 133

第十四章　凝血功能障碍 ……………………………………… 144

第十五章　羊水栓塞 …………………………………………… 150

第十六章　妊娠期急性脂肪肝 ………………………………… 161

第十七章　妊娠期糖尿病 ……………………………………… 168

第十八章　甲状腺功能亢进症与甲亢危象 …………………… 189

第十九章　溶血性尿毒综合征/血栓性血小板减少性紫癜 ……… 198

参考文献 ………………………………………………………… 206

第一章　产科重症临床诊治思维

对于产科临床医师来说,重症患者需要得到及时、准确、精细化的治疗,但是,在临床上,往往由于产科过于繁杂,重症来势凶猛,特殊的医疗环境,以及一线或者高年资产科医师临床知识的局限性,缺乏内科基础知识,无法早期识别重症预警信号,导致临床出现恶性事件,危及母胎安全。所有不同于常规的产科临床处理思维,对于产科重症,应该做的以下几点:

一、降阶梯思维方式

在产科临床中,子痫前期重度常是导致很多重症患者的基础病因,由于缺乏基础的病因学及病理的足够认识,使对其临床的处理在争议中前行,很难在临床上找到针对所有患者的统一的指南和规范,更多的是个体化治疗,但是,产科医师主要更多关注于终止妊娠的时机和方式,疏于对母儿安全的评估,尤其是母体各脏器功能障碍的评估,同时由于孕期特殊的病理生理变化,使对心肺功能的评估不能仅仅依靠非特异的症状、体征,但目前又缺乏特异性的针对孕期的无创评估办法,经常对患者病情出现误读及误判。当子痫前期(PE)患者出现多器官功能障碍 MODS,序贯性导致多米诺骨牌效应,终止妊娠就是其治疗的分水岭。对 PE 患者治疗应该在监护条件下,滴定式治疗。

降阶梯思维的含义:原指针对重症感染患者,病原学未明确的情况下,首先考虑应用广覆盖的抗生素,然后根据病原学培养及药敏,换用针对性更强的窄谱抗生素,相对于升阶梯思维,采用降阶梯思维更能有效降低重症患者死亡率。

该概念引申及延伸:对于降阶梯思维,创造性的引入急诊重症领域,是指诊断疾病时,因面对重症,稍有不慎,就会出事,在诊断疾病的时候,尽可能第一时间能考虑到危及生命的疾病和症状,从比较模糊的症状体征中发现蛛丝马迹,第一时间警惕、识别致死性疾病或病理变化,而不是第一时间去否定。因为产科的临床复杂性,很多重要线索隐匿在普通非特异性主诉之中,或者产科医生临床知识的局限性,发现重症患者相对困难。任何时候不能关上鉴别诊断的大门,你的第一诊断,在第一时间是正确的,不代表永远正确。

举例 1:

重度子痫前期患者(PE),如发生右侧上腹部不适/疼痛,首先应该考虑:有无如下可能,如:HELLP综合征、肝包膜下血肿、肝破裂、胰腺炎、胆囊炎、急性脂肪肝、并利用目可以获得的辅助检查手段排除。

PE+呼吸困难:应该排除有无心衰、肺部感染、肺栓塞。

PE+胸痛:应该排除有无肺栓塞,主动脉夹层、心梗。

PE+腹痛:应该排除有无胎盘早剥。

举例2:

产后出血,凝血功能障碍,休克与出血量不成比例,应该首先想到有无羊水栓塞,非典型羊水栓塞、胎盘植入、胎盘残留、而不是一味纠缠于宫缩乏力,产道裂伤。

举例3:

产科临床实践中,经常有孕末期气短,咳嗽,干咳或者呼吸困难,夜间休息不能平卧,应采用降阶梯思维方式,孕末期的干咳,与体位变化相关的呼吸困难,一定要考虑心功能不全,尤其是左心功能不全的问题,有人认为此种症状为心衰的等危症。所谓降阶梯思维方式,就是当患者出现此种症状时,先努力找寻或者排除那些危及生命/或者给我们带来严重后果的并发症或者合并症,在没有确切依据的情况下,假设此种危险情况存在,该患者首先当然考虑:①急性左心衰;②有无围生期心肌病;③妊娠期高血压疾病性心脏病;④心衰肺淤血基础上继发的社区获得性肺炎;⑤其他全身性/系统性疾病导致的心肺功能改变:比如患者有无风湿免疫系统疾病、SLE、肾病、APS、结核等等问题。永远不要轻易关上鉴别诊断的大门。

二、集束化策略(Bundle)

产后重症患者的处理,显然单独学科解决比较困难,核心的问题是要有全局意识,重点突破,要有扎实的产科、内科、重症医学相关知识,或者相关学科合作,无缝合作,所谓"集束化策略(Bundle)",就是指将能有效降低病死率的多种治疗措施进行归纳、优选,形成"集束"或"捆绑"的具体内容,进而根据治疗需求按时间顺序制定出详细的流程图,同时对流程中的每一步都进行严格的时间限制,从而赋予"集束化策略"强大的约束力,让每一位患者都能在规定的时间内接受最有效的治疗。

例如:凶险性前置胎盘临床救治,需要妇产科医生(手术方式选择与手术操作)、泌尿外科(穿透膀胱壁的修补处理)、介入科(术前髂内动脉球囊放置阻断、超选择性子宫动脉栓塞)、麻醉科(麻醉监测与液体复苏)、ICU医生(器官功能监测支持、液体复苏、输血)、新生儿科、血液科(DIC救治)、血库及检验科、药房(VIIa因子、纤维蛋白原等等)综合联动,采用集束化策略(Bundle),各司其职,使本医疗单位资源最大化,最大限度地降低医疗风险。

三、滴定式治疗

做产科医生,当临床达到一定阶段的时候,应该去反思自己的临床实践,对知识反复的回炉淬炼,学会否定自己,就会在新的一个层面达到新的肯定,这就是质的飞越。举例:当一例子痫前期患者,血压高达 200/100mmHg,手术固然重要,但是最基本的前期处理很关键,稍有不慎,就会导致脑血管意外、胎盘早剥及急性胎儿宫内窘迫,对于如此高的血压,属于急诊科常见的高血压急症或者次急症范畴,一定要在严密的监测条件下,进行滴定式治疗和个体化治疗,每个人对药物的反应性有所差异,应该根据治疗效果反馈进行滴定式治疗。

四、过程论

"只要它在进程中,我们就有机会想办法",疾病的发生、发展总是遵循着一定的逻辑,是在一定的进程上逐步展开的,而不是一下子就从起点到达终点。而只要它在进程中,就有机会想办法,比如给它分阶段,那不同的发展阶段就对应着不同的治疗策略。立足于过程看问题,许多难题就会迎刃而解。比如:羊水栓塞,常见累及心肺功能障碍、凝血功能异常,急性肾衰竭、感染、ARDS、MODS等等。产后出血经常发生休克、DIC、肾衰、MODS,针对不同阶段,分别采用不同策略,提高救治成功率,对于过程论有两个层次理解:①疾病处于过程阶段中,不能轻易放弃;②立足于目前阶段,应该有清醒的危机意识,意识到进一步的发展方向,有的放矢。

五、灰色地带

产科临床中有很多不确定地带,是指目前条件下,没有更准确的资料、指南、循证医学依据,没有形成行业内规范统一的共识,但是临床很多是经常遇到,很棘手的问题,目前各单位标准不一,处理各异,亟待解决的问题。所以,有两层启示:①没有标准,规范,目前临床风险高;②正因为没有规范,更可以让我们有所发挥,有所突破。

比如:

1. 妊娠期高血压疾病:早发性子痫前期的诊治(综合评价及终止妊娠时机)。

2. 产后出血:出血量的估计,紧急大量输血方案。

3. 不典型羊水栓塞临床识别与鉴别诊断。

4. 胎盘植入,凶险性前置胎盘的手术及临床处理规范。

第二章　重症患者的评估与监测

重症医学（Critical Care Medicine，CCM）是研究危及生命的疾病/状态发生、发展规律及其诊治方法的临床医学学科。重症加强治疗病房（Intensive Care Unit，ICU）是重症医学学科的临床基地，它对各种原因导致一个或多个器官与系统功能障碍、危及生命或具有潜在高危因素的患者，及时提供系统的、高质量的医学监护和救治技术，是医院集中监护和救治重症患者的专业科室。

病情评估主要目的有：

第一，识别存在的生理异常。

第二，确定最合适的方法来纠正存在的生理异常。

第三，完善病因诊断。

评估的过程最终包括详细的病史采集，完善的体检和各项检查，但是在不同的重症患者顺序往往不同。其依据是所需初始治疗的不同顺序。结果在最初的治疗之前很难进行详细的病史采集与彻底的体格检查。通常仅采集指导下一步治疗决策的病史信息是必要的，在最初治疗后再进行体格检查和病史采集是最佳的。确切的诊断需要在更多的信息以及治疗的反应基础上进行反复的评估。

一、初期评估

评估危重患者第一步主要是评估其病情危重程度以及确定在初始治疗前进行相关检查和评估的允许时间。表 2-2 列举了提示病情危重的临床征象和实验室指标；表 2-1 列举了提示病情即将严重恶化的临床征象。

初期病情评估关键内容：气道、呼吸、循环。任何部分有障碍时，医务人员必须采取紧急复苏措施。

对于非心肺骤停患者，通过了解机体对初始生理异常代偿反应能很好判断其病情严重程度。主要的代偿反应是交感神经系统兴奋，兴奋程度能提示病情轻重。值得注意的是，终末期病人代偿能力已耗竭，出现失代偿反应：心搏缓慢、呼吸迟缓等。

1. 气道

评估气道是否通畅很重要。通过视、听、触诊可确定气道梗阻的存在。

视诊发现：心动过速、呼吸急促、发汗、动用辅助呼吸肌呼吸、胸腹呼吸运动反常。

听诊发现：不同程度喘鸣音。未闻及喘鸣音，特别是对于重症患者和具有正常血氧饱和度的病人，并不能排除存在危险气道。

高碳酸血症以及导致的意识水平下降，提示机体代偿能力已耗竭。

心搏缓慢提示即将出现心肺停止工作。

2. 呼吸

明显的呼吸急促是病情危重显著的标志，无论患者是否存在呼吸衰竭。

尽管"呼吸急促"为非特异性症状，但"呼吸急促"在危重病人的临床表现中较"苍白发绀"更加明显，易被察觉。机体对气道或呼吸功能障碍的代偿反应程度提示患者病情严重程度。脉搏血氧饱和度监测是一种有用的床旁监测检查。请注意，严重的去氧饱和（低氧饱和度）经常是通气异常晚期特征。对于无氧和缺陷的气促患者，医生必须寻找非呼吸系统病因，如代谢性酸中毒、全身性感染。

3. 循环

快速初始评估循环状态应注重于机体组织灌注状况，而非仅仅监测血压。由于机体前期代偿反应作用的影响，低血压一般为心血管功能障碍晚期的表现（机体已处于失代偿状态）。即使患者无低血压，但存在组织灌注不足临床征象时（意识水平下降、皮肤发斑、肢体末梢发冷、毛细血管再充盈能力差、少尿、代谢性酸中毒等），提示病情危重。通过触摸脉搏、检查外周循环功能及颈静脉压能识别休克类型（心源性、分布性等）。

4. 意识状态

意识水平显著下降提示机体自我平衡的代偿机制受抑，或者存在神经系统疾患。无论哪种原因，此时患者病情是危重的，必须接受紧急支持治疗，监测瞳孔变化。

5. 检查

这些检查不会延误初始复苏治疗，可与复苏治疗同时进行。有用的排查性检查包括脉搏氧饱和度、动脉血气分析、电解质、肾功能检查、全血细胞记数和凝血功能检查。

表 2-1　预示病情严重的征象

指　标	参考值
血压	收缩压<90mmHg 或平均动脉压<70mmHg
心率	>150 或<50bpm
呼吸频率	>30 或<8 次/分
意识水平	GCS<12
少尿	<0.5ml/Kg/h

续表

血钠	<120mmol/L 或>150mmol/L
血钾	<2.5mmol/L 或>6mmol/L
pH 值	<7.2
碳酸氢盐	<18mmol/L

患者出现这些征象时,经验丰富的医生应该进行紧急评估

6. 后期评估

对于病情较轻的患者,在初始治疗前,须进行部分或所有下面的评估内容。

7. 病史

通过病人获取详细病史往往不可能,因此其他信息来源变得更加重要,包括:医疗、护理及救护车医务人员,亲属以及既往病历的记录和相关图表。既往病历的记录和相关图表能提供患者病情恶化概率的有用信息。

8. 查体

初始查体是为了寻找致命的生理异常并予正确的支持治疗,后期查体重点是明确潜在病因以及作出正确的治疗。随着病情的发展、临床征象会不断变化,体格检查应当多次重复进行,同时可明确机体对原先治疗的反应情况。

9. 实验室和特殊检查

除了初始评估中进行的相关检查,后期进行肝功能检查、血钙、碳酸盐、镁测定和胸片等都是有用的排查性检查。其他检查应依据病史和临床发现有序进行。如果先进的放射成像检查有必要,应先考虑超声波扫描检查。因为该检查造成身体损害的风险较低,而且不需要把病人转运到放射科。

10. 回顾和综合评估

随着初始评估、紧急抢救治疗和全面评估的完成,应进一步完善诊断和处理方案。方案应包括不断地评价机体对治疗的反应情况和对病人正确的分流,如送往加强监护治疗病房或其他高级监护治疗区域。

表 2–2　提示严重疾病的临床征象和实验检查指征

系　统	特　征
心血管	心动过速,低血压,外周肢体冰凉,皮肤发斑。心搏缓慢提示病情接近终末期状态。
呼吸	呼吸急促,三凹症,动用辅助呼吸肌呼吸,低血氧饱和度。低呼吸频率提示将近呼吸停止。
内脏	呕血,咖啡样呕吐物,黑便,黄疸。
肾脏	少尿
神经系统	意识水平下降,意识模糊,激动,攻击行为
代谢	酸中毒,严重电解质紊乱(特别是严重的高钾血症和严重的低钠血症),严重贫血症,血小板减少,凝血功能紊乱,高乳酸。
其他	发汗

重症监测的目的：

①评估疾病严重程度。

②连续评价器官功能状态。

③早期发现高危因素。

④指导疾病诊断和鉴别诊断。

⑤实现滴定式和目标性的治疗。

⑥评价加强治疗的疗效。

二、心电监测

心电监测是重症监测的基本内容之一，通过监护仪持续监测患者心电活动，临床医师可以从中获得患者心电活动的变化情况，以便尽早采取相应措施，处理可能发生危及患者生命的恶性事件。

（一）监测前准备

患者平卧或半卧位，并向患者说明监测的项目和必要性，操作内容及其可能的影响和注意事项。

五导联心电监测电极片安放位置：右上导联（RA）：右锁骨中线第一肋间。右下导联（RL）：右锁骨中线剑突水平处。中间导联（C）：胸骨左缘第四肋间，或者临床需要的监测胸导联的位置。左上导联（LA）：左锁骨中线第一肋间。左下导联（LL）：左锁骨中线剑突水平处。

三导联心电监测电极片安放位置：有以下两种方法：

第一种方法：右上导联（RA）：右锁骨中线第一肋间；左上导联（LA）：左锁骨中线第一肋间；右下导联（RL）：右锁骨中线剑突水平处。

第二种方法：右上导联（RA）：右锁骨中线第一肋间；左上导联（LA）：左锁骨中线第一肋间；左下导联（LL）：左锁骨中线剑突水平处。

监测设置：设置 ECG 波形大小、心率报警的最低及最高极限、心律失常报警范围以及报警强度等。

（二）主要观察指标

1. 持续监测心率和心律。

2. 观察是否有 P 波，P 波是否规则出现、形态、高度和宽度有无异常。

3. 观察 QRS 波形是否正常，有无"漏搏"。

4. 观察 ST 段有无抬高或者降低。

5. 观察 T 波是否正常。

6. 注意有无异常波形出现。

（三）常见异常心电图

1. 窦性停搏　心电图表现为规则的 P-P 间距中突然出现 P 波脱落，形成

长 P-P 间距,且长 P-P 间距与正常 P-P 间距不成倍数关系。(图 2-1)

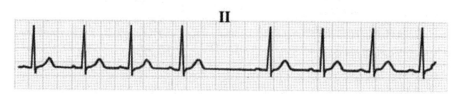

图 2-1 窦性停搏

2. 房性早搏 心电图表现为提前出现的异位 P'波,其形态与正常窦性 P 波不同,P'-R>0.12s,期前收缩前后两个窦性 P 波的间距小于正常 P-P 间距的两倍,QRS 波形态一般正常,但如同时伴有室内差异性传导会出现 ORS 波增宽并且形态的异常。(图 2-2)

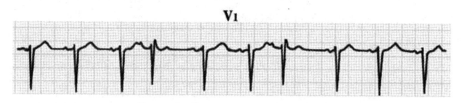

图 2-2 房性早搏伴室内差异性传导

3. 阵发性室上性心动过速 该类心动过速发作时有突发、突止的特点,心电图表现为节律快而规则,频率一般在 160~250 次/分,QRS 形态一般正常,伴有束支阻滞或室内差异传导时,可呈宽 QRS 波。(图 2-3)

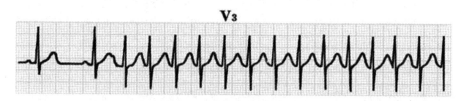

图 2-3 阵发性室上性心动过速

4.心房扑动 心电图提示正常 P 波消失,代之连续的大锯齿状扑动波(F 波),F 波间无等电位线,波幅大小一致,间隔规则,频率为 250~350 次/分,F 波大多不能全部下传激动心室,而以固定房室比例(2:1 或 4:1)下传,故心室律规则。(图 2-4)

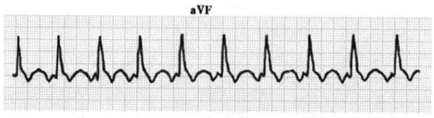

图 2-4 心房扑动

5. 心房颤动　心电图表现为正常 P 波消失,代以大小不等、形状各异的颤动波(f 波),有时由于 f 波很小在心电图上观察不到,心房 f 波的频率为 350~600 次/分,心室律绝对不规则,QRS 波一般不增宽。如果心室率大于 100 次/分,考虑房颤伴心室率过速。(图 2-5)

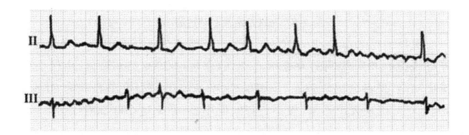

图 2-5　心房颤动

6. 室性早搏　心电图提示期前出现的 QRS-T 波前无 P 波或无相关 P 波,期前出现的 QRS 形态宽大畸形,时限通常大于 0.12 秒,T 波方向多与 QRS 的主波方向相反,往往为完全性代偿间期。(图 2-6)

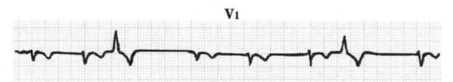

图 2-6　室性早搏

7. 阵发性室性心动过速　心电图表现 QRS 波频率多在 140~200 次/分,节律可稍不齐,QRS 波宽大畸形,时限通常>0.12 秒,并有继发性 ST-T 改变,如能发现 P 波,并且 P 波频率慢于 QRS 频率,PR 无固定关系(房室分离),则可明确,偶尔心房激动夺获心室或发生室性融合波,也支持室性心动过速的心电图表现。(图 2-7)

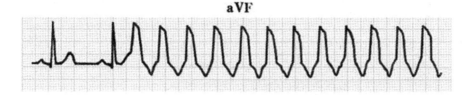

图 2-7　阵发性室性心动过速

8. 扭转型室性心动过速　心电图表现为发作时可见一系列增宽变形的 QRS 波群,以每 3~10 个心搏围绕基线不断扭转其主波的正负方向,每次发作持续数秒到数十秒而自行中止,但极易复发或转为心室颤动。临床表现为反复发作的心源性昏厥或为阿-斯综合征。(图 2-8)

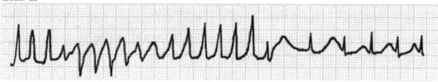

图2-8 扭转型室性心动过速

9. 心室扑动与心室颤动 心室扑动心电图特点为无正常 QRS~T 波群，代之以连续快速而相对规则的大振幅波动，频率可达 200~250 次/分，由于心脏失去排血功能，患者会出现神志、意识的变化；心室颤动心电图表现为 QRS-T 波群完全消失，出现大小不等、极不匀齐的低小波，频率达 200~500 次分。（图2-9）

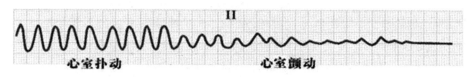

图2-9 心室扑动与心室颤动

10. Ⅰ度房室传导阻滞 心电图主要表现为 PR 间期延长，若 P-R>0.20s（老年人 PR 间期>0.22 秒），或两次检测结果进行比较，心率没有改变而 PR 间期延长超过 0.04 秒，可诊断为Ⅰ度房室传导阻滞。（图2-10）

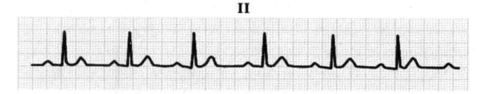

图2-10 Ⅰ度房室传导阻滞

11. Ⅱ度房室传导阻滞 心电图提示部分 P 波后 QRS 波脱漏，可以分为两型：①Ⅰ型，亦称 Morbiz Ⅰ型房室传导阻滞，表现为 P 波规律地出现，PR 间期逐渐延长（通常每次的绝对增加数多是递减的），直到 1 个 P 波后的 ORS 波脱落，代之以长间歇。（图2-11）②Ⅱ型，又称 Morbiz Ⅱ型，表现为 PR 间期恒定（正常或延长），部分 P 波后无 QRS 波群。（图2-12）

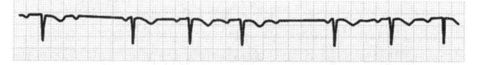

图2-11 Ⅱ度Ⅰ型房室传导阻滞

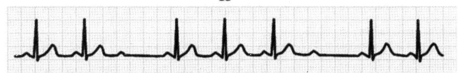

图 2-12　Ⅱ度Ⅱ型房室传导阻滞

12. Ⅲ度房室传导阻滞　又称完全性房室传导阻滞,心电图表现为 P 波与 QRS 波毫无关系(PR 间期不固定),各保持自身的节律,心房率高于心室率,常伴有交界性(多见)或室性逸搏。(图 2-13)

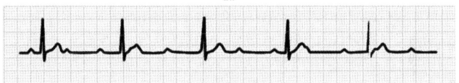

图 2-13　Ⅲ度房室传导阻滞

三、无创动脉压监测

动脉压监测主要有无创血压监测和有创血压监测,本节主要介绍无创血压监测。

(一)适应证

无创血压是常规监测项目,原则上对所有重症患者均应监测无创血压,根据病情调整监测频率,对于重症患者或血流动力学明显不稳定的患者,应改为有创血压监测。

(二)监测方法

目前有人工袖套测压法和电子自动测压法等监测方法。

(三)操作过程

重症患者多采用电子自动测压法。

1. 仪器及物品准备。主要有心电监测仪、血压插件连接导线、监护仪袖带及袖带连接导线。

2. 将监护仪袖带绑在距离肘窝以上 3~6cm 处,使监护仪袖带上动脉标志对准肱动脉搏动最明显处,手臂捆绑袖带的位置和患者心脏位置处于同一水平面。

3. 测量时间分为自动监测和手动监测。自动监测时可人工设置监测时间,每 5 分钟、10 分钟、15 分钟、1 小时、2 小时等。监护仪也可自动设定监测时间,需根据患者的需要调整监测时间间隔。

（四）并发症

1. 尺神经损伤　常由于袖套位置太低，压迫了肘部的尺神经；应定时检查袖套防止位置过低。

2. 肱二头肌肌间隙综合征　由于无创血压监测时间太长、袖套过紧或测压过于频繁导致上臂水肿、局部淤血瘀斑或水疱等；在监测过程中应注意袖套松紧或定时更换手臂测量。

3. 输液受阻、指脉氧饱和度监测中断　应尽量不在输液侧和进行指脉氧饱和度监测的手臂进行测量。

（五）注意事项

1. 应注意每次测量时将袖带内残余气体排尽，以免影响测量结果；患者在躁动、肢体痉挛及频繁测量时所测血压值会与真实血压有很大误差；严重休克、患者心率小于 40 次/分，大于 200 次/分时，所测结果需与人工袖套测压法监测的结果相比较；主动脉夹层动脉瘤的患者，双侧肢体血压会不同，需要结合临床观察。

2. 选择合适的袖带。测量时应根据患者上肢的情况选择袖带，比如，成人的袖带不可用于儿童的血压监测，以免因充气压力的差别造成测量结果的误差。

3. 袖套包裹不能太紧或太松。袖套偏小，血压偏高，袖套过大，血压偏低；袖套松脱时血压偏高，振动时血压偏低或不准确。袖套宽度一般应为上臂周径的 1/2，小儿需覆盖上臂长度的 2/3。肥胖患者即使用标准宽度的袖套，血压读数仍偏高，与部分力作用于脂肪组织有关。

4. 患者转出后，应消毒袖带，避免交叉感染。

5. 对于连续监测无创血压的患者，病情允许时，建议每 6~8 小时更换监测部位一次。防止连续监测同一侧肢体，给患者造成不必要的皮肤损伤及该侧肢体静脉回流障碍导致肢体水肿。

6. 当无创血压袖带连续使用 72 小时以上，需注意袖带的更换、清洁、消毒。

7. 不要在进行静脉输液或有动脉插管的肢体上捆绑无创血压袖带，因为在袖带充气使注射减慢或阻滞时，导致导管周围组织的损伤。

8. 如果袖带捆绑的肢体与心脏不在同一水平，需要对显示的数值进行一下调整：肢体每高出心脏平面 1cm，需要在测得的血压数值上增加 0.75mmHg 左右，同样，肢体每低于心脏平面 1cm，需要在测得的血压数值上降低 0.75mmHg 左右。

9. 对于血压不稳定的重症患者需改用有创血压监测。

10. 手工测量时放气速度以每秒 2~3mmHg 为准。快速放气时测得收缩压偏低；放气太慢，柯氏音出现中断。高血压、动脉硬化性心脏病、主动脉狭窄、静脉充血、周围血管收缩、收缩压>220mmHg 以及袖套放气过慢，易出现听诊间歇。

11. 血压计的零点须对准腋中线水平,应定期用汞柱血压计作校正,误差不可>3mmHg。

(六)临床意义

1. 动脉血压组成成分

收缩压:主要代表心肌收缩力和心排血量,以维持器官灌注。收缩压<90mmHg 为低血压;<70mmHg 器官灌注明显减少;<50mmHg 易发生心搏骤停。

舒张压:主要与冠状动脉血流有关。

脉压:脉压=收缩压-舒张压,正常值 30mmHg~40mmHg。

平均动脉压:是心动周期的平均血压,平均动脉压=舒张压+1/3(收缩压-舒张压)。

2. 正常值 动脉血压的正常值随年龄、性别、精神状态、活动情况和体位姿势而变化。各年龄组的血压正常值(表 2-3)。

表 2-3 各年龄组的血压正常值

年龄(岁)	血压 mmHg(kPa)	
	收缩压	舒张压
新生儿	70~80(9.3~10.7)	40~50(5.3~6.7)
<10	110(14.7)	60~80(8.0~9.3)
<40	140(18.7)	70~80(9.3~10.7)
<50	150(20)	70~80(9.3~10.7)
<60	160(21.8)	80~90(10.7~12)
<70	170(22.7)	100(13.3)

小儿收缩压=80+年龄×2,舒张压为收缩压的 1/3~1/2

<1 岁收缩压=[68+(月龄×2)](mmHg)

3. 动脉血压的临床意义 动脉血压与心排血量和外周血管阻力直接相关,反映心脏后负荷,心肌耗氧和做功及周围组织和器官血流灌注,是判断循环功能的重要指标之一。当然,组织器官灌注不仅与血压有关,还与周围血管阻力有关。若周围血管收缩,阻力增高,虽血压无明显降低,甚至升高,但组织血液灌注仍然可能不足。

四、脉搏血氧饱和度监测

血氧饱和度的监测手段通常分为电化学法和光学法两类。常用的脉搏血氧饱和度(SpO$_2$)是利用光学法监测,与动脉血氧分压相关性很好,同时明显减少了动脉采血次数,并具有快速、动态、能连续监测的特点,临床应用日渐广泛。

(一)适应证

具有氧合功能障碍的患者或潜在氧合功能障碍的患者。

手术麻醉或诊疗过程中(如支气管镜检查、吸痰)需连续监测血氧变化的患者。

(二)操作步骤

1. 设置报警　设置 SpO_2 和脉搏的警报上下限和警报警度。

2. 固定传感器　确定监测部位皮肤清洁后,可将传感器固定在指(趾)端、耳垂、鼻翼、足背、舌、颊等部位。确保传感器与皮肤贴合严密。

3. 识别正常脉搏信号　读取 SpO_2 数据前应先明确脉搏信号是否正常,正常脉搏信号是尖型波,其下降支有明显的切迹,SpO_2 的脉搏波形满意是判定 SpO_2 读数可靠性的良好指标,应注意识别低灌注波形与运动伪像。将 SpO_2 显示的脉率和心电监测显示的心率进行比较,是保证 SpO_2 读数准确的良好方法。如脉率和心率存在差别(房颤除外),常提示探头位置不正确或探头功能失常。

(三)注意事项

1. 影响 SpO_2 监测准确性的因素

(1)外部因素　①监测传感器部分脱落时产生"黑色效应",此时 SpO_2 监测值低于实际值;②房间的亮度过高或监测传感器与皮肤的粘合度差导致外来光线被传感器感知,影响 SpO_2 监测的准确性;③监测部位的过度移动影响传感器信号的接收,从而影响 SpO_2 监测的准确性。

(2)监测局部循环血流　局部低温、低血压或使用缩血管药物导致血管的收缩,监测局部灌注不良时,可影响 SpO_2 监测的准确性。

(3)监测局部皮肤因素　皮肤色素的沉着也会对于 SpO_2 的数值有影响:①黑色素沉着,可造成 SpO_2 假性增高;②皮肤黄染对 SpO_2 测定影响不大;③染甲或灰指甲(黑或蓝色)可造成 SpO_2 假性降低。

(4)血液因素　①异常血红蛋白血症(如碳氧血红蛋白)时 SpO_2 假性增高;②血液内有色物质(如甲基蓝)可影响 SpO_2 监测的准确性;③血液中存在脂肪悬液(如脂肪乳或异丙酚输注)可吸收部分光线,影响 SpO_2 监测的准确性;④贫血,但在红细胞压积>15%时不影响 SpO_2 监测的准确性。

2. 传感器的使用

若 SpO_2 监测传感器非一次性使用,应在每次使用后清洁、消毒。尽量测量指端,病情不允许监测指端时可监测趾端。SpO_2 传感器不宜与血压监测或动脉穿刺在同一侧肢体,否则可能会影响监测结果。监测过程中至少每 4 小时改变一次佩戴部位,防止局部组织循环障碍引起的青紫、红肿。

3. 传感器的保护

应注意爱护传感器,以免碰撞、坠落、在行磁共振成像过程中使用 SpO_2 可能会对传感器造成严重损伤。

4. 脉搏血氧饱和度和血气监测指标的关系

当患者血气监测的动脉血氧饱和度>70%时,SpO_2与动脉血氧饱和度的相关性良好。受氧解离曲线的影响,在动脉血氧饱和度>90%~94%时,SpO_2对动脉血氧分压的变化相对不敏感,因此,经皮血氧饱和度测定虽可减少动脉血气分析的次数,但并不能完全取代动脉血气分析。

(四)脉搏血氧饱和度监测的优缺点

1. 脉搏血氧饱和度监测的优点

(1)无创　监测为无创性,患者无痛苦,操作简便,开机即可测定。

(2)敏感　能够敏感地反映患者即刻的血液氧合情况,可同时计数脉搏。

(3)持续　能够连续监测,及时诊断低氧血症。

(4)适用范围广　可用于重症患者的监护。便携型脉搏血氧饱和度监测仪还用于院前急救、转院、转科或从手术室回病房途中的监测等。

2. 脉搏血氧饱和度监测的不足

(1)监测准确性受多种因素影响,若患者易动,脉搏血氧计夹不紧、脱落,会影响SpO_2数值的显示及其准确性。

(2)长时间使用,易造成受夹部位压痕,且由于血液循环障碍,甚至造成受夹部位青紫、疼痛,给患者造成痛苦。

五、体温监测

体温是最常监测的生命体征之一,是判断机体健康状况的基本依据。正常成人随测量部位不同体温监测结果略有不同,昼夜间可有轻微波动,清晨稍低,起床后逐渐升高,下午或傍晚为一天内最高体温,但波动范围一般不超过1℃。动态监测重症患者的体温,监测皮肤温度与中心温度及两者之间的温差,可判断重症患者的病情变化趋势。

目前常用的测温计包括水银温度计和电子温度计,电子温度计可直接读数、远距离测温,能满足持续监测体温的需要。

(一)体温监测常用部位和方法

人体各部位的温度并不完全一致。可以分为体表温度和中心温度。体表温度主要为皮肤温度(多采用腋窝温度),操作简单,但易受外界环境影响。中心温度反映人体内真实的温度,受外界环境影响小,比较稳定。目前常采用以下部位测量体温。

1. 体表温度监测

口腔温度:将舌下置温度计5分钟即可测得口腔温度,是传统的测温部位,测口腔温度前进食冷或热的食物、测量时患者张口呼吸及测温时间不够等,均易引起误差。经口腔测温不适用于昏迷、不能合作及病情需连续监测体温的重症患者。

腋窝温度：腋窝温度简称腋温，由于操作简单，适用于普通患者，也可用于不合作或昏迷患者。腋温一般比口腔温度低0.3℃~0.5℃。腋温与直肠温度相差0.5℃~1.0℃。

皮肤温度：皮肤温度能反映末梢循环状况。在血容量不足或心排血量低时，外周血管收缩，皮肤温度下降。受皮下血流灌注，以及辐射、传导、对流和出汗等因素的影响，不同部位皮肤温差很大。

2. 中心温度监测

血液温度：能准确反映中心温度，可在床边持续、动态监测。对于需要进行持续体温监测的重症患者，常常选择血温监测。不同器官的血液温度略有不同，肝脏和脑血液温度最高，接近38℃。可将带有温度传感器的导管置入血管内，持续监测血液温度。目前临床常用的监测技术包括Swan-Ganz导管，用热敏电阻持续监测肺动脉血温，PiCCO通过同样方法测得髂动脉血温。

鼻咽温度及深部鼻腔温度：鼻咽及深部鼻腔接近颅底，可反映脑部温度，能迅速反映体温变化情况。将测温探头分别置于鼻咽部或鼻腔顶部。但易受吸入气流温度的影响，测温探头可能损伤鼻黏膜。另一侧鼻腔给予鼻饲食物时，也影响温度测量。

直肠温度：直肠是测量中心温度常用的部位，主要反映腹腔脏器的温度。经肛门测试直肠温度称为肛温。可将测温探头置入直肠，一般小儿为2~3cm，成人为6cm以上较为准确。肛温比体内其他部位温度高，在降温复温过程中，直肠温度变化最慢。肛温有时受粪便、腹腔冲洗液和膀胱镜检的影响。直肠温度与食管、膀胱、鼓膜温度相关型良好，较可靠的反映中心温度，需要密切监测中心温度的危重患者可考虑使用。

食管温度、鼓膜温度和膀胱温度也可反映中心温度，临床上不常用。

(二)体温异常的临床处理

正常人由大脑皮质和下丘脑体温调节中枢通过神经体液调节产热和散热，维持体温相对恒定。重症患者可因体温调节功能失常、循环障碍、内分泌代谢失常和水、电解质平衡紊乱等而发生体温过高或过低。

1. 体温过高

由于致热原的作用，使体温调定点上移而引起调节性体温升高（超过0.5℃），就称为发热。发热不是独立的疾病，是多种疾病的重要病理过程和临床表现，也是疾病发生的重要信号，同时是患病时机体的一种生理防御反应。一般体温超过37.3℃称为发热。体温过高时，患者可出现谵妄、烦躁不安甚至惊厥，机体氧耗增加，对呼吸、循环及肝肾功能产生不利影响。

引起发热的病因众多,临床上可分为感染性和非感染性两大类。感染性发热是由机体受细菌、病毒及真菌感染,病原体的代谢产物或毒素作用于白细胞,释放出致热原导致。非感染性发热的原因包括肿瘤、血液病、变态反应性疾病、结缔组织病、产热与散热异常及体温调节中枢障碍等。

感染性发热:细菌感染性疾病包括化脓性脑膜炎、细菌性痢疾、伤寒、肺结核等;病毒感染性疾病包括麻疹、腮腺炎、病毒性肝炎、流行性乙型脑炎等。

非感染性发热:恶性肿瘤、变态反应性疾病、结缔组织病、甲状腺功能亢进、癫痫持续状态等导致产热过多,泛发性皮炎、全身大面积瘢痕、鱼鳞病、先天性汗腺缺乏症等导致散热减少,中暑、脑出血、下丘脑肿瘤等导致体温调节中枢功能障碍,可使体温升高。

对于发热的患者首先应寻找病因,积极控制导致发热的致病因素,同时应积极给予降温处理,以减少患者的氧耗和能量代谢。可采用物理降温或药物降温等措施。

2. 体温过低

体温低于36℃为体温过低。当体温在34℃~36℃时称轻度低温,低于34℃为中度低温。体温过低多表现为四肢和躯干发凉、表皮出现花斑、寒战等。

重症患者、极度衰竭的患者可出现体温过低。严重创伤患者常发生体温过低,休克伴体温过低时,病死率明显升高。

低体温的处理:注意保持病室环境温度不低于21℃,并给患者采取保暖措施。对顽固性低体温者,应在保暖复温的同时,积极补足血容量。若是低心排血量综合征者,应积极纠正心功能,改善全身血液循环。

第三章　血流动力学监测基础

一、与产科重症有关的血流动力学监测基础

血流动力学(Hemodynamics)是研究血液及其组成成分在机体内运动的特点及规律性的科学,近年来,随着重症医学对其研究的深入,以及引入血流动力学治疗的概念,使其在临床上越来越重要,产科重症因为经常涉及休克(失血性休克、感染性休克)、羊水栓塞、DIC,急性肾衰等,所以,产科重症临床应掌握基本的血流动力学知识。

血流动力学是血液在循环系统中运动的物理学,通过对作用力、流量和容积三方面因素的分析,观察并研究血液在循环系统中的运动情况。血流动力学监测(Hemodynamic Monitoring)是指依据物理学的定律,结合生理和病理生理学概念,对循环系统中血液运动的规律性进行定量地、动态地、连续地测量和分析,并将这些数据反馈性用于对病情发展的了解和对临床治疗的指导。

血流动力学监测应用于临床已经有数十年的历史。临床上一些需要常规观察的指标,如血压、心率、皮肤色泽温度、尿量等等,也是血流动力学不容忽视的基本参数。应用先进的仪器设备是在临床观察的基础上,给临床医生提供了更多的手段,以对病情演变进行更为精确的监测。1929 年,一位名叫 Forssman 的住院医师对着镜子经自己的左肘前静脉插入导管,测量右心房压力。之后,右心导管的技术逐步发展。临床上开展了中心静脉压力及心内压力的测定和中心静脉血氧饱和度的测定。应用 Fick 法测量心输出量也从实验室走向临床。在血流动力学的发展史上具有里程碑意义的是应用热稀释法测量心输出量的肺动脉漂浮导管(Swan-Ganz catheter)的出现,从而使得血流动力学指标更加系统化和具有对治疗的反馈指导性。

近年来,血流动力学监测方法正在向无创性监测发展。虽然,目前绝大多数无创性血流动力学监测方法尚欠成熟,但随着这些方法的准确性和可重复性的增强,无创性的监测正在被越来越多的临床工作者所接受。心脏超声检查可以越来越准确地反映心室功能的变化,并可提供许多动态的监测性参数,在很大程度上丰富增加了血流动力学监测的内涵。

需要强调的是,对于无创获得的参数或者信息,作为临床医生对其的解读

及用于临床治疗的指导,有一定差距,尤其是对产科临床,因为有诸多的局限,很多有创操作受限,所以更应该有扎实的理论基础,及时发现有价值的信息,掌握每个参数的意义。

根据每个患者的具体情况,针对性的,利用血流动力学参数,实行个体化的治疗(血流动力学治疗),是我们努力的方向,也是目标。

1. 前负荷:指心脏收缩前遇到的负荷,器官水平指心室舒张末期容积,细胞水平指心肌细胞收缩前的初长度,其决定因素:心室舒张末期血液充盈量(包括静脉回心血量和心室射血后的剩余血量)。

临床上直接测量心室舒张末期容积困难,常用中心静脉压(CVP)反应右心室舒张末期压,间接反映右心室舒张末期容积,用肺动脉漂浮导管(Swan-Ganz catheter)测定肺动脉嵌顿压反应左心室舒张末期压,间接反映左心室前负荷。

2. 后负荷:指肌肉收缩后遇到的阻力或负荷,对于左心室收缩和射血而言,后负荷就是主动脉压力。

在产科重症中常见的子痫前期重度,因血压急剧升高,常导致左心室后负荷明显增加,甚至导致急性左心衰。

3. 心肌收缩力:指心肌细胞受到刺激后收缩的能力,与前后负荷无关,与神经、体液、内分泌有关,心肌收缩力与每搏输出量和心室做功成正相关。

临床评估心肌收缩力方法:直接测量不可能实现,目前采用间接指标:比如每搏输出量、射血分数(EF值),等容收缩期心室内压力变化速率(dp/dt)等。

在子痫前期重度患者中,因心肌缺血缺氧,甚至点状、灶性坏死,发生心肌收缩力下降,出现低排高阻的血流动力学变化。

4. Startling定律:心肌收缩力与心肌纤维的初长度呈正相关。心肌纤维在收缩前的长度越长,心肌产生的收缩力越大,器官水平上指心室舒张末期容积越大,每搏输出量就越大。

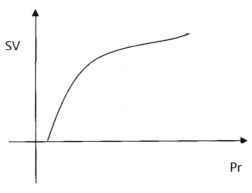

Pr 心室前负荷   SV 每搏输出量

图 3-1

5. 有创血压监测：产科临床常见有高血压急症，需要对血压进行连续，精准的监测，常会用到有创血压监测。

　　有创血压监测装置包括动脉导管连接充满生理盐水的不可压缩的管道到换能器，通过换能器把机械性的压力波转变为电子信号，由床边监护仪直接显示。此装置由加压袋持续加压。监护仪上显示的压力与换能器的位置有关，换能器应与心脏同在一条水平线上（仰卧位腋中线上），如换能器位置过低则指数偏高，反之则偏低。在普通大气压力下换能器应调零。

　　动脉插管最常用的途径是腕部的桡动脉和足背动脉，选择这两个动脉的原因是如果此处动脉栓塞后还有良好的侧支循环形成。尺动脉和胫后动脉因为难于插入套管故少用。肱动脉少用于插管因为其是终末动脉主要影响前臂和手部的血供，若发生完全阻塞，后果严重。当常规部位不能成功时可以用塞丁格技术在股动脉置管。虽然股动脉也是终末动脉但由于其管径较粗血流量较大，减少了血管栓塞的几率。

　　创伤性动脉压监测的并发症包括：远端缺血，动脉血栓，栓塞，感染，出血（由于未连接或窦道周围的出血），药物误注入动脉内以及动脉损伤（如动脉瘤形成）。

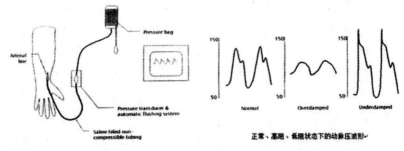

图 3-2

6. 中心静脉压测定（CVP）
中心静脉穿刺首选：颈内静脉和锁骨下静脉，其次为股静脉。
穿刺方法：
首选颈内静脉和锁骨下静脉其次为股静脉。
（1）颈内静脉穿刺术
①患者平卧，头低 20~30°或肩枕过伸位，头转向对侧（一般取右侧穿刺）。
②找出胸锁乳突肌的锁骨头、胸骨头和锁骨三者形成的三角区，该区的顶端位穿刺点，这是最为常用的径路，称为中间径路。也可在胸锁乳突肌—颈外静脉交点上缘进针，针头指向骶尾，向前对准胸骨上切迹，称为后侧径路。或在甲状软骨水平，胸锁乳突肌内侧缘，颈动脉搏动的外侧缘平行进针，称为前侧径路。

③常规消毒,,铺巾最大化,用利多卡因局部麻醉。

④用盛有肝素生理盐水的注射器,接上穿刺针,左手食指定点,右手持针,在选定的穿刺点进针,针轴与额平面呈30~45°若取中间入路,进针方向为同侧乳头或髂前上棘。

⑤进针的深度与颈部长短和胖瘦有关,颈短与小儿则较表浅,一般深度为2.5~3.0cm,以针尖不超过锁骨为度,边进针边抽回血,当血液回抽十分通畅时,经注射器针尾插入导引钢丝,退出穿刺针,然后沿导引钢丝再插入静脉导管,根据导管上的刻度调整导管位置,一般导管插入深度为13~15cm为宜。

⑥确认导管回血通畅,连接测压系统。

⑦用纱布或透明贴膜覆盖局部。

(2). 锁骨下静脉穿刺术

①患者取仰卧位,去枕,头低15°,头转向对侧。

②穿刺点为锁骨与第一肋骨相交处,即在锁骨中1/3与内1/3交界处,锁骨下缘1~2cm处,沿锁骨下缘进针。

③常规消毒、铺巾,用利多卡因局部麻醉。

④常用锁骨下法穿刺,右手持针,保持穿刺针与颌面平面,左手中指放在胸骨上,穿刺针指向内侧略上方,紧贴锁骨后,对准胸骨柄上切迹进针,进针深度为3~5cm,抽到静脉回血后,旋转针头,斜面朝向骶尾,经注射器针尾插入导引钢丝,退出穿刺针,沿导引钢丝插入静脉导管,导管插入深度为13~15cm。

也可应用锁骨上法穿刺,穿刺点在胸锁乳突肌锁骨头后缘锁骨上方,针尖通过锁骨头附着处的后方和锁骨深面指向对侧乳头,针尾与矢状面夹角为45°,与冠状面夹角为10°~15°,边进针边轻轻回抽,进针深度约为1~3cm,可进入锁骨下静脉或锁骨下静脉与颈内静脉的交汇处,导管插入深度为12~15cm。一般取右侧插管,左侧易损伤胸导管。

⑤确认导管回血通畅,连接测压系统。

⑥用纱布或透明贴膜覆盖局部。

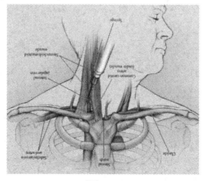

图3-3

（3）. 股静脉穿刺术

①患者平卧,穿刺侧大腿外展、外旋 30°~45°,常规备皮。

②定位在腹股沟韧带下方 3~4cm,股动脉搏动的内侧。当股动脉搏动触摸不清时,可用下述方法确立股静脉的位置:将髂前上棘与耻骨结节之间的连线分为三等份,股动脉位于中内 1/3 段交界处,股静脉位于股动脉内侧 0.5~1.0cm 处,可先用细针试穿。

③常规消毒、铺巾,用利多卡因局部麻醉。

④用左手食、中指和无名指触及股动脉搏动,并指明股动脉的行走方向,右手持针,在股动脉搏动的内侧进针穿刺股静脉,针轴方向与大腿纵轴一致,与皮肤夹角为 30°~45°,针尖指向剑突,进针深度为 2~4cm。抽取回血后,放入导引钢丝,并送入静脉导管。

⑤确认导管回血通畅,冲洗管腔,固定导管,连接测压系统。

⑥用纱布或透明贴膜覆盖局部。

（4）超声引导下的中心静脉插管可以减少并发症和提高成功率,有很强的临床应用推广前景。

二、中心静脉压监测

（一）测量 CVP 的装置

1. 换能器测压　应用换能器测压可连续记录静脉压和描记静脉压力波形。

2. 水压力计测压器　用一直径 0.8cm~1.0cm 的玻璃管和刻有 cmH_2O 的标尺一起固定在盐水架上,接上三通开关,连接管内充满液体,排除空气泡,一端与输液器相连,另一端接中心静脉穿刺导管,标尺零点对准腋中线右心房水平,阻断输液器一端,即可测 CVP,这种测量 CVP 装置可自行制作,操作简易,结果准确可靠。

（二）监测 CVP 的临床意义

1. 正常值　CVP 的参考值为 5~10mmHg,<5mmHg 提示血容量不足,>15~20mmHg 提示输液过多或心功能不全。

2. 影响 CVP 的因素

（1）病理因素:CVP 升高见于左或右心室心力衰竭、输血补液过量、肺梗死、支气管痉挛、纵隔压迫、张力性气胸及血胸、慢性肺部疾患、心包填塞、缩窄性心包炎、腹内压增高的各种疾病及先天性和后天性心脏病等。CVP 降低的原因有失血和脱水引起的低血容量,以及周围血管扩张,如分布性休克等;CVP 降低的原因还有心肌收缩力增强。

（2）神经体液因素:交感神经兴奋,儿茶酚胺、抗利尿激素、肾素和醛固酮等分泌增加,血管张力增加,使 CVP 升高。相反,降低交感神经兴奋时,使血管张力减少,血容量相对不足,CVP降低。

(3)药物因素:快速输液、应用去甲肾上腺素等血管收缩药,CVP明显升高;用扩血管药或心动能不全患者用洋地黄等强心药后,CVP下降。

(4)其他因素:有缺氧和肺血管收缩,患者挣扎和躁动,控制呼吸时胸内压增加,腹腔手术和压迫等均使CVP升高,麻醉过深或椎管内麻醉时血管扩张,CPV降低。

3. CVP波形分析

(1)正常波形:有3个正向波a、v、c和两外负向波x、y。a波由心房收缩产生;c波代表三尖瓣关闭;v波由右房主动充盈和右室收缩时三尖瓣向右房突出形成;x波反映右心房舒张时容量减少;y波表示三尖瓣开放,右心房排空。正常右心房平均压为5mmHg~10mmHg。

(2)异常波形:①压力升高和a波抬高和扩大:见于右心室衰竭、三尖瓣狭窄和反流,心包填塞、缩窄性心包炎、肺动脉高压及慢性左心衰竭,容量负荷过多;②v波抬高和扩大:见于三尖瓣反流,心包填塞时舒张期充盈压升高,a波与v波均抬高,右房压力波形明显,x波突出,而y波缩短或消失。但缩窄性心包炎的x波和y波均明显;③呼吸时CVP波形:自主呼吸在吸气时,压力波幅降低,呼气时增高,机械通气时随呼吸变化而变化。

三、肺动脉漂浮导管基础

适应证:一般来说,对任何原因引起的血流动力学不稳定及氧合功能改变,或存在可能引起这些改变的危险因素的情况,都有指征应用Swan-Ganz导管的指征。

禁忌证:Swan-Ganz导管的绝对禁忌证是在导管经过的通道上有严重的解剖畸形,导管无法通过或导管的本身即可使原发疾病加重。如右心室流出道梗阻、肺动脉瓣或三尖瓣狭窄、肺动脉严重畸形、法乐氏四联症等。

(一)肺动脉漂浮导管的置管方法

1. 插管途径的选择

应注意到达右心房的距离、导管是否容易通过、是否容易调整导管位置、操作者的熟练程度、患者的耐受程度、体表固定是否容易以及局部受污染的可能性。常用的插管部位有颈内静脉、锁骨下静脉、股静脉、颈外静脉、贵要静脉。右颈内静脉是插入漂浮导管的最佳途径。

2. 导管的插入

根据压力波形床旁插入Swan-Ganz导管是重症患者最常用的方法。

(1)首先,应用Seldinger方法将外套管插入静脉内,然后把Swan-Ganz导管经外套管小心送至中心静脉内。这时,应确认监测仪上可准确显示导管远端开口处的压力变化波形,根据压力波形的变化判断导管顶端的位置。中心静脉压力波形可以受到咳嗽或呼吸的影响,表现为压力基线的波动。

(2)导管进人右心房后,压力显示则出现典型的心房压力波形,表现为a、c、v波,压力波动的幅度大约在0~8mmHg。这时,应将气囊充气1ml,并继续向前送入导管。在一部分患者,由于三尖瓣的病理性或生理性因素,可能会导致充气的气囊通过困难。这种情况下,可在导管顶端通过三尖瓣后再立即将气囊充气。

(3)一旦导管的顶端通过三尖瓣,压力波形突然出现明显改变:收缩压明显升高,可达25mmHg左右,舒张压不变或略有下降,范围在0~5mmHg,脉压明显增大。这种波形提示导管的顶端已经进入右心室。这时应在确保气囊充气的条件下,迅速而轻柔地送入导管,让导管在气囊的引导下随血流返折向上经过右心室流出道,到达肺动脉。

(4)进入肺动脉后,压力波形的收缩压基本保持不变,舒张压明显升高,大于右心室舒张压,平均压升高,压力曲线的下降支出现顿挫。压力波动范围大约在25/12mmHg。

(5)这时继续向前缓慢进入导管,即可嵌入肺动脉分支,可以发现压力波形再次发生改变,出现收缩压下降,舒张压下降,脉压明显减小。压力波动范围在6~8mmHg左右,平均压力低于肺动脉平均压。如果无干扰波形,可分辨出a、c、v波形。这种波形为典型的肺动脉嵌压波形。出现这种波形后应停止继续移动导管,立即放开气囊。

导管已达满意嵌入部位的标准是:①冲洗导管后,呈现典型的肺动脉压力波形;②气囊充气后出现PAWP波形,放气后又再现PA波形;③PAWP低于或等于PADP。如果放开气囊后肺动脉嵌压波形不能立即转变为肺动脉压力波形,或气囊充气不到0.6ml即出现肺动脉嵌顿压力波形,则提示导管位置过深。如气囊充气1.2ml以上才出现肺动脉嵌顿压力波形,则提示导管位置过浅。可据此对导管的位置做适当调整。

在为一些插管困难的患者置管或条件允许的情况下,也可以选择在X线透视引导下置入Swan-Ganz导管。导管的顶端进入左肺动脉同样可以进行正常的血流动力学指标的测量。但导管的位置不易固定。所以,Swan-Ganz导管进入右侧肺动脉是更好的选择。

(二)肺动脉漂浮导管的并发症及其防治

1. 静脉穿刺并发症 空气栓塞;动脉损伤;局部血肿;神经损伤;膈神经麻痹;颈交感神经麻痹综合征;气胸等。

2. 送入导管时的并发症 心律失常;导管打结;导管与心内结构打结;扩张套管脱节;肺动脉痉挛等。

3. 保留导管时的并发症 气囊破裂导致异常波形;用热稀释方法测量心

输出量时发生心动过缓;心脏瓣膜损伤;导管折断;深静脉血栓形成;心内膜炎;导管移位;肺动脉穿孔;肺栓塞;全身性感染;导管与心脏嵌顿;收缩期杂音;血小板减少;导管行程上发生血栓;动静脉瘘形成等。

4. 严重并发症的防治

(1)心律失常:心律失常多由于导管顶端刺激右心室壁所致,多为偶发性或阵发性的室性心律失常。如果出现心律失常应立即将导管退出少许,心律失常一般可以消失。如果室性心律失常仍然存在,可经静脉给予利多卡因 1~2mg/kg。为急性心肌梗死患者或其他心律失常高危患者插入 Swan-Ganz 导管时,应预先准备好相应的治疗和抢救装备。如果患者原有完全性左束支传导阻滞,应事先安装临时起搏器或选用带有起搏功能的改良型 Swan-Ganz 导管。

(2)导管打结:X 线检查是诊断导管打结的最好方法。如果在调整导管时遇到阻力,应首先想到导管打结的可能。插管时应注意避免一次将导管插入过多,注意导管的插入深度应与压力波形所提示的部位相吻合,如果已经超过预计深度 10cm 以上,仍然未出现相应的压力波形,应将导管退回至原位重新置入。

(3)肺动脉破裂:常发生在高龄、低温和肺动脉高压的患者。主要原因包括,导管插入过深,以致导管的顶端进入肺动脉较小的分支。此时如果给气囊充气或快速注入液体,则容易造成肺动脉破裂;若导管较长时间嵌顿,气囊或导管顶端持续压迫动脉壁,也可能造成肺动脉破裂;如果是偏心气囊,嵌顿时导管的顶端直接摩擦动脉壁,可导致肺动脉破裂;肺动脉高压时,导管很容易被推向肺动脉远端,同时,肺动脉高压亦可造成动脉壁硬化、扩张和变性,容易出现肺动脉破裂。因此不能过度充气,测量 PAWP 的时间应尽量缩短。

(4)气囊破裂:多见于肺动脉高压和重复使用气囊的患者,应注意检查和保护气囊:①导管储藏的环境不宜>25℃,在高温中乳胶气囊易破裂;②从盒内取出及剥开塑料外套时需轻柔;③充气容量不要>1.5ml,间断和缓慢充气。

(5)肺栓塞:主要原因包括:导管所致深静脉血栓形成、右心内原有的附壁血栓脱落、导管对肺动脉的直接损伤和导管长时间在肺动脉内嵌顿。测量肺动脉嵌压力后没有及时将气囊排空,气囊就会像栓子一样阻塞在肺动脉内,若嵌顿时间较长,则可导致肺栓塞。所以,每次气囊充气时间不能持续超过 30 秒钟。Swan-Ganz 导管的气囊内不能注入液体。有时,即使气囊未被充气,导管也可能在血流的作用下嵌顿于肺动脉的远端。故插入 Swan-Ganz 导管后应持续监测肺动脉压力波形。如果波形发生变化,应及时调整导管位置。Swan-Ganz 导管的体外部分应牢靠固定,减少导管在血管内的活动。持续或间断用肝素盐水冲洗导管,可减少深静脉血栓形成的发生。如已知患者原有心内附壁血栓,应慎用 Swan-Ganz 导管。

(6)感染:可发生在局部穿刺点和切口处,也能引起细菌性心内膜炎和导管相关性感染。防治感染应注意严格遵守无菌操作原则。导管穿过皮肤的部位应每天常规消毒，并更换无菌敷料。如果敷料被浸湿或污染应立即更换。尽可能避免或减少经 Swan-Ganz 导管注入液体的次数。如果情况许可应尽早拔出 Swan-Ganz 导管。导管保留时间一般不超过 72 小时。

（三）肺动脉导管波形分析

1. 正常右房、右室、肺动脉和肺小动脉嵌压波形（见图 3-4）。当 PAC 进入肺小动脉而气囊未充气时，是代表肺动脉的压力和波形。PAWP 的正常波形和 CVP 波相似。可分 a、c 和 v 波，与心动周期的时相一致。左心房收缩产生 a 波，二尖瓣关闭产生 c 波，左心房充盈和左心室收缩使二尖瓣向心房膨出时产生 v 波。心电图 P 波后为 a 波，T 波后为 v 波。PAWP 的异常波形可见于心律失常、心衰、心肌缺血、二尖瓣狭窄和关闭不全以及心包填塞等。因此，通过波形分析，也可反映疾病病理变化和心功能等。

2. 急性二尖瓣关闭不全时，心脏收缩时血流反流进入左心房，PAWP 曲线 v 波明显增大，酷似肺动脉波形，会出现肺动脉导管充气气囊遗忘放气，可导致肺动脉梗死可能，或将导管继续插入以致损伤肺小动脉，应仔细观察压力波形以及与 ECG 的关系。肺动脉收缩波在 ECG 的 QRS 和 T 波之间，二尖瓣关闭不全患者，测 PAWP 时，大的 v 波位置出现在 QRS 综合波之后。除二尖瓣关闭不全患者，二尖瓣阻塞，充血性心衰，室间隔缺损患者，即使没有明显二尖瓣反流，PAWP 波形仍可出现大 v 波，右房和肺动脉血氧饱和度差超过 10% 以上，有助于鉴别急性室间隔缺损和急性二尖瓣关闭不全。

C:

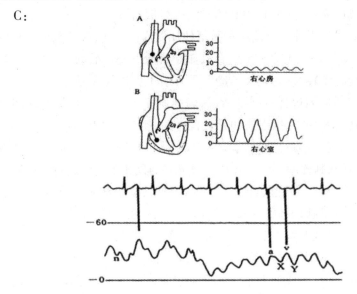

PAP 和 PAWP

图 3-4　正常右心和肺动脉压力波形

3. 右心衰竭时,右室舒张末压增高,在插肺动脉导管时,右室波形易于混淆为肺动脉波形,波形上有无切迹有助于鉴别导管是否进入肺动脉(图3-5)。

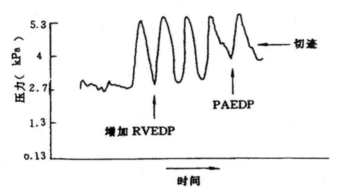

图3-5　右心衰竭患者的压力波形

右室舒张末压(RVEDP)超过20mmHg。在此情况下,右室压力波可能被误认为肺动脉压力波形、导管的插入深度及波形中切迹的存在与否可鉴别(PAEDP为肺动脉舒张末压)

4. 低容量性休克时,右室舒张末压和肺动脉压明显降低,很难确定导管插入位置,在右室舒张末压和肺动脉压差非常小的情况下,快速输注液体,补充机体失液量,同时有利于鉴别导管的位置。此外监测导管中气泡也可引起类似情况,因此插管前需仔细检查,避免人为因素引起误差。

5. 在慢性阻塞性肺部疾病如支气管痉挛、哮喘持续状态,呼气相胸内压明显增加,压力传送到导管,导致肺动脉波形难以解释,仔细观察治疗前后的动脉波形变化,有助于分析肺动脉波形。

6. 严重心律失常患者,肺动脉压波形不规则,很难准确测定PAWP的正确位置,a、v波,x、y波波幅小,且难以分别。

(四)参数的测量

通过Swan-Ganz导管可获得的血流动力学参数主要包括三个方面:压力参数(包括右房压、肺动脉嵌顿压、肺动脉压)、流量参数(主要为心输出量)和氧代谢方面的参数(混合动脉血标本)。以这些参数为基础,结合临床常规检查,通过计算可以获得更多的相关参数。常用的血流动力学参数及参考正常范围见表3-1。

1. 压力参数

通过Swan-Ganz导管进行压力测量的装置由压力监测仪、压力传感器、冲洗装置、三通开关组成。压力传感器是整个监测系统中最为重要的部分。它的作用是将循环系统中的压力转变成微弱的电信号,经过压力监测仪的放大,以曲线和数字的形式表示出来。我们所测量的压力实际上是与大气压相关的压力。所以,在使用压力传感器之前,应利用三通开关将压力管路的传感器一侧与大气相通,以校正压力监测系统的零点水平。校正零点时,压力传感器的隔膜前端的液体平面应在右心房水平。如果病人取仰卧位,则相当于腋中线水平。测量压力时,应注意保持压力传感器与右心房的这种关系。病人变换体位或床位上下移动时,压力传感器也应做相应移动。

　　Swan-Ganz 导管的体外部分较长,通常都可以直接将导管经三通开关与传感器相连接。在少数情况下由于病人体位或周围环境的原因,可能会应用延伸管来连接压力传感器和 Swan-Ganz 导管,以便于传感器位置的调整和固定。压力监测所用的延伸管是特制的、质地较硬的导管。不能随便选用不同的静脉输液导管代替压力监测延伸管,以免由于压力在导管内传导时发生严重衰减而使压力测量的准确度下降。压力波在延伸管内传导时可产生返折现象,导管越长对压力的影响就越大。所以,应尽可能选用较短的延伸管。压力传导的管路中存有气泡会严重地影像压力的传导。对整个管路进行冲洗是保证压力传导通路不被血栓阻塞的关键。三通开关是整个压力测量管路中最薄弱的环节,容易附着血凝块或气泡,是细菌经测压管路进入机体的主要途径。同时,三通开关的内径较小,容易造成压力反折现象,影响压力测量的准确性。

表 3-1　常用血流动力学参数

参　数	略语	单　位	计算方法	正常参考值
平均动脉压	MAP	mmHg	直接测量	82–102
中心静脉压	CVP	mmHg	直接测量	5–10
肺动脉嵌压	PAWP	mmHg	直接测量	6–12
平均肺动脉压	MPAP	mmHg	直接测量	11–16
心率	HR	bpm	直接测量	60–100
血红蛋白含量	Hb	g/dL	直接测量	12–16
心输出量	CO	L/min	直接测量	5–6
每博输出量	SV	ml/beat	CO/HR	60–90
心脏指数	CI	$L.min^{-1}.(m2)^{-1}$	CO/BSA	2.8–3.6
每搏量指数	SVI	$ml.beat^{-1}.(m2)^{-1}$	SV/BSA	30–50
体循环阻力指数	SVRI	$dyne.sec/cm5\ m2$	79.92(MAP-CVP)/CI	1760–2600
肺循环阻力指数	PVRI	$dyne.sec/cm5\ m2$	79.92(MPAP-PAWP)/CI	45–225
右心室做功指数	PVSWI	$g.m^{-1}.(m2)^{-1}$	SVI(MPAP-CVP).0.0143	4–8
左心室做功指数	LVSWI	$g.m^{-1}.(m2)^{-1}$	SVI(MAP-PAWP).0.0143	44–68
氧输送指数	DO2I	$ml.min^{-1}.(m2)^{-1}$	$CI.CaO_2.10$	520–720
氧耗量指数	VO2 I	$ml.min^{-1}.(m2)^{-1}$	$CI(CaO_2-CvO_2).10$	100–180
氧摄取率	O2ext	%	$(CaO_2-CvO_2)/CaO_2$	22–30

右房压(RAP)的测量是将 Swan-Ganz 导管置于准确的位置之后,导管近侧开口正好位于右心房内,经此开口测得的压力即为右心房压力。

肺动脉压(PAP)是当 Swan-Ganz 导管的顶端位于肺动脉内(气囊未充气)时,经远端开口测得的压力。肺动脉压力可分别以收缩压、舒张压和平均压力来表示。

肺动脉嵌顿压力(PAWP)是将气囊充气后,Swan-Ganz 导管的远端嵌顿在肺动脉的分支时测量的气囊远端的压力。PAWP 是 Swan_Ganz 导管可测量的特征性参数,具有特殊的意义。

由于肺循环是一个相对低压力的系统,并且没有血管瓣膜,理论上讲肺动脉嵌顿压有 如下的相关性。

PAWP $\propto$ PVP $\propto$ LAP $\propto$ LVEDP

式中 PVP 为肺静脉压。LAP 为左心房压;LVEDP 为左心室舒张末压。由于这种压力的相关性的存在, 使的有可能通过右心导管监测左心的压力改变,从而了解左心的功能变化。要保持这种相关性的存在,测量肺动脉嵌顿压要满足三个基本条件。

①通畅的通路:这个通路是指由 Swan-Ganz 导管的顶端到左心房或左心室的压力传导通路。在这个通路上任何原因的阻塞都可能会严重影响肺动脉嵌顿压与左心室舒张末压力的相关性,如瓣膜狭窄、血管的梗阻或畸形等。在危重病人监测中最为常见的影响因素是肺内或胸腔内压力或容积的改变而对肺血管床压力的影响。

②确实的嵌顿:气囊确实的嵌顿是肺动脉嵌顿压的测量不受肺动脉压力影响的关键。有人将肺动脉嵌顿压仍然称之为肺毛细血管压力。其实这两种压力有着测量方法的不同。后者是将前端微细的导管尽可能插入肺动脉的远端,甚至到接近毛细血管的部位,进行压力的测量。但在临床实际工作中,往往难以准确完成, 测量的压力多受到肺动脉压力的严重影响。应用 Swan-Ganz 导管后,临床上人都是应用肺动脉嵌顿压力作为血流动力学监测的一项指标。

③足够的时间:这里所说的时间是指压力平衡的时间。从导管的顶端到左心之间的压力传导通路中的压力要到达平衡,才能使肺动脉嵌顿压力的测量与左心相应压力有相关性。这个时间主要是心脏搏动的舒张期。有人报道。心率在每分钟 130 次以上可以导致肺动脉嵌顿压的测量值升高。

临床上常应用压力指标来反映容量负荷。这时,应注意心室顺应性的影响。除顺应性的影响之外,心脏及入血管外的压力变化对肺动脉嵌顿压的测量也有很多人影响。驱动血液在血管内流动的压力是血管内压力之和与血管外压力的差值。胸腔内压力的变化是常见的影响因素。在肺功能正常的情况下,尽管在吸气时胸腔内负压增加,但对循环压力影响不大。可是,在气道阻力增加,肺顺应性下降时,病人的呼吸困难可导致胸腔内压明显增大。从而,不仅改变了血管内的压力,而且也会影响到肺动脉嵌顿压与 LVEDP 的相关性。机械通气时,正压的通气形式可对循环系统的压力产生影响,尤其是在应用呼气末止压通气(PEEP)时,可明显地影响肺动脉嵌顿压力的测量。呼吸对胸腔内压影响的最小时项是在呼气末用。所以,测量肺动脉嵌顿压力时应选择在呼气末期进行。

血管内的压力同样也受到重力的作用,而肺泡内压却几乎不受重力的影响。在人体站立时,上肺野的肺泡内压可能会高于局部血管内压,从而影响测量肺动脉嵌顿压的是压力传导。所以,Swan-Ganz 导管在嵌顿后,导管的顶端应位于左心房水平以下的肺动脉分支。这样才有可能在最大的程度上保证压力传导通路的通畅。

2. 流量参数

Swan-Ganz 导管可测量的流量参数是指心输出量(CO)。快速测量心输出量并且在短时间内多次重复或持续监测心输出量是 Swan-Ganz 导管的主要优点之一。1954 年,Feger 第一次介绍了用热稀释方法测量心输出量的原理和方法。但是,直到 70 年代初期 Swan-Ganz 导管出现之后 这种方法才真正得以在临床上广泛应用。

热稀释方法测量心输出量的原理与应用染料测量心输出量的原理相似,只是热稀释方法应用温度作为指示剂。当将 5% 的葡萄糖冰水由 Swan-Ganz 导管的近端孔注入右心房后,这些冰水立即与血液混合,随着这部分血液经过右心室并被泵入肺动脉后,这部分血液的温度也逐渐升高。在 Swan-Ganz 导管远端的温度感受器可以感知这种温度的变化,并将这种变化输送到心输出量计算仪。心输出量的计算是根据 Stewart-Hamilton 公式进行的。

$$Q = \frac{VI(TB-TI)K1K2}{TB(t)dt}$$

在公式中,Q 代表心输出量;VI 代表注射用冰水量;TB 代表血液温度;TI 代表注射冰水温度;K1 代表密度系数;K2 代表计算常数;TB(t)dt 代表有效时间内血液温度的变化,反映了热稀释曲线下面积。这些参数的变化对心输出量的测量有着明显地影响,所以,在进行心输出量测量时要注意对这些参数有影响因素的控制。测量心输出量时首先要为心输出量计算仪输入正确的计算常数(K2)。K2 根据仪器的不 同制造厂家、导管的不同规格及注入冰水量的不同而不同。注入冰水的量一定要准确。若以每次注入 5 毫升冰水测量心输出量,如果有 0.5 毫升的误差,则测量的结果就可能出现 10% 的偏差。冰水从含冰容器中被抽出后,应尽快进行测量。这段时间不要超过 30 秒钟。因为冰水的温度会随着离开容器时间的延长而逐渐增加,从而导致测量误差。也有人报道用室温的 5% 葡萄糖水注射测量心输出量并不影响测量的精确度,但应相应改变计算常数。注射时应尽可能快速、均匀,选择在呼吸周期的同一时项(呼气末)连续测量三次,取其平均值。注射应在 4 秒钟内完成。在整个操作过程中要注意导管系统的密闭性,防止污染及导管源性感染的发生。儿科病人应当注意反复注射冰水对体温和水电解质的影响。也有个别报道发现注射冰水可诱发心律失常,如窦性心动过缓、心房纤颤等。

另有改良的 Swan-Ganz 导管可以进行心输出量的持续测量。方法是在 Swan-Ganz 导管的前端带有升温装置,从而引起局部的温度改变,应用相同原理进行心输出量测量。

3. 混合静脉血标本

混合静脉血是指从全身各部分组织回流并经过均匀混合后的静脉血。从肺动脉内取得

的静脉血是最为理想的混合静脉血标本。Swan-Ganz 导管的另一项作用是可以从肺动脉中获得混合静脉血标本。

静脉血的氧含量是根据血液流经的部位的不同而有区别。经过肾脏回到下腔静脉的血流量较大,这部分血液直径参与氧代谢的比例较小,汇入下腔静脉后使下腔静脉的回心血液的氧含量较高。心肌组织的氧摄取率较高,氧消耗也较大,故由冠状静脉窦进入右心房的血液氧含量较低。来自上腔静脉、下腔静脉和冠状静脉窦的血液经过右心室才被较好的混合。所以,肺动脉内的血液才是最为理想的混合静脉血。

抽取混合静脉血标本时应首先确定 Swan-Ganz 导管的顶端在肺动脉内,压力波形显示典型的肺动脉压力波形。气囊应予以排空,在气囊嵌顿状态下所抽取的血.标本不是混合静脉血标本。经 Swan-Ganz 导管的肺动脉管腔抽取标本的速度要缓慢,先将管腔中的肝素盐水抽出,在抽取标本,然后用肝素盐水冲洗管腔。在整个抽取标本过程中要严格遵守无菌操作的原则。如果要进行混合静脉血的血气检查,在标本抽取的过程中一定要注意采用隔绝空气的技术。

血流动力学监测时应用的指标还包括容积指标,临床上通常可以用超声或容积导管等方法进行测量。氧输送相关指标及反映组织缺氧的指标是临床血流动力学监测的重要组成部分,临床应用时要综合多项指标进行动态分析,结合临床表现进行个体化判断。

(五)肺动脉飘浮导管的临床应用

1. 肺动脉嵌压、肺毛细血管压、中心静脉压、左心房压和左室舒张末压之间关系

(1)肺动脉嵌压的生理意义

PAWP 系指心导管插入肺动脉的分支,导管顶端和肺微血管静脉腔之间形成自由通道时所测得的压力。PAWP 应符合 3 项标准:①在嵌顿部位所取得的

血液标本,必须是完全氧饱和血;②嵌顿后的肺动脉位相图形应变为与左心房曲线相似;③平均嵌顿压应小于肺动脉平均压及肺动脉舒张压。如果患者伴有肺内分流或使用 PEEP 时。则所采得的血液标本的饱和度不一定为 100%,故目前仅用后两项标准。

PAWP 的正常值为 6~12mmHg。因肺微血管、左心房及左心室成一共同腔室,因而 PAWP 亦可代表左室舒张末压(LVEDP)。但在收缩前期因二尖瓣开始关闭,故 PAWP 与 LVEDP 可不相等。在左心房收缩力增强或左心室顺应性降低的情况下,LVEDP 可超过左心室平均舒张压及 PAWP,而高达 20mmHg。在慢性充血性心力衰竭,左心室平均舒张压显著增高时,其与 PAWP 亦密切相关;但在急性心肌梗死患者,由于心室顺应性降低,左心室容量虽仅轻度增大,面 LVEDP 与 PAWP 的差别可能很明显。然而,平均 PAWP 一般能相当正确地反映整个循环系统的情况,当其增高达 20mmHg 以上时,已有左心功能异常,甚至出现肺水肿。当平均 PAWP 在 12~18mmHg 时,左心室心肌的伸展最适度。在心排血量正常时,若 PAWP 在正常范围的 6~12mmHg 之间,提示心室功能良好;在低心排血量或在有循环障碍征象时,若 PAWP≤8mmHg,则提示有相对性血容量不足,需增加左心室的充盈量,以保证足够的循环做功。

(2)肺动脉嵌压与中心静脉压

当患者无三尖瓣病变时,中心静脉压是反映右心室舒张末压力的可靠指标,可以对血管内容量和右室功能进行评价。当进行容量负荷试验时,也常以中心静脉压作为肺水肿危险性的指标;虽然正常人左右心室充盈压密切相关,可以通过中心静脉压来估测 LVEDP,但在很多病理状态下,它并不反映PAWP。当两侧心腔状态一致(即正常心脏或慢性左右心衰)时,中心静脉压则大致能反映 PAWP;但左右心室功能不一致时,上述关系的意义就不复存在。因此,当右心室功能受损时,中心静脉压较 PAWP 为高,CVP 不能准确反映心室充盈压的变化,如肺栓塞或慢性阻塞性肺部疾病。相反,在左室功能不全,如急性心肌梗死时,则 PAWP 将比中心静脉为高。此时,中心静脉压在正常情况下,却可发生肺水肿。

(3)肺动脉嵌压和肺毛细血管压

当 PAC 尖端进入肺动脉某一分支,给 PAC 气囊充气后,阻塞肺动脉分支血流,此时 PAC 所测出的血压是前向性肺毛细血管压(PCP),即 PAWP 而非肺动脉压,当气道压力和肺动静脉压力正常时,由于肺毛细血管和肺静脉之间无瓣膜,因此 PAWP 能代表 PCP 和肺静脉压,也可直接反映 LAP 和 LVEDP。

其结果不仅可反映左心室前负荷的改变,还反映肺内静水压的变化,以诊断水肿。在生理状态下,PCP 和 PAWP 差异微小,PAWP 小于 PCP 约 0.27~0.4KPa(2~3mmHg),当肺血管阻力(PVR)增加时,PAWP 明显小于 PCP。但在某些病理状态下，PAWP 和 PCP 并不相关，例如颅脑损伤后继发的神经源性肺水肿、高原性肺水肿、ARDS、肺动脉栓塞性肺水肿、心脏手术前后等，PCP 明显增高时，PAWP 仍在正常范围，因此该类患者用 PAWP 鉴别压力性或通透性肺水肿不准确。

（4）PAWP、LAP、LVEDP 之间关系

左心室舒张末容量（LVEDV）能精确反映左心室的前负荷，是评估左心室功能的有效指标，但临床上难以测量。在左心室顺应性正常情况下，LVEDV 和 LVEDP 相关性良好，两者呈非线性曲线，即左心室顺应性曲线。通常测量 LVEDP 即可估价左心室前负荷。LVEDP 的正常值为 0.53~1.6KPa（4~12mmHg），平均为 1.06KPa（8mmHg）。当左心室顺应性异常时，则测量 LVEDP 就不能正常反映 LVEDV。当二尖瓣两侧，即左心房和左心室无明显压力阶差时，左房压（LAP）与 LVEDP 一致。当导管进入肺小动脉，给导管气囊充气后，来自肺动脉的血流中断，导管顶端开口前方所测压力，即为 PAWP。若气道压力和肺动静脉正常时，由于肺毛细血管和肺静脉之间无瓣膜，因此，PAWP 即能代表肺静脉压（PVP），即肺静水压，也可直接反映 LAP。PAWP 在较大的充盈压范围内 5~25mmHg 与 LVEDP（LAP）相关。但二尖瓣狭窄；气道压力和肺血管阻力增高；左房黏液瘤及心动过速时，PAWP＞LVEDP。左室壁僵硬；LVEDP＞25mmHg；二尖瓣提前闭合（主动脉关闭不全）及右束支传导阻滞时，PAWP＜LVEDP。

2. 漂浮导管在重症医学的应用

（1）低血容量的观察

低血容量状态时，心脏指数、右房压、肺动脉压和 PAWP 均趋下降；经快速补液后，使静脉返回右心的容量增多，则左心的排血量也随之增多；反之，减慢输液速度，则静脉返回右心容量减少，左心排血量也随之减少。在这种情况下，右房压与 PAWP 呈一致性变化。但在心肌收缩力或左室壁顺应减弱者，其左右心室压力、排血功能以及心室的压力与容量相关的正常关系等即出现改变。此时，LVEDP、LAP 及 PAWP 均升高，而右房压可仍在正常范围内，故右心房不能反映左心情况。因此，应通过心脏指数和 PAWP 的动态监测来指导纠治循环容量的改变。当补充容量后，PAWP 回升，心脏指数亦随之明显增高，则说明心脏功能正常，而其心排血量的减低系由于有效血容量降低所致。若 PAWP 虽增高至 15~18mmHg，而心脏指数仍无明显增加或反而更减低时，则提示由于心脏本身的改变或/及后负荷增高所致。此时，若 PAWP 再增高，则将加重心衰或甚而引起肺水肿，故应暂停或减慢输液。

（2）肺水肿

PAWP 和肺毛细血管静水压基本一致，在左心衰竭或偶因输液过量所致者，其 PAWP 均超过 18mmHg。一般情况下，平均 PAWP 增高的程度与肺水肿

的严重程度呈正相关(表3-2)。实验证明在血浆蛋白浓度正常时,若左房压或PAWP,增高至超过30mmHg时即发生肺水肿。当血浆蛋白浓度稀释至正常1/2时,即使PAWP为11mmHg,亦可发生肺水肿。当心功能减退,左室舒张末压增高时,PAWP亦相应增高,一旦超过血浆胶体渗透压,由于血管内渗出的血浆量增多,从而引起肺水肿。后者虽受淋巴流量的增多及间质胶体渗透压的改变所对抗或得到不同程度的抵消,但因伴有血浆胶体渗透压降低,即使左室充盈压仅轻度增高或不增高,亦可发生肺水肿。

表3-2 平均PAWP与心源性肺水肿的关系

平均PAWP(mmHg)	心源性肺水肿程度
(<18)	无
(18~20)	轻度
(21~26)	中度
(18~20)	重度
(>30)	明显肺水肿

(3). 心力衰竭

心力衰竭主要为肺水肿与周围循环灌注不足所引起的综合征。平均PAWP明显增高即引起肺水肿,心脏指数降低即导致周围循环灌注不足。由于心衰时肺水肿与周围循环灌注不足表现的严重度不一,且两者可以分别单独出现或同时存在。Forrester(1977)将心衰患者血流动力学改变分为4种亚型(表3-3)

表3-3 心衰的临床及血流动力学分型和预后的关系

分　型	肺水肿	周围灌注不足	病死率
	PAWP>18mmHg	心脏指数<2.2L/min.m²	%(n)
I	–	–	3(2/62)
II	+	–	9(3/33)
III	–	+	23(8/35)
IV	+	+	51(36/70)

I型者,如适量给予补液而使平均PAWP不增高或仅轻微增高时,则心脏指数可回增至正常范围。说明其心功能正常,原心脏指数的降低系由于有效循环容量减低所致。

II型者,系心衰较早期的表现也是临床上较常见的类型。可在密切观察下给予补液,如补液后平均PAWP明显增高,而心排血量增高不明显,则表示其心功能已处于Frank-Starling定律的代偿期。处理的原则为给予利尿剂或扩张小静脉为主的血管扩张剂,以减轻前负荷。

Ⅲ型者,发生主要与容量不足有关。应先给予补液。因此类患者左室功能曲线的最佳值通常在左室舒张末压 20~24mmHg,故应在血流动力学监测下进行补液。

Ⅳ型者,其心衰的程度很严重,已进入心源性休克的阶段,治疗应选用血管扩张剂。对血压明显下降者应先用升压药,适当提高动脉压,以增加冠脉的灌注压。但本型对药物反应较差,死亡率高,若对药物治疗效应差,应采用主动脉内球囊反搏术治疗。若心泵衰竭于病情改善后而对反搏术有依赖者,则应及时作冠状动脉造影及左室造影,考虑作冠状动脉旁路术或冠状动脉腔内球囊扩张术。

3. 肺动脉栓塞

正常时,肺动脉舒张末压仅较平均 PAWP 者略高,但若相差达 6mmHg 以上时,则表示肺小动脉与肺微血管间存在着明显的阻力。此时如能排除由慢性肺心病、肺纤维化或其他原因引起者,则应可考虑肺动脉栓塞。

血流动力学治疗

心排量取决于以下四个因素:(1)前负荷,(2)后负荷,(3)心肌收缩力,(4)心率。产科重症临床中针对此采用的常见措施举例:

(1)原因为前负荷减低(比如产后出血,失血性休克):措施为输注晶体、胶体、血制品

(2)原因为后负荷减低(比如产后出血,失血性休克):措施为扩容,升压药物:去甲肾上腺素、肾上腺素、去氧肾上腺素。

(3)心率:产科重症中心率一般不会特殊处理,主要针对原因进行处理,除非原发性传导阻滞,需要起搏器治疗者。

(4)心肌收缩力:增加心肌收缩力常用药物:多巴胺,多巴酚丁胺,肾上腺素、地高辛、主动脉内球囊反搏、心室辅助装置。

(5)原因为前负荷增加(如产科临床发生的急性左心衰):用利尿剂减轻前负荷,如呋塞米,布美他尼。

(6)原因为后负荷增加(如子痫前期重度发生高血压急症):用血管扩张剂:如硝酸甘油(小 V 为主)、硝普钠(A+V)、酚妥拉明(小 A 为主)。

三、危重病人的氧输送和氧耗问题

呼吸和循环支持是 ICU 内最重要的治疗活动,其核心问题是使机体能够获得足够的氧,并且能够被机体有效利用。自上世纪八十年代以来,若干临床报告显示,在某些危重病人,呈现较高氧输送和氧耗可以获得较好的预后。所以提高输送和氧耗便作为危重病人治疗的一项重要策略而被提出,并被广泛应

用于创伤、休克、脓毒症、MODS 等危重病人。

（一）基本概念

氧输送（DO_2 Oxygen deiverry）：是指每分钟通过左心室向主动脉输出的氧量，在健康成人约 1000ml/min，计算公式如下：

$$DO_2=1.34×Hb×SaO_2×CO+0.003×PaO_2$$

除了"氧输送"外，也有学者用"氧转运"(oxygen transport)或"氧供"(oxygen supply)进行表达，内涵基本是一样的。但如果在同一著作里出现"氧输送"（oxygen delivery）和"氧转运"（oxygen transport）两种提法的话，所表达的意思就可能不同。这时，"氧转运"指的是每分钟通过左心室向主动脉输出的氧量，即前面"氧输送"的定义；而"氧输送"却是指能够真正进入组织中的氧量。

氧耗（VO_2 oxygen consumption）：是指每分钟机体实际消耗的氧量，正常成人约 200~250ml，通常的计算公式（间接 Fick 氏）如下：

$$VO_2=(CaO_2-CvO_2)×CO$$

显然，正常时氧输送量远大于机体氧耗量（4~5 倍）表明氧输送有较充足的储备。这种储备能力具有重要的生理和病理学意义，可以在出现氧输送危机时仍然有满足机体有氧代谢需要的潜力。关注氧耗除了为了了解机体的代谢状态和氧需求，还为了了解机体利用氧的有效性，后者对脓毒症病人具有特殊意义。由于脓毒症在病理生理学上存在一系列损害氧摄取和利用的因素，因此，该类病人低氧耗比高氧耗更令人担忧而且难以纠正。此外，与病情极不相称且对氧输送变化失去反应的低氧耗可提示机体氧代谢衰竭，是病人濒临死亡的表现。

氧需求（Oxygen demand）：指机体为维持有氧代谢对氧的需求量，是由机体代谢状态所决定的，正常成人约 200~250ml，与氧耗相一致。但必须明确，氧需求和氧耗是不同的概念。在正常情况或病理情况的一定限度内，氧需求和氧耗的量是一致的。这时，可以把氧耗量视为氧需求量。但在危重病人，可能氧耗量达不到氧需求量而导致机体缺氧。

氧债（Oxygen debt）：氧耗与氧需求之差。氧债形成可能是由于氧供不足，但也可以是外周氧利用障碍所致。危重病人个体的氧需求无法直接精确测量，仅能从病人代谢状态，或用后面将要介绍到的氧输送/氧耗关系间接地粗略估算。氧债标志机体缺氧，并对危重病人构成严重威胁。

氧供脱依赖（oxygen supply independence）：指在氧输送能够满足机体代谢的氧需求时，氧耗不会跟随氧输送变化而发生变化的状态，氧供脱依赖通常表示氧输送能够满足氧需求，是临床治疗追求的目标。但要注意排除氧代谢衰竭。

氧供依赖（oxygen supply dependence）：指当氧输送不足并达到某一阈值时，氧耗不能维持稳定而呈现伴随氧输送变化而变化的情况。出现氧供依赖通常表示氧输送不能满足有氧代谢的需要，机体将进入乏氧代谢，是临床应该避免并须积极纠正的。

(二)测量氧耗的方法及评价

测量氧耗是评估氧输送/氧耗关系的关键,目前主要有三种方法可选择:

1. 间接 FiCk 氏法:是目前较普遍使用的方法,运用氧耗计算公式,只需测量 HB、SaO$_2$、SvO$_2$ 和 CO,然后代入公式计算:VO$_2$=(CaO$_2$-CvO$_2$)×CO

2. 间接卡路里法:使用代谢率(metabolic chart)进行测量。通过分析和计算吸入与呼出气体的成分,使用以下公式计算出氧耗:

VO$_2$=(FIO$_2$×VI)-(FEO$_2$×VE)

3. 质谱分光光度仪(Mass spectrophotometry)测量:该方法是根据气体的电磁现象定量地将不同的气体颗粒进行分离,然后对呼吸气体的氧进行直接测量而提出氧耗。

无论采用哪一种测量方法,均要求病人处在平稳和安静的状态,目的是使其代谢率不发生变化。

在以上三种方法中,质谱分光光度仪测量法被认为是具有最高精确度的测量方法,所获结果被视为"金标准"(gold standard),但是由于设备复杂、成本高昂,目前还难以在临床推广使用。现临床使用的主要是间接 Fick 氏法和间接卡路里法。

间接 Fick 氏法的计算参数可以通过 Swan-Ganz 导管较方便地获得,但其准确性却受到一系列因素的影响:(1)肺的氧耗未能计算在内,在肺罹患病变时,其氧耗可占到全身氧耗 20% 以上;(2)用热稀释法测量可以造成总误差为 17% 高估或 13% 低估的氧耗。更致命的是,(3)由于氧耗计算公式与氧输送计算公式采用了同样参数。如 CO、Hb 等,因此产生计算偶联。因此,;许多学者将该法所测得的"病理性依赖"现象归咎于参数偶联所导致的"数学游戏",而主张用其他独立的方法测量氧耗。尽管如此,间接 Fick 氏法仍然是目前 ICU 内最普遍采用的测量氧耗和考量氧输送/氧耗关系的手段,并获得另外一些学者的支持。

为平息争议,有学者曾经试图用数学方法修正间接 Fick 氏法,以祛除偶联成分造成的假性依赖。但计算过程极其复杂,不是普通临床医生能够接受的,难以在临床推广使用。经数学处理后氧耗增加的斜率被减小,却不能完全消除。

间接卡路里法是临床上最有可能取代间接 Fick 氏法的方法。它是一个完全独立的测量系统因此不存在计算参数偶联的问题,同时也不会遗失肺氧耗的测量,是较理想的氧耗测量手段。该方法的缺陷是容易受吸氧浓度的影响并对系统本身的要求较严格。

(三)评估氧输送/氧需求的关系及解读结果

从公式 DO$_2$=1.34×Hb×SaO$_2$×CO+0.003×PaO$_2$ 可知,通过输血、输液、强心或提高血氧饱和度中任一措施均可以提高氧输送,取决于病人的具体情况。为了不使"氧供阈值"被遗漏,往往逐步增加氧输送,在每次增加氧输送的同时,测量氧耗的反应进行判断。

虽然评估氧输送/氧需求匹配关系的操作不算复杂,但解读测量结果并不简单,其原因主要是由于使用方法所存的缺陷和增加氧输送本身可能造成的机体代谢率改变。

强心、增加输血、输液均可以由于增加心血管活动而使机体代谢率增加,由此伴随氧输送增加的氧耗增加不应被视为氧供依赖。

(四)高氧输送治疗及标准

20世纪70年代初,Shoemaker等首先注意到,具有较高的心指数、每搏指数、左室每搏功和早期较高氧耗的外科病人具有较高的生存率。80年代该学者在治疗研究中证实以高氧输送/高氧耗为目标取得满意的临床效果,从而开启了高氧输送治疗危重病人的大门。

目前普遍接受的高氧输送目标是:

$CI \geq 4.6\sim6.0 L/min/m^2$;$DO_2 \geq 600 L/min/m^2$;$VO_2 \geq 170 L/min/m^2$

氧提取率是指示进行干预治疗的最简单的指标,并且应该将氧提取率保持在<20%。目前多数学者倾向于把氧输送和氧耗关系的测量与血乳酸和PHi结合起来分析:氧供依赖与持续进展的高乳酸血症和不断下降的PHi是严重缺氧的有力证据,高氧输送的目标应能够使上述状态得到扭转。

(五)纠正氧输送/氧需求匹配的方法

涉及两方面,即降低氧需求和增加氧输送。前者包括控制体温、防治感染、镇静止痛和降低呼吸做功等措施。后者则通过提高Hb、SaO_2或CO实现。

1. 据估计,Hb每丧失10g/L,大约需要增加9%的心排量方可维持相似的氧输送,因此严重贫血.必须纠正(Greenburg,1997)。危重病人最佳的Hb浓度尚无统一意见,一般认为80g/L左右为宜,为增加氧输送可以达到120g/L。老年和心肌受损的病人心功能储备差,难以通过提高CO增加氧输送,增加Hb是主要途径,故需要维持更高的Hb浓度。总体来看,通过提高Hb增加氧输送的潜力有限。

2. 低氧血症必须纠止。至少应该提高氧分压到60mmHg以上,使氧解高曲线脱离膝部。过高的氧分并无必要,应注意避免肺损伤和负性血流动力学影响。在低氧血症纠止后,试图通过进一步提高SaO_2增加氧输送的潜力最有限。

3. 通过输液和使用正性肌力药物提高CO是实现增加氧输送的主要途径。该途径可以使CO获得倍数级的提高,但在有心功能损害的病人应用受到限制。

第四章　机械通气基础

产科重症临床中,经常会涉及呼吸功能障碍,常见为:产科出血导致休克、DIC、ARDS,羊水栓塞,肺栓塞,急性心衰,导致氧合功能障碍,急性呼吸功能障碍,需要有创/无创呼吸机支持,所以,掌握机械通气基础知识是参与产科重症临床救治工作的医生是必需的。

一、机械通气的目的

(一)改善或维持动脉氧合

改善低氧血症,提高氧输送是机械通气最重要的生理目标。吸入氧浓度(FiO_2)适当条件下,动脉血氧饱和度>90%或动脉氧分压>60mmHg(1mmHg=0.133KPa)是保证氧输送的前提。

(二)支持肺泡通气

使肺泡通气量达到正常水平,将动脉二氧化碳分压水平维持在基本正常的范围内,是机械通气的基本生理目标之一。

(三)维持或增加肺容积

肺泡容积明显减少主要见于肺不张、ARDS、肺部感染、肺水肿等,是患者出现呼吸窘迫、低氧血症和肺顺应性明显降低的主要原因。通过机械通气可增加呼气末肺泡容积(功能残气量),改善呼吸窘迫和低氧血症。

(四)减少呼吸功

机械通气替代患者呼吸肌肉做功,降低呼吸肌氧耗,有助于改善其他重要器官或组织的氧供。

临床目标主要包括:①纠正低氧血症,通过改善肺泡通气量、增加功能残气量、降低氧耗,可纠正低氧血症和组织缺氧;②纠正急性呼吸性酸中毒,但动脉二氧化碳分压并非一定要降至正常水平;③缓解呼吸窘迫,缓解缺氧和二氧化碳潴留引起的呼吸窘迫;④防止或改善肺不张;⑤防止或改善呼吸肌疲劳;⑥保证镇静和肌松剂使用的安全性;⑦减少全身和心肌氧耗;⑧降低颅内压,通过控制性的过度通气,降低颅内压;⑨促进胸壁的稳定,胸壁完整性受损的情况下,机械通气可促进胸壁稳定,维持通气和肺膨胀。

二、适应证

1. 通气异常

（1）呼吸肌肉功能不全或衰竭：如呼吸肌疲劳、胸壁稳定性、结构异常和格林巴利综合征、重症肌无力、进行性肌营养不良等神经肌肉疾病。

（2）通气驱动降低：如苯二氮卓类药物中毒、肺性脑病等。

（3）气道阻力增加和/或阻塞。如哮喘、慢性阻塞性肺疾病等。

2. 氧合异常

常见以下情况：

（1）顽固性低氧血症、急性呼吸窘迫综合征。

（2）需要呼气末气道正压。

（3）呼吸功明显增加。

3. 需要使用镇静剂和/或肌松剂。

4. 需要降低全身或心肌氧耗。

5. 需要适当过度通气降低颅内压。

6. 需要肺复张，防止肺不张。

三、禁忌证

一般认为，机械通气没有绝对禁忌证，对于这些特殊情况，可归结为机械通气的相对禁忌证：

1. 张力性气胸或气胸

2. 大咯血或严重误吸引起的窒息性呼吸衰竭

3. 伴肺大疱的呼吸衰竭

4. 严重心衰　严重心衰患者如并发呼吸衰竭，应实施机械通气，但机械通气有可能影响心脏前后负荷，因此需要选择适当的机械通气模式，将机械通气对循环的影响降到最低限度，并密切观察循环的改变，必要时应持续监测血流动力学变化。

四、并发症

（一）呼吸机相关肺损伤

呼吸机相关肺损伤包括气压伤、容积伤、萎陷伤和生物伤。为了避免和减少呼吸机相关肺损伤的发生，机械通气应避免高潮气量和高平台压，吸气末平台压不超过 $30\sim35cmH_2O$，以避免气压伤、容积伤，同时设定合适呼气末正压，以预防萎陷伤。

（二）呼吸机相关肺炎

呼吸机相关肺炎是指机械通气 48h 后发生的院内获得性肺炎。气管内插管或气管切开导致声门的关闭功能丧失，机械通气患者胃肠内容物反流误吸是发生院内获得性肺炎的主要原因。

（三）氧中毒

氧中毒即长时间的吸入高浓度氧导致的肺损伤。FiO_2 越高，肺损伤越重。$FiO2 \leq 50\%$ 是安全的。当患者病情严重必须吸高浓度氧时，应避免长时间吸入，尽量不超过 60%。

（四）呼吸机相关的膈肌功能不全

大约 1%~5% 的机械通气患者存在撤机困难。撤机困难的原因很多，其中呼吸肌的无力和疲劳是重要的原因之一。呼吸机相关的膈肌功能不全导致撤机困难，延长了机械通气和住院时间。

（五）常用机械通气模式及波形分析

理论上讲，呼吸机可以被看成带着挤压装置的球囊。挤压时气体通过环路进入患者的气道与肺，然后患者自主呼出气体。呼吸机上所有的控制装置只决定以怎样的方式挤压球囊（例如：用多大的力量挤压，持续多长时间，每分钟挤压多少次）。报警与监测则告诉你指令是否已被执行，呼吸环路是否完整以及肺对挤压进的气体反应如何。

辅助/控制通气（A/C），即我们所知的容量控制通气和间歇正压通气。

A/C 模式下操作者设置潮气量和最低呼吸频率。患者和呼吸机均可以触发呼吸。无论是患者还是呼吸机，触发呼吸的特点是相同的（图 1）。如果患者多次不能触发呼吸以确保最低呼吸频率，那么呼吸机将触发足够的呼吸予以弥补。如果患者自主呼吸频率大于设定的最低呼吸频率则呼吸机则不会触发任何呼吸。

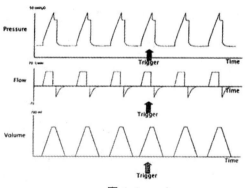

图 4-1

注：在这个例子中大部分呼吸是由呼吸机触发，有一个呼吸是由患者自身触发。无论是患者还是呼吸机触发，每个呼吸都是相同的。

1. 吸气相向呼气相的切换和吸气时间

A/C 模式中,吸气相向呼气相的转换可以为时间切换,也可以为容量切换。时间切换时,吸气相在设定时间后向呼气相转换。容量切换时,在达到设定潮气量后吸气向呼气转换。两种切换模式的潮气量均是预设的。

2. 时间切换通气

吸气时间可以直接设定,或者通过改变吸呼比(I:E)而设定。通过增加吸气比例或者延长呼吸时间(通过降低呼吸频率)来延长绝对的吸气时间延长。延长吸气时间,以及降低吸气流速,可使气道峰压下降:

流速=容量/时间和气道压=流速×阻力+容量/顺应性+PEEP

容量切换通气吸气时间取决于设定的潮气量和流速。

时间=容量/流速

呼吸时间的比例主要由吸气时间(相对吸气时间)决定,因此 I:E 比例取决于绝对的吸气时间和呼吸周期的持续时间。增加潮气量、降低吸气流速、或增快呼吸频率可使相对吸气时间延长。

3. 吸气末暂停时间

在吸气末暂停期间既没有气流进入肺内也没有气流呼出。肺脏仅停留在吸气相,有利于气体在肺内的分布,从而达到更好的氧合。吸气暂停时间往往隶属于吸气时间,可直接设定,也可通过调整潮气量和流量的设定实现。

4. 呼气时间

呼气时间无须设定。取决于上次吸气和吸气末暂停后剩余时间的长短。因此取决于吸气时间,吸气末暂停时间和呼吸频率。

5. 压力控制通气

属于时间切换的 A/C 模式,预设参数为吸气压力,而非潮气量。吸气时给予持续的压力,初始气流高,之后逐渐降低在吸气末气流为零或接近于零。

表 4-1　对比时间切换和容量切换两种模式的呼吸机主要参数设置

参数	时间切换	容量切换
氧浓度(FiO$_2$)	直接设定	
潮气量(TV)	直接设定	
PEEP	直接设定	
相对吸气时间和 I:E	直接设定	取决于绝对吸气时间和呼吸频率
绝对吸气时间	取决于相对吸气时间和呼吸频率	取决于流速和潮气量
吸气流速	取决于相对吸气时间和潮气量	直接设定
呼气时间	取决于相对吸气时间,吸气末暂停时间和呼吸频率	取决于绝对吸气时间,呼吸末暂停时间和呼吸频率
吸气末暂停时间	直接设定	

表 4-2 A/C 优缺点

优　点	缺　点
设置简单 确保最小分钟通气量 合理设定可以使呼吸肌休息	缺乏与病人呼吸的同步性（呼吸机触发呼吸可能覆盖患者自主呼吸） 如果吸气流速的设定不能满足患者的需要，患者会用力吸气，增加呼吸肌肉做功 误触发可能导致分钟通气量增高（例如：打嗝） 肺顺应性下降导致肺泡压升高,增加气压伤风险,经常需要镇静才能达到人机同步

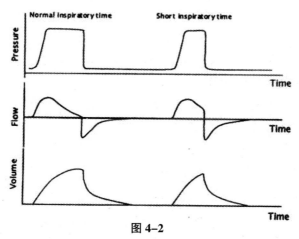

图 4-2

注:压力控制通气中压力,容量和流速模式。最初的呼吸是"正常"呼吸。第二次呼吸吸气时间短而且吸气在仍有明显的吸气流速时便结束。结果导致潮气量低于第一次呼吸。

这样的流速模式可能更利于氧合。由于在吸气末阶段仍有小量气流,使吸气末暂停更好地与吸气时间整合在一起。

如果吸气末仍有明显的气流,缩短吸气时间可能降低潮气量。

表 4-3 压力控制通气优缺点

优　点	缺　点
设置相对简单 避免高的吸气压力 可以使呼吸肌休息 改善氧合	缺乏与病人呼吸的同步性(呼吸机触发呼吸可能覆盖患者自主呼吸） 误触发可能导致分钟通气量增高(例如:打嗝) 肺顺应性改变或者阻力改变导致潮气量改变 经常需要镇静才能达到人机同步

6. 压力支持模式

该通气模式由操作者设定吸气压力。每次患者触发呼吸时,呼吸机给予设定水平的吸气压力。如果患者没有触发呼吸则不给予呼吸(在新型呼吸机,如果窒息时间超过了设定时间,呼吸机会自动转为后备通气。当吸气流速降低至预先设定的峰流速百分比时,通气由吸气切换为呼气。当患者吸气力量下降时,吸气流速也下降。因此,患者在某种程度上可以控制吸气时间和潮气量。这也使得患者更舒适,人机同步性更好。

表 4-4　PSV 优缺点

优　点	缺　点
设置相对简单 避免高的吸气压力 更好的人机同步性,镇静需求较小	较老的机型缺乏窒息后备通气 肺顺应性改变,或者阻力改变导致潮气量改变

压力支持可对抗气管导管和呼吸机回路及活瓣所造成的额外阻力。文献报道的压力支持水平自 3.5~14.5cmH$_2$O 不等,应视具体情况而定。

7. 同步间歇指令通气(SIMV)

该模式常与压力支持合用。这种模式下,患者接受一组强制通气,该通气与患者每一次呼吸尝试同步。患者在强制通气之间可以有额外呼吸。这些额外的呼吸往往是压力支持呼吸。这是为改善人机同步性所设计的。强制通气通常是容量控制的,但也可以是压力控制的。

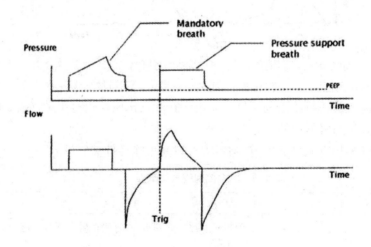

图 4-3　SIMV 的压力和流速波形

当患者试图呼吸并触发呼吸机时,呼吸机是给予同步的强制呼吸,还是压力支持通气,取决于触发是否发生在 SIMV 间期或者自主呼吸间期(图 4-4)。如果在 SIMV 间期触发呼吸机,则给予同步强制通气。如果在自主呼吸间期触发,则给予压力支持通气。SIMV 间期和自主呼吸间期合称 SIMV 周期。SIMV 周期的长短取决于强制通气频率。一些呼吸机允许操作者设定 SIMV 持续时间(直接或者间接),但是不允许设定自主呼吸间期,自主呼吸间期只是 SIMV 时间后的剩余时间。时间切换呼吸机中,吸气时间以 SIMV 持续时间而不是 SIMV

周期为基础。因此 SIMV 时间越短,绝对吸气时间越短,但给自主呼吸(压力支持)的机会也越多。

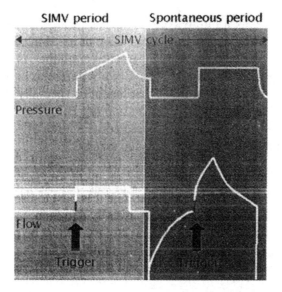

图 4-4 不同 SIMV 阶段患者触发呼吸的影响

表 4-5 SIMV 优缺点

优 点	缺 点
更好的人机同步性(相对 A/C,PC) 确保最小分钟通气量	复杂的模式

8. 持续气道正压(CPAP)

该模式下,吸气及呼气期间均应用持续的压力。持续压力的作用是保持肺泡扩张,并以此减少分流。

患者吸气时的气道压力低于设定的 CPAP 基线压力,呼气末气道压力回到基线水平。患者控制呼吸频率和潮气量,而两者完全依赖患者吸气作用力。

9. 呼吸末正压(PEEP)

与 CPAP 相似,但在患者正压通气时给予称为 PEEP。两者效用是相同的。

10. 无创通气

无创正压通气(NPPV)是指无需建立人工气道的正压通气。临床中常通过鼻/面罩等方法连接患者。

应用 NPPV,患者必须具备以下基本条件:较好的意识状态、咳痰能力、自主呼吸能力、血流动力学稳定和良好的配合 NPPV 的能力。

当患者出现较为严重的呼吸困难,动用辅助呼吸肌,常规氧疗方法(鼻导管和面罩)不能维持氧合或氧合障碍有恶化趋势,有中重度酸中毒(pH7.10~7.15),

中重度高碳酸血症[PaCO$_2$ 45~60mmHg(1mmHg=0.133KPa)],呼吸频率≥25次/min时,应及时使用NPPV。

在临床应用中已有大量的实验表明NPPV可作为急性加重期COPD和急性心源性肺水肿患者的一线治疗手段,对合并免疫抑制的呼吸衰竭患者可首先试用NPPV。

临床上把握NPPV的应用指征有一定困难,因此,有学者提出可以试验性应用NPPV,观察治疗后的反应,以判断是否应该继续应用。具体来说,在没有绝对禁忌证的呼吸衰竭患者中,应用NPPV治疗1~4h,如果临床状况和血气好转,则继续应用NPPV,否则改为有创通气。

NPPV的禁忌证可分为绝对禁忌证和相对禁忌证。绝对禁忌证包括:①心搏或呼吸停止;②自主呼吸微弱、昏迷;③循环呼吸不稳定;④误吸危险性高,不能清除口咽及上呼吸道分泌物,呼吸道保护能力差;⑤鼻咽腔永久性的解剖学异常;⑥合并其他器官功能衰竭(血流动力学不稳定、不稳定的心律失常,消化道大出血或穿孔,严重脑部疾病等);⑦颈面部创伤、烧伤及畸形;⑧近期面部、颈部、口腔、咽腔、食道及胃部手术后;⑨上呼吸道梗阻;⑩明显不合作。相对禁忌证包括:①气道分泌物多和(或)排痰障碍;②严重感染;③极度紧张;④严重低氧血症(PaO$_2$<45mmHg)、严重酸中毒(pH≤7.20);⑤近期上腹部手术后(尤其是需要严格胃肠减压者);⑥严重肥胖;⑦上呼吸道机械性阻塞。

11. 操作步骤

(1)筛选患者

根据患者的病情选择是否具有使用NPPV治疗的适应证和禁忌证。

(2)教育与沟通

使患者了解NPPV治疗的重要性以利于配合,并且安慰患者防止在治疗过程中紧张导致的治疗失败。

(3)监测和体位

应给予患者心电监护、血氧饱和度等监测,并使患者处于半卧位。

(4)呼吸机和连接方式的选择

无创呼吸机要求能提供双水平正压和持续气道正压通气模式,提供的吸气压力可达到20~30cmH$_2$O,能满足患者吸气需求的高流量气体(>100L/min),具备一些基本的报警功能;若用于I型呼吸衰竭,要求能提供较高的吸氧浓度(>50%)和更高的流速需求。

应准备不同大小型号的鼻罩和口鼻面罩以供不同患者使用。鼻罩和口鼻面罩都能成功地用于急性呼吸衰竭的患者,在应用NPPV的初始阶段,口鼻面罩应首先考虑应用,患者病情改善24小时后还需较长时间应用者,NPPV可更换为鼻罩。不同的鼻、面罩有不同的固定方法。

（5）通气模式与参数调节

持续气道正压和双水平正压通气是最常用的两种通气模式，后者最为常用。双水平正压通气有两种工作方式：自主呼吸通气模式（S模式，相当于PSV+PEEP）和后备控制通气模式（T模式，相当于PCV+PEEP）。因此，BIPAP的参数设置包括吸气压（IPAP），呼气压（EPAP）及后备控制通气频率。当自主呼吸间隔时间低于设定值（由后备频率决定）时，即处于S模式；自主呼吸间隔时间超过设定值时，即由S模式转向T模式，即启动时间切换的背景通气PCV。在ACPE患者首选CPAP，如果存在高碳酸血症或呼吸困难不缓解可考虑换用BIPAP。

BIPAP参数调节原则：IPAP/EPAP均从较低水平开始，患者耐受后再逐渐上调，直到达满意的通气和氧合水平，或调至患者可能耐受的水平。BIPAP模式通气参数设置的常用参考值（表4-6）。

表4-6 双水平正压通气模式的参数设置

参　数	常用值
IPAP/潮气量	10·25cmH$_2$O/7·15ml/kg
EPAP	3~5cmH$_2$O（Ⅰ型呼吸衰竭时用4~12cmH$_2$O）
后备频率（T模式）	10~20次/min
吸气时间	0.8~1.2s

12. 注意事项

（1）避免皮肤损伤

与面罩接触的面部皮肤发生过敏、肿胀、破溃甚至坏死是最常见的并发症，直接影响呼吸机的继续使用。其可能原因有患者对面罩材料过敏、面罩佩带过紧、被高流速的气体吹伤等有关，目前有高质量材料的面罩可作为替代，在面罩与皮肤接触处涂抹糊膏或垫以敷料对皮肤的损伤可以起到预防的作用。

（2）避免胃膨胀

当吸气高压小于25cmH$_2$O时较少发生，但是在给予NPPV治疗过程中需密切监测患者的腹部体征的变化，教育患者尽量不要在行NPPV过程中讲话；如果患者出现急性胃膨胀症状，可以给予胃肠减压减轻症状。

（3）加强湿化

NPPV治疗过程中，应注意患者气道湿化，并且鼓励患者咳痰，以利于气道分泌物的稀释并且排出，否则可能使气道分泌物更加干燥，而最终加重通气障碍。

（4）避免二氧化碳潴留

鼻面罩使无效腔量增加，有可能造成二氧化碳重复吸入而致二氧化碳潴留。普通面罩的无效腔量大约是250ml，鼻罩约为150ml，所以在NPPV过程中需经常监测动脉血气分析。

（5）争取病人的配合

NPPV 的治疗效果往往有赖于患者的配合，由于患者的不配合、紧张导致患者不耐受，从而容易导致治疗的失败。

（6）严格掌握指征

对于意识状态差、有误吸危险的患者，尽量避免使用 NPPV，以防止误吸，另外饱餐后不要立即给予 NPPV，避免误吸。

第五章 血气分析

一、常用酸碱失衡指标

1. H$^+$浓度和 pH

因血液的 H$^+$浓度很低,直接标示不方便,因此临床广泛使用 H$^+$浓度的负对数即 pH 表示。

正常动脉血 pH 为 7.35~7.45

pH 值<7.35 称为酸血症,

pH 值>7.45 称为碱血症。

酸血症与碱血症不能同时存在,但酸中毒与碱中毒可以同时存在,因此 pH 本身不能区分酸碱平衡紊乱的性质。

如果 pH 正常,可能三种情况:无酸碱失衡,代偿性酸碱失衡,混合性酸碱失衡。

2. 动脉血二氧化碳分压

动脉血二氧化碳分压($PaCO_2$)是指呈物理状态溶解在血浆中的二氧化碳所产生的张力。因为二氧化碳弥散速度很快,$PaCO_2$ 与肺泡气二氧化碳分压相似,所以 $PaCO_2$ 是反应呼吸性酸碱平衡紊乱的重要指标。$PaCO_2$ 正常值为 35~45mmHg,平均 40mmHg。

$PaCO_2$ 增高表示肺泡通气不足,见于呼吸性酸中毒或代偿后的代谢性碱中毒;

$PaCO_2$ 降低表示肺泡通气过度,见于呼吸性碱中毒或代偿后的代谢性酸中毒。

3. 标准碳酸氢盐和实际碳酸氢盐

标准碳酸氢盐(SB)是指在标准条件下(38℃,血氧饱和度为 100%,$PaCO_2$ 为 40mmHg)所测得的血浆 HCO_3^-含量,正常值为 22~26mmol/L,平均 24mmol/L。因为排除了呼吸因素的影响,故 SB 是反映代谢性酸碱平衡紊乱的指标,代谢性酸中毒时降低,代谢性碱中毒时升高。

实际碳酸氢盐(AB)是隔绝空气的标本在实际体温、$PaCO_2$ 和血氧饱和度条件下测得的血浆 HCO_3^-含量。AB 受呼吸和代谢两方面的影响。AB>SB 表明有二氧化碳潴留,见于呼吸性酸中毒或代偿后的代谢性碱中毒;AB<SB 表明过度通气,见于呼吸性碱中毒或代偿后的代谢性酸中毒。

4. 缓冲碱

缓冲碱(BB)是指血液中一切具有缓冲作用的所有负离子的总和。通常在标准条件下测定,正常值为 45~55mmol/L。BB 是反应代谢因素的指标,不受呼吸因素影响。代谢性酸中毒时 BB 值减少;代谢性碱中毒时 BB 值增加。

5. 碱剩余

碱剩余(BE)是指在标准条件下,将 1L 全血或血浆 的 pH 滴定到 7.40 时所需要的酸或碱的量,BE 正常值为 0~3mmol/L。代谢性酸中毒时,需用碱滴定,说明血液碱过少,BE 用负值表示。代谢性碱中毒时,则相反。但在慢性呼吸性酸中毒或碱中毒时,BE 亦可出现代偿性升高或降低。

6. 阴离子间隙

阴离子间隙(AG)是指血浆中未测定的阴离子(UA)与未测定的阳离子(UC)的差值。由于细胞外液阴阳离子总量相等,故 AG 可用血浆中可测定的阴离子与可测定的阳离子的差算出,正常值为 10~14mmol/L。

AG= UA−UC

AG= Na+(HCO^3+Cl$^-$)

AG 实质上是反映血浆中固定酸含量的指标,因此 AG 能够帮助区别代谢性酸中毒的类型和诊断混合性酸碱平衡紊乱。

7. 二氧化碳结合力

二氧化碳结合力(CO_2CP)是指血浆中呈化学结合状态的二氧化碳的量。反映血浆中 HCO^{3}的含量,正常值为 23~31mmol/L。CO_2CP 增高可以是代谢性碱中毒或代偿后的呼吸性酸中毒;CO_2CP 降低可以是代谢性酸中毒或代偿后的呼吸性碱中毒。近年来随着血气分析仪的普及,CO_2CP 因其局限性而被取代。

在上述各项指标中,pH 反映酸碱平衡紊乱的性质和程度,$PaCO_2$ 反映血浆 H_2CO_3 的含量,SB、AB 和 CO_2CP 都是反映血浆中 HCO^{3}的指标,BB 和 BE 则反映血液中缓冲碱的总量。因为血浆的酸碱度决定于 $NaHCO_3/H_2CO_3$ 的浓度比,故测定血液 pH、$PaCO_2$ 和 HCO^{3}就可以初步分析和判断酸碱平衡紊乱的原因和类型。

二、血气分析六步法

产科重症患者经常需要监测血气,对血气分析是作为产科医生最基础的知识,严格按照六步法去分析,减少误读,在产科临床中,经常涉及以下情况需要血气分析协助临床诊治:1. 产后出血,休克,DIC,MODS,对内环境的监测,2. 急性心衰,判断循环呼吸功能,3. 急性肾衰,4. 糖尿病酮症酸中毒(DKA),5. 感染患者。

血气分析六步法，

第一步:判断血气检测设备和标本的可靠性。

临床上常因为血气动脉标本采集及检测的问题，存在报告与实际不相符，应该首先大致判断检查所测结果与病人实际是不是相符合。

方法:根据血气中 PCO_2、HCO_3^- 计算出 H^+ 浓度:$[H^+]=24\times PCO_2$、$[HCO_3^-]$，根据下表判断计算出的 $[H^+]$ 与所测的 pH 是否匹配。

表5-1 pH 与[H⁺]关系

pH	$[H^+]$ (mmol/L)	pH	$[H^+]$ (mmol/L)
7.00	100	7.35	45
7.05	89	7.40	40
7.10	79	7.45	35
7.15	71	7.50	32
7.20	63	7.55	28
7.25	56	7.60	25
7.30	50	7.65	22

第二步:明确是酸血症还是碱血症，即 pH 值是低于 7.35 还是高于 7.45。混合性紊乱时也许 pH 值在正常范围，碳酸氢盐、$PaCO_2$、阴离子间隙的改变都标志着酸碱紊乱。

第三步:判断主要紊乱是因为呼吸因素还是代谢因素引起的,根据下表判断。

表5-2 判断原发是呼吸还是代谢紊乱

	pH	$PaCO_2$
酸中毒		
呼吸性	↓	↑
代谢性	↓	↓
碱中毒		
呼吸性	↑	↓
代谢性	↑	↑

第四步:明确对于主要的紊乱来说是否发生了适当的代偿。代谢性紊乱伴有可以估计的与之相适应的呼吸代偿;呼吸性紊乱时碳酸氢盐浓度的变化分为两部分。急性变化是因为组织缓冲作用，慢性变化是由于肾脏的代偿性变化。呼吸性和代谢性紊乱的代偿预计值公式列于下表。如果不在代偿预计值范围，

则可能有多重的酸碱紊乱。

表 5-3　单纯酸碱紊乱的代偿公式

酸碱紊乱类型	代偿公式	代偿限值
代谢性酸中毒	$PaCO_2=(1.5\times HCO^{3-})+8\pm2$	10mmHg
代谢性碱中毒	$PaCO_2=(0.7\times HCO^{3-})+21\pm1.5$*	55mmHg
急性呼吸性酸中毒	$HCO^{3-}=[(PaCO_2-40)/10]+24$	30mmol/L
慢性呼吸性酸中毒	$HCO^{3-}=[(PaCO_2-40)/3]+24$	45mmol/L
急性呼吸性碱中毒	$HCO^{3-}=[(40-PaCO_2)/5]+24$	18mmol/L
慢性呼吸性碱中毒	$HCO^{3-}=[(40-PaCO_2)/2]+24$	12~15mmol/L

* 当 $HCO^{3-}>40mmol/L$ 时,用公式 $PaCO_2=(0.75\times HCO^{3-})+19\pm7.5$

第五步:计算阴离子间隙(AG)。AG 是指未测定的阴离子和未测定的阳离子之间的差值,用来判断代谢性酸中毒:

$AG=[Na^+]-[Cl^-]-[HCO^{3-}]=12\pm2$(正常值)

多数未检测的阴离子一般指血浆蛋白,主要是白蛋白。其余为磷酸盐、硫酸盐其他有机阴离子。AG 增高并不总意味着代谢性酸中毒。碱血症时 AG 也会增加,因为这时血浆蛋白携带的静负电荷浓度增加。利尿也会增加阴离子间隙,因为蛋白浓度增加。但是,当 AG 增高超过 20mmol/L 时,应考虑有代谢性酸中毒存在。

第六步:估算 HCO^{3-} 值。

估算 HCO^{3-} 值=△AG+[HCO^{3-}]测定值=(AG 测定值-AG 正常值)+[HCO^{3-}]测定值。

若估算 HCO^{3-} 值>26,提示存在原发代谢性碱中毒;若估算 HCO^{3-} 值<22,提示存在非高 AG 代谢性酸中毒。诊断和鉴别诊断酸碱平衡紊乱当然必须结合具体患者的具体临床情况。

三、临床应用举例

例 1:病例:男,22 岁,糖尿病合并肺部感染,血气如下:

pH 7.19,PCO_2 15,HCO_3 6,PO_2 102,K 5.9,Na 128,Cl 94

第一步:判断血气结果是否可靠

$[H+]=24\times PCO_2/[HCO^{3-}]$

$=24\times15/6=24\times2.5=60$

查表:7.20~7.25 与 pH 7.19 大致相符合

可进行以下分析步骤。

第二步:明确是酸血症还是碱血症:pH 7.19 属于酸血症/酸中毒

第三步:判断原发性为呼吸因素/代谢因素?

pH 7.19,PCO$_2$ 15,HCO$_3$ 6   原发代谢性酸中毒

第四步:明确是否发生了适当的代偿

代偿预计公式:PaCO$_2$=(1.5×HCO^{3-})+8±2

PaCO$_2$=(1.5×6)+8±2

=17±2=15~19

实测值:PCO$_2$ 15,考虑为代偿性代谢性酸中毒,没有合并呼吸性碱中毒。

第五步:如果为代谢性酸中毒,计算阴离子间隙(AG)。

AG=Na+(HCO^{3-}+Cl$^-$)

=128−6−94=28

AG 正常值 12±2

属于 AG 增大型/高 AG 代谢性酸中毒

第六步:

估算 HCO^{3-}值=△AG+[HCO^{3-}]测定值=(AG 测定值−AG 正常值)+[HCO^{3-}]测定值。

=28−10(AG 正常值 12±2,取 AG=10)+6

=24

若估算 HCO^{3-}值>26,提示存在原发代谢性碱中毒;

若估算 HCO^{3-}值<22,提示存在非高 AG 代谢性酸中毒。

该患者估算 HCO^{3-}值=24,介于 22~26,综合分析:不存在合并原发性代谢性碱中毒和非高 AG 代谢性酸中毒

综合分析:该患者诊断为:糖尿病合并肺部感染,临床判断经常有混合型酸碱失衡,常有代谢性酸中毒合并呼吸性碱中毒,经血气分析六步分析,综合结果为该患者存在:代偿性代谢性酸中毒,高 AG 代酸,没有合并呼吸性碱中毒,也没有存在潜在的原发性代谢性碱中毒和非高 AG 代谢性酸中毒。

例 2:病例:男,32 岁,急诊入院,有酗酒病史,有恶心、呕吐、上腹部疼痛 3天,4h 前口服止痛药(不详)

入院急查血气如下:pH 7.25,PCO$_2$ 10,HCO^{3-} 4,PO$_2$ 110, K 3.9,Na 132,Cl 82

第一步:判断血气结果是否可靠

[H$^+$]=24×PCO$_2$/[HCO3$^-$]

=24×10/4=24×2.5=60

查表:7.20~7.25 与 pH 7.25 相符合

第二步:明确是酸血症还是碱血症:pH 7.25 属于酸血症/酸中毒

第三步:判断原发性为呼吸因素/代谢因素?

pH 7.25，PCO$_2$ 10，HCO^{3-} 4　　原发代谢性酸中毒

第四步：明确代偿

代偿预计公式：PaCO$_2$=（1.5×HCO^{3-}）+8±2

PaCO$_2$=（1.5×4）+8±2

　　　　=14± 2=12~16

实测值：PCO$_2$ 10，考虑为代谢性酸中毒合并呼吸性碱中毒。

第五步：计算阴离子间隙（AG）

AG=Na+（HCO^{3-}+Cl$^-$）

　　=132−4−82

　　=46

AG 正常值 12±2

属于 AG 增大型/高 AG 代谢性酸中毒

第六步：

估算 HCO^{3-}值=△AG+[HCO^{3-}] 测定值=（AG 测定值−AG 正常值）+[HCO^{3-}]测定值。

　　　　　　　　=46−10+4

　　　　　　　　=40

若估算 HCO^{3-}值>26，提示存在原发代谢性碱中毒；

若估算 HCO^{3-}值<22，提示存在非高 AG 代谢性酸中毒。

该患者估算 HCO^{3-}值=40，提示存在原发代谢性碱中毒

综合分析：

该患者为三重型酸碱失衡，原发性代谢性酸中毒（高 AG 型）+呼吸性碱中毒+代谢性碱中毒。

第六章　营养支持

重症患者经常不能耐受正常的饮食,无意识状态(如昏迷、应用镇静药物)会影响正常摄食,即使营养物质可通过胃肠管注入胃肠道,但如患肠梗阻、胃液反流或者吸收不良综合征等情况则妨碍其正常吸收。

循证医学研究表明,代谢与营养状态是直接影响重症患者转归的重要因素,其目的由"供给细胞代谢所需要的能量与营养底物,维持组织器官结构与功能"拓展到调控应激状态下的炎症、免疫与内分泌状态,进而影响病理生理的变化。某些特殊营养素已作为一种"药物",能够影响疾病的发展与转归。所以当今营养支持已成为重症患者综合治疗策略中一个重要组成部分,故又称为"营养治疗"。

一、重症患者的代谢和营养特点

机体遭受严重打击后在神经内分泌及炎症介质的作用下,特别是反调节激素(如儿茶酚胺、胰高糖素、皮质激素等)的分泌增加,破坏了生理状态下的内稳态平衡,而呈现以分解代谢为突出的应激代谢特点。尽管应激代谢与饥饿代谢均属分解代谢,但前者更为复杂,且程度与持续时间更为突出。

根据重症状态下的激素与代谢变化的研究,将其反应分为3个经典的阶段:早期低潮期(24小时内)、流动期(持续较长时间,分解代谢为突出的代谢改变特点)及恢复期。但是不同疾病和不同的损伤形式、不同的程度及过程其代谢改变亦可不同。

应激状态下机体代谢改变的特点与规律表现为代谢率明显增高,能量与蛋白质消耗与需求增加,出现一系列代谢紊乱。尽管如此,体内的分解代谢与合成代谢也仍然是共存的,只是打破了生理状态下的平衡,使分解代谢明显高于合成代谢,表现为糖原分解和糖异生增加,肝糖生成增加和胰岛素介导的外周葡萄糖利用减少,导致了伴有胰岛素抵抗的应激性高血糖,这在骨骼肌和脂肪组织尤为突出。脂肪动员与分解加速,脂肪细胞中的甘油三酯被水解为游离脂肪酸,使血浆脂肪酸水平增高,并在外周被氧化产生能量。蛋白分解增加、肌肉蛋白合成减少、骨骼肌与内脏蛋白质的迅速消耗;体内无脂组织群(lean body mass,LBM)迅速丢失,伴有生理机能受损,如呼吸肌与心肌功能、肠屏障功能等。肌肉中的蛋白分解成为游离脂肪酸和谷氨酰胺的来源,后者是内脏器官和免疫系统的燃料。过多的氨基酸在肝脏和肌肉被氧化为氮而排泄。这些改变导致严重的能量与营养的负平衡,进一步导致重症患者营养状况的迅速下降,出现不同程度的营养不良。

二、营养不良的临床表现与营养不良类型

营养状况迅速下降及发生营养不良是重症患者普遍存在的临床现象。临床调查显示,住院患者营养不良发生率为15%~60%,这在年龄大于75岁的高龄患者更为明显,营养不良的发生率可高达65%。尽管目前尚无用于ICU患者营养状态评估的方法和大样本的ICU患者营养不良调查结果,但当今认同ICU患者营养不良发生率在40%左右甚至更高。营养不良使免疫功能受损、延长呼吸机依赖时间和住院时间及病死率增加;营养不良可对机体组织的形态、功能和临床结局产生不良影响。

(一)蛋白质营养不良

由于应激后分解代谢与营养摄取不足,内脏蛋白质消耗所致。主要表现为内脏蛋白含量与免疫功能降低,如人血白蛋白、转铁蛋白、前白蛋白降低;细胞免疫与淋巴细胞计数等免疫指标异常,而人体测量正常,此型多见于创伤、烧伤、感染等严重应激的重症患者,易被临床医生所忽视。通过血清蛋白及免疫功能测定有助于此型营养不良的诊断。

(二)蛋白质-能量营养不良

多由于热量摄入不足,而导致肌肉组织与储存的脂肪逐渐消耗,但内脏蛋白可维持正常。表现特点为体重、三头肌皮肤皱褶厚度(TSF)与上臂中点肌围(AMC)等人体测量值下降,肌肉重量减少,血浆蛋白下降,在临床上较易诊断。常见于慢性消耗的恶性肿瘤患者。

(三)混合型营养不良

混合型营养不良表现为内脏蛋白质合成下降,肌肉组织及皮下脂肪消耗,免疫应答能力与伤口愈合能力受损,感染性并发症与器官功能障碍的发生率增高。此类营养不良易发生于慢性疾病及处于高代谢应激状态的患者。

三、营养状态评估

临床上常用的营养状态评估方法包括人体测量、实验室检测及生理功能方面的评价。

(一)人体测量

1. 体重(body weight,BW)与体重指数(body mass index,BMI)

BMI=体重(kg)/身高^2(m^2)

体重是临床最常用的营养状况判定指标,但对于重症患者,短期内的体重变化往往反映了体内水钠潴留的情况、体腔大量积液以及严重应激反应的结果,因而往往不能准确地反映患者的实际体重,体重测量过程中应考虑到快速的液体平衡改变对其的影响,应用中可参考理想体重(表6-1)。

表6-1　BMI与营养状态

BMI(kg/m²)	营养状况
<18	营养不良
18~20	潜在营养不良
20~25	正常
25~30	超重
>30	肥胖

2. 肱三头肌皮肤折褶厚度(triceps skin fold thickness,TSF)　反映机体脂肪储存的指标,可应用卡尺或千分卡尺测量。测量部位选择肩胛骨喙突和尺骨鹰嘴突终点处,左右臂均可,上肢自然放松下垂,检测者用拇指和食指捏起皮肤和皮下组织,以卡尺进行测量。正常参考值男性为8.3mm,女性为15.3mm。达到90%以上为正常,80%~90%为轻度降低,60%~80%中度降低,<60%为重度降低。然而,对于存在水肿的重症患者来说,其体内脂肪贮存量的判断则非常困难。

3. 上臂中点肌肉周径(midarm circumference,AMC)　反映骨骼肌储存的情况,上臂中点肌肉周径指肩峰和尺骨鹰嘴中点的臂围,测量简单。与TSF结合,可对机体肌肉和脂肪的比例进行初步分析。其计算公式为:

AMC=上臂中点周径AC(cm)-0.34TSF(cm)

正常参考值男性为24.8cm,女性为21.0cm,达到90%以上为正常,80%~90%为轻度降低,60%~80%中度降低,<60%为重度降低。

以上测量均应测量3次,取其平均值以减少测量误差。

4. 肌酐/身高指数(creatinine height index,CHI)　肌酐是肌酸代谢后的产物,在肌肉中形成后由尿排出,研究表明成人24小时尿肌酐排泄量大致与LBM含量成正比。通过收集24小时尿液可测定尿液中肌酐值,再除以身高相应的理想肌酐值而求出CHI,大于理想的90%为正常。

$$CHI = \frac{24小时尿液中肌酐值}{身高相应的理想肌酐值}(\%)$$

CHI随年龄增大而减少。判断标准见表6-2。

表 6-2　CHI 的临床意义

标准	正常	LBM 轻度缺乏	LBM 中度缺乏	LBM 重度缺乏
CHI	>90%	80%~90%	60%~80%	<60%

CHI 与 LBM 及 BW 相关,受尿肌酐排泄的影响,如肾功能状态、肉食摄入量、运动、发烧、感染、创伤等。

(二)实验室检测

1. 内脏蛋白测定　是重要的营养状态及营养支持观察指标,反映体内的蛋白质状况。其随着应激程度、营养支持治疗而发生改变。常用者见表 6-3。

2. 氮平衡测定　是判断重症患者蛋白质代谢的一个常用重要指标,也反应营养补充的充足与否。

表 6-3　内脏蛋白测定

蛋白质	正常	轻度营养不良	中度营养不良	重度营养不良
白蛋白(g/L)	35~50	28~35	21~27	<21
转铁蛋白(g/L)	2~4	1.5~2	1~1.5	<1
前白蛋白(mg/L)	200~400	100~200	50~100	<50

氮平衡=24h 总入氮量-总出氮量[尿氮+(3~4)]

(三)功能测量

1. 握力　与机体营养状况相关,反应肌肉体积与功能(肌力)的有效且实用指标,也反应疾病的状态。

2. 肌电刺激检测　客观评价肌肉功能。

3. 呼吸功能测定　通过呼吸肌功能的指标反应患者肌肉功能状态。

4. 免疫功能测定　淋巴细胞计数($<1.5 \times 10^9$/L)、外周血 T 淋巴细胞计数、HLA-DR 等。

四、营养支持的方法

(一)营养支持途径及其选择原则

临床上采用的营养支持途径包括肠内营养(enteral nutrition,EN)与肠外营养(parenteral nutrition,PN)或狭义为静脉营养。

随着临床营养支持的发展,营养支持方式已由胃肠外营养为主要的营养支持方式,转变为通过鼻胃/鼻空肠导管或胃/肠造口等途径为主的肠内营养支持。这种转变是基于我们对营养支持认识的深入以及营养供给技术的改进。肠道作为机体代谢活跃器官,在重症疾病状态下,由于肠缺血再灌注损伤以及黏膜上皮细胞营养物质的迅速消耗与缺乏,使肠黏膜结构与功能严重受损,甚至导致更严重的肠功能衰竭(gut failure),并进一步引发肠源性感染(全身性感染)及远隔器官的功能损害。所以,肠道被视为机体的一道重要防线和"中心器官",而肠道结构与功能的维护在重症患者的整体治疗中则具有更为重要意义。肠黏膜充足的血液灌注及营养物质的肠道供给是维护肠屏障功能的两个重要因素,而 EN 在保护肠黏膜的完整性、防治肠道细菌移位、降低肠源性感染和支持肠道免疫系统方面具有独特作用。在充分的组织灌注前提下,直接向胃肠道提供营养物质,是保证黏膜营养及其正常结构与功能的重要措施,营养底物在消化吸收后经门静脉输入到肝脏,比 PN 更符合生理,利于肝脏蛋白质的合成和代谢调节。此外,营养素经过胃肠道,对于消化道的分泌功能与胃肠动力也具有不可替代的重要意义。临床研究的荟萃分析结果显示,接受 EN 患者感染的风险明显低于接受 PN 者。加拿大接受机械通气重症患者营养支持指南以及欧美、澳洲营养支持指南中,均推荐重症患者应首选肠内营养支持的方式。

(二)营养支持时机

在经过早期的有效复苏(特别是容量复苏),生命体征与内稳态失衡得到一定的控制后,为了维持细胞的代谢与器官的功能,防止进一步的营养损耗,应及早开始营养支持这一原则,已得到国际上重症学界的共识。有关重症患者营养支持时机的掌握仍然不尽相同,目前多数认为在有效的复苏与初期治疗 24~48 小时后,可考虑开始营养的供给,并视此为早期营养支持。相反,延迟的营养补充可导致较长时间持续的营养与能量负平衡,后者与增加患者感染性并发症的发生率及延长住 ICU 时间明显相关,并且增加了后期纠正营养不良的难度。

应用营养支持前需对患者的代谢状态、脏器功能进行评估,了解这次病前有关营养状态的病史,如有无肝病、心力衰竭、肾衰竭、肿瘤以及糖尿病、高脂血症等。

(三)能量消耗与供给

充足、适当的能量补充以减少蛋白质–能量的负平衡及缩短其持续的时间,降低 LBM 的消耗。鉴于对应激后代谢改变认识的深入及通过能量消耗实际测定的研究结果,改变了早期在重症患者的能量供给上的传统观念,修正了在"高代谢期间提供较高的能量"的能量供给策略,从"需求与承受"两方面考虑,使重症患者的能量与营养的供给更为合理。

恰当的能量供给是实现重症患者有效营养支持保障,因为不论是营养不足还是过度喂养均会对重症患者的病情及预后造成不利的影响。了解重症患者能量消耗的更重要的意义在于确定能量供给的上限,以免造成过度喂养及加重对机体代谢及器官功能的不良影响,而并非以此作为能量供给目标。早期供给 20~25kcal/(kg·day)[84~105kJ/(kg·day)]的能量,蛋白质 1.2~1.5g/(kg·day)[氨基酸 0.2~0.25g/(kg·day)],是多数重症患者能够接受的营养供给目标。即早期"允许性低热卡"的能量供给原则,目的是在提供维持机体细胞代谢所需的同时,避免超负荷能量供给加重应激早期出现的代谢紊乱,及对受损器官功能产生不良影响,避免营养支持相关的并发症,如高血糖、高血脂、高碳酸血症及肝肾功能损害等。但随着应激状态的改善,稳定后的热量补充需要逐渐增加,达 30~35kcal/(kg·day)[125~146kJ/(kg·day)]。否则,长时间的低热卡营养很难纠正患者的低蛋白血症与营养不良。

重症患者的体重判断容易产生偏差,临床中应考虑影响实际体重的因素,可采用理想体重计算或预测体重计算方法。

预测体重(predicted body weight,PBW):

M:50+0.91(H~152.4)

F:45.5+0.91(H~152.4)

根据 Harris-Benedict 方程,计算得出基础代谢率,在此基础上根据病情加上一定的应激系数:

M:BEE(kcal/24h)=66.5+13.8×W+5×H−6.8×A

F:BEE(kcal/24h)=65.5+9.6×W+1.9×H−4.7×A

其中,W 是以 kg 为单位的体重,H 是以 cm 为单位的身高,A 是患者的年龄(岁)。

实际能量消耗测定指导能量的供给能够更接近不同状态及个体的实际需要,但目前尚不能达到临床上的普遍应用。因此更多的情况下是根据体重或/和预算公式来确定患者的能量补充量。为使其更为合理,临床中需要动态评价病情与营养治疗的反应,不断调整,避免过度喂养,也要防治营养不足。

(四)EN 在重症患者的应用

鉴于上述 EN 独特的作用,EN 是各类重症患者优先考虑选择的营养支持途径。临床研究表明,实现早期 EN(24~48h 内开始喂养)比延迟的 EN 能够使各类患者更大地获益,且病死率有下降的趋势。

1. 肠道喂养途径 大多数重症患者是需要通过管饲供给营养的。营养管类型包括鼻胃管、鼻肠管、胃造口/空肠造口导管。胃/空肠造口更适合于长时间需要管饲肠内营养者。其优点在于:去除了鼻管,减少了鼻咽与上呼吸道的感染性并发症,延长导管放置时间,经小肠喂养还可能减少反流与误吸的发生。对于患重症胰腺炎等需要胃肠减压的患者,还可在小肠喂养的同时行胃肠减压。

经皮内镜引导下胃造口术(percutaneous endoscopic gastrostomy,PEG)和空肠造口术(percutaneous endoscopic jejunostomy,PEJ/PEGJ)是在内窥镜协助下,腹壁穿刺行胃或空肠造口置管的方法,可床旁实行。

(1)经胃肠内营养:通过鼻胃管或胃造口给予营养物,后者包括开腹胃造口置管和内镜引导下经皮穿刺胃造口置管。

（2）经肠肠内营养：通过鼻空肠导管、肠造口给予营养物。

2. EN 的喂养方式　蠕动泵控制下持续输注是许多重症患者肠内营养实施中选择的方式，相对间断分次注射方式而言，是更为安全和容易耐受的肠内营养方式。

3. 优化肠内营养应用措施　虽然早期肠内营养近年来得到了越来越多的重视，但重症患者的 EN 支持较一般患者的营养面临着更大的风险与挑战，肠道的功能和对于肠道喂养的耐受性直接影响其支持的效果。许多重症患者往往存在胃肠动力和功能的障碍，容易导致腹胀、胃潴留、误吸和吸入性肺炎，并直接影响着营养支持的效果，且与住 ICU 时间延长、病死率增加相关。EN 不耐受更多地发生于休克（复苏后）与全身性感染患者，除疾病本身对肠功能影响外，接受镇静与儿茶酚胺治疗的重症患者，EN 不耐受的概率增高。

（1）重症患者 EN 时宜采用持续泵入的方式，营养液输注速度根据具体患者的耐受程度确定。

（2）对于反流、误吸高风险的重症患者，宜选择经小肠喂养的方式，和应用胃肠促动力药物；胃内喂养与空肠内喂养对 EN 并发症及肠道耐受性的影响研究显示，经空肠 EN 与经胃 EN 相比，前者仅在胃肠道不耐受以及较早达到目标喂养方面优于经胃喂养。

（3）肠内营养输注期间保持上胸部抬高≥30°的体位。

（4）监测胃残余量（q4h）：胃残留量被广泛用于评价肠内营养期间胃的排空状况，但对于残留量多少来判断排空状态的标准尚不一致，从 100~500ml 均有报道。多数报道认为，如胃残留量>100ml，小肠残留量>200ml 时应密切观察胃肠运动状态与排空功能。也有认为，重症患者 EN 时，残留量>400ml，也并非一定表示胃肠道对肠内营养的不耐受。但胃残留量 100~150ml，应密切注意，如>150~200ml，表示排空不良，应予减量，加用促进胃排空药物，如甲氧氯普胺、普瑞博思（西沙比利）、静脉点滴红霉素，如仍不改善则应停输。空肠喂养同时留置胃引流管者，每日胃液引流应以<400ml 为宜。否则，应注意胃肠运动状态、胃引流液性状与 pH。

（5）EN 期间注意高血糖的处理。

（6）由于重症患者对 EN 的耐受性降低，故常影响 EN 时的能量与营养供给。来自于 MICU 的两项回顾性调查显示：接受 EN 的 187 例患者在收入 ICU 后的前几天（≥96 小时），达到营养支持指南推荐的目标喂养量（25kcal/（kg·day））者仅有约 50%的患者。而营养支持效果，对预后的改善又直接与能量和营养补充量相关，过低的肠内营养量不能获得肠屏障功能的维护与改善的作用，研究显示，当营养供给量不足于预计喂养量的 25%时，患者血流性感染的发生率将增加。对于单纯肠道喂养不能满足需要的重症患者,EN 不足之处应以 PN 补充之(PN+EN 联合形式)。目前临床资料并不能证实这种联合形式能够带来更大利益,在重症获得性肺炎发生率、住院时间及病死率方面并无差异。

4. EN 的禁忌证　某些重症患者或疾病的危重时期是不宜选用 EN 的。

(1)严重应激状态,血流动力学尚不稳定,水电酸碱失衡未予纠正者,应先处理全身情况,待内环境稳定后再酌情考虑肠道喂养的时机。

(2)胃肠功能障碍者:腹腔感染未予控制导致肠管运动障碍,出现明显腹胀、肠鸣音消失或腹腔大量炎性积液时,不能耐受肠道喂养。

(3)肠管机械性完全性梗阻和其他原因的麻痹性肠梗阻者。

(4)肠瘘早期,腹腔感染较重且未局限者不宜行肠道喂养。

(5)急性肠道炎症伴有持续的腹泻、腹胀者,吸收等功能较差,不宜给予肠内营养。

(6)肠内营养过程中出现严重腹泻、腹胀等,经处理无缓解,应暂停肠道喂养。如认为是其他因素所致应给予响应对症处理,如广谱抗菌药物引起者应考虑停用抗菌药物,必要时加用抗真菌药物,其他原因亦可对症处理。

(7)较严重消化道出血及呕吐的患者。

(8)合并腹腔间隙综合征。

(9)采取俯卧体位者,应暂停 EN,否则将增加胃内容物反流与误吸的风险。

5. 要素饮食的类型与选择　肠内营养制剂根据其组成分为几种类型,如整蛋白配方饮食、预消化配方(短肽)、单体配方(要素饮食)、疾病特殊配方(肝肾疾病等)、匀浆膳和管饲混合饮食等。

(1)整蛋白配方:营养完全、可口、价廉,适用于胃肠道消化功能正常者。

(2)预消化配方(短肽配方):简单消化即可吸收,适用于胃肠道有部分消化功能者。

(3)氨基酸单体配方:以氨基酸为蛋白质来源的要素营养,直接吸收,适用于短肠及消化功能障碍患者。

(4)疾病特殊配方:适用于某种疾病,如合并糖尿病、肾功能障碍、呼吸功能障碍及肝功能不全等。

(五)PN 在重症患者的应用

1. PN 的适应证与禁忌证　不能耐受 EN 和 EN 选择禁忌的重症患者,应选择完全肠外营养支持(totle parenteral nutrition,TPN)的途径。主要指合并胃肠道功能障碍的重症患者,其他还包括存在有尚未处理的腹部问题(如出血、腹腔感染)的外科患者和由于手术或解剖原因禁止肠道喂养的患者。

胃肠道可以使用,但仅能承担部分的营养物质补充,可添加部分肠外营养(partial parenteral nutrition,PPN)相结合的联合营养支持方式,目的在于肠功能支持。一旦患者胃肠道可以安全使用时,则逐渐减少及至停止 PN,联合肠道喂养或开始经口摄食。

存在以下情况时,不宜给予 PN:在早期复苏阶段、血流动力学尚未稳定或存在有组织低灌注;严重高血糖尚未控制;严重水电解质与酸碱失衡;严重肝功能衰竭、肝性脑病;急性肾衰竭存在严重氮质血症时,均不宜给予 PN。

总之 PN 选择原则是:只要胃肠道解剖与功能允许,并能安全使用,应积极采用 EN;任何原因导致胃肠道不能使用或应用不足,应考虑肠外营养,或联合应用 EN。

随着对 PN 了解的深入及其应用技术的不断完善,使 PN 成为 ICU 患者安全有效的支持方式。对于 EN 禁忌的重症患者,如不有效地给予 PN,将使死亡的风险增加 3 倍。对这类患者,早期开始 PN(入 ICU 或创伤后 24~48h 内)将有助于降低感染性并发症的发生率。PN 是合并有肠功能障碍患者治疗的重要组成部分。

2. 营养素及其需要量 常规的营养素成分包括碳水化合物、脂肪(包括必需脂肪酸)、氨基酸、电解质、维生素、微量元素和液体。

(1)碳水化合物类:是当前非蛋白质热量的主要部分,葡萄糖是临床常用的选择,其他还有山梨醇、果糖、木糖等。热卡密度为 4kcal/g。

碳水化合物是非蛋白质热量(non-protein calorie,NPC)的主要来源之一,也是脑神经系统、红细胞必需的能量物质,每天需要量>100g,以保证上述依赖葡萄糖氧化供能的细胞所需。一般每分钟每公斤体重能代谢 3~5mg 葡萄糖。应激后糖代谢紊乱表现为糖的利用下降、内源性糖异生增加、胰岛素抵抗,由此导致血糖升高,且其升高程度与感染等并发症和病死率相关。过多热量与葡萄糖的补充,增加 CO_2 的产生,增加呼吸肌做功、肝功能损害与淤胆发生等,有加重脏器功能损害的危险。因此,葡萄糖的供给需参考机体糖代谢状态与肝、肺等脏器功能。外源葡萄糖供给量一般从 100~150g/d 开始,占 NPC 的 50%~60%,葡萄糖:脂肪比例保持在(60:40)~(50:50),同时应注意葡萄糖的输注速率,早期限制在 2.5~4mg/(kg·min);此外,强调联合应用胰岛素治疗以严格控制血糖水平,降低 NPC 中的葡萄糖补充。

(2)脂肪乳剂:脂肪乳剂是 PN 中另一重要营养物质和 NPC 来源,提供必需脂肪酸(亚油酸、亚麻酸、花生四烯酸),参与细胞膜磷脂的构成及作为携带脂溶性维生素的载体,单位体积可供给较高的热量(9kcal/g)。糖脂双能源供能有助于减轻葡萄糖的代谢负荷和营养支持中血糖升高的程度。外源性脂肪的补充需考虑到机体对脂肪的利用和清除能力,一般占总热量的 15%~30%,或占 NPC 的 30%~50%,补充量在 0.8~1.5g/(kg·h)是安全的,应用时需要监测血脂水平、脂肪廓清以及肝肾功能。高甘油三酯血症患者(>4~5mmol/L)不推荐使用脂肪乳剂;合并脂代谢障碍(如重症胰腺炎早期)以及老年患者,应酌情降低脂肪的补充量。有报道脂肪补充超过 2.5g/(kg·d)或 0.11g/(kg·h)将对甘油三酯水平、凝血机能及呼吸功能产生不良影响。

根据脂肪酸中甘油三酯碳链的长短,临床上常用的脂肪乳剂有长链甘油三酯脂肪乳剂(long chain triglyceride,LCT)和中/长链甘油三酯脂肪乳剂[MCT/LCT,含中链甘油三酯(medium chain triglyceride,MCT)]。必需脂肪酸是 LCT。LCT 氧化需要肉毒碱参与,而严重感染等应激状态和肝功能障碍时肝脏肉毒碱合成减少或排泄增加,影响 LCT 的氧化代谢,可造成脂肪超负荷和廓清障碍。MCT 不依赖肉毒碱转运进入线粒体代谢,有较高氧化利用率,有助于改善应激与感染状态下的蛋白质合成。由于中链与长链脂肪酸水解代谢速率不同,以及多不饱和脂肪酸的脂质过氧化反应的不良影响,含结构甘油三酯的脂肪乳剂有望取代以往物理混合的剂型,比 MCT/LCT 具有更小的毒性、改善脂肪酸的氧化与氮的利用,并不影响单核-巨噬细胞系统功能,应用效果和安全性均优于传统物理混合剂型。

(3)氨基酸:氨基酸溶液作为肠外营养液中的氮源,是蛋白质合成的底物来源,平衡型氨基酸是临床常选择的剂型,含有各种必需氨基酸(essential amino acid,EAA)和非必需氨基酸,比例适当,具有较好的蛋白质合成效应。重症患者 PN 时蛋白质补充量及热氮比构成的原则为:维持氮平衡的蛋白质供给量一般从 1.2~1.5g/(kg·d)开始,约相当于氮 0.2~0.25g/(kg·d);适宜的热氮比认为比单纯强调蛋白质的补充量更为重要,重症患者应降低热氮比,可 100~150kcal:1gN(418.4~627.6kJ:1g N)。支链氨基酸(branched~chain amino acid,BCAA)是在肝外代谢的氨基酸,应用于肝功能障碍患者,有助于减轻肝脏代谢负担,调整血浆氨基酸谱,防治肝性脑病。但在改善蛋白质代谢(节氮效应)及影响预后方面,强化支链氨基酸的复方氨基酸液并未显示出较平衡氨基酸具有更明显的优势。

(4)电解质:每日常规补充的电解质主要有钾、钠、氯、钙、镁、磷。血清电解质浓度测定为确定电解质的补充量提供依据。每日体重监测、液体出入量表以及临床检查是否存在脱水、水肿,是营养支持时容量管理的参考。接受 TPN 的重症患者,除补充生理剂量电解质,还需充分考虑到增加的额外丢失的量。

(5)微营养素:维生素、微量元素等体内含量低、需要量少,故又称为微量营养素,但同样有着重要的生理作用,参与营养代谢,其中有些具有抗氧化作用,影响机体的免疫功能。近年来,维生素 C、E、β-胡萝卜素与微量元素硒、锌、铜等的抗氧化特性日益受到重视,一些实验研究显示其有助于氧自由基的清除及防治组织细胞的过氧化损伤等,特别是对于维生素 C 等的抗氧化作用的研究。大剂量维生素 C(360mg/kg)可抑制应激后中性粒细胞释放自由基,保护线粒体功能,维护细胞膜的稳定性,是机体重要的抗氧化屏障。已证实重症患者血清抗氧化剂含量降低,因此,重症患者应适当增加包括维生素 C、E 在内的水溶性维生素及硒等微量元素的补充。研究证实,含维生素 E 的脂肪乳剂,有助于防止脂肪乳剂的脂质过氧化的产生。

应强调指出:PN 时各种营养素应同时进入体内,否则将影响其有效的利用。即无菌条件下配制成全静脉营养混合液(total nutrient admixture,TNA 或 all-in-one)后持续匀速输注。为确保输入的混合营养液的稳定性,不应在全合一营养液中添加抗生素、胰岛素等任何其他药物。

3. PN 相关并发症　可分为与导管相关并发症和与代谢相关并发症两大类。

(1)导管相关并发症:包括导管放置时误损伤(如气胸、血胸、大血管损伤等)与导管留置期间的并发症,前者随着导管质量的改进以及导管穿刺技术的提高,临床上已得到明显的降低。导管留置期间的并发症主要为导管相关性感染(catheter related blood infection,CRBI)与导管阻塞,认识导管相关性感染的高风险因素(如合并胸腹壁伤口感染、肠瘘以及免疫机能低下等),严格、规范的操作等导管管理,以及对导管相关性感染的临床表现的及时认识与处理,是降低此类并发症的关键。荟萃分析表明,单腔导管较多腔中心静脉导管相关性感染和导管细菌定植的发生率明显降低。临床研究提示局部细菌定植是 CRBI 最大的感染源,因此中心静脉插管需要比外周静脉穿刺更高无菌要求。

(2)代谢性并发症:代谢性并发症多与能量和营养素的超负荷补充有关(表6-4)

表6-4　PN 相关代谢并发症及其防治

PN 相关代谢性并发症	预防与治疗
水、电解质紊乱	评价每日液体平衡情况,每日监测生化指标(急性期)及定期测量体重,及时、合理调整水、电解质的补充量。
高血糖或低血糖	采用持续 TNA* 液输注方式,减慢单位时间内葡萄糖输注速度≤4~5mg/(kg·min),注意血糖的及时监测,采用胰岛素持续泵入方式调节,控制营养治疗期间的血糖水平。
高甘油三酯血症	脂肪乳剂≤1.5g/kg,监测血脂和根据耐受性调整脂肪乳剂剂量,采用全合一营养液输注,避免单瓶使用。减慢脂肪输注速度。
肝脏脂肪变性	减少碳水化合物摄入,避免过度营养,加强检测。
肝脏胆汁淤积	尽快启用肠内营养,降低非蛋白质热量的供给,预防细菌过度生长,加强检测。

*TNA:total nutrients admixture,全营养素混合液

(六)药理营养素在重症患者的应用

当今营养支持的理念不仅提供机体所需的营养素,而且作为疾病治疗的"药物"来调理代谢紊乱和免疫功能失衡,从而影响疾病的发展与转归。严重应激状态下体内某些营养素代谢发生了改变,其结果与重症不良预后密切相关,这类营养素应视为在特殊时期具有治疗作用的药物。其中一些可以特定方式

刺激免疫细胞,增强应答能力;维持正常、适度的免疫反应,调控细胞因子的产生和释放,从而有助于减轻有害或过度的炎症;支持肠黏膜屏障结构与功能等。这类营养元素被称为"药理营养素或免疫营养素"。在标准的营养配方基础上,通过添加某些特殊营养物质的药理学作用达到治疗和调节机体代谢与免疫功能的目的。目前这方面研究较多的主要有谷氨酰胺(Glutamine,Gln)、ω-3多不饱和脂肪酸(ω-3polyunsaturated fatty acid,ω-3PUFA)、精氨酸、膳食纤维以及富含乳酸杆菌、双歧杆菌的生态免疫营养等。

1. Gln Gln是条件必需氨基酸,是肠黏膜、肾脏及免疫细胞等的重要能源物质,具有促进蛋白质合成、维护肠黏膜屏障的防御功能以及改善细胞免疫机能的正性作用。早年的许多研究证明,创伤、烧伤、感染等应激状态下,血浆与骨骼肌内Gln含量明显下降,出现肠黏膜萎缩。肌肉Gln降低与病死率相关,血清Gln水平与病死率的关系报道不一,但其与住院病死率及APACHE II评分的相关性已经得到证实。

作为免疫细胞和肠黏膜细胞的主要原料,补充药理剂量的Gln有着重要的意义。Gln在小肠吸收较好,可促进肠黏膜细胞的生长、维护肠屏障完整、防止细菌易位;并通过增加小肠对葡萄糖的吸收和肝细胞对葡萄糖的摄取来调节血糖水平。Gln补充途径:不同的供给途径其药代动力学的作用效果亦是不同的。除烧伤患者外,关于Gln研究主要来自于肠外途径补充。TPN时添加药理剂量的Gln得到了普遍的认同。早年有关于烧伤患者的临床研究表明Gln强化的EN明显降低感染发生率与病死率。多数学者推荐烧伤和创伤患者应考虑肠内补充Gln。尚无足够的临床资料支持肠内途径补充Gln能使其他重症患者获益。近年来,诸项多中心相关临床研究显示,与传统TPN相比,虽然未获得6个月的生存率影响,但是强化Gln-TPN使医院获得性肺炎与感染发生率明显降低。该研究还发现,强化Gln-TPN组高血糖发生率(20% vs.30%,P<0.05)和需要外源性胰岛素治疗的患者明显减少(14% vs.22%,P<0.05)。

Gln补充的剂量:Gln≥0.3g/(kg·d),谷氨酰胺二肽(丙氨酰-谷氨酰胺或者甘氨酰-谷氨酰胺)≥0.5g/(kg·d)被认为是Gln有效的药理剂量。

Gln补充的时机:接受TPN的重症患者,推荐尽早添加药理剂量的谷氨酰胺二肽。

Gln补充时需注意:肾功能障碍,氮质血症患者应慎用;老年患者使用过程中应注意尿氮排泄能力的监测。

2. ω-3PUFA ω-3PUFA在炎症反应调控中的作用日益受到关注。ω-3PUFA通过影响花生四烯酸代谢途径,产生生物活性较弱的前列腺素(prostaglandin,PG3)和白三烯(leukotriene,LT5),通过竞争方式抑制PGE2产物的合成,其代谢产物为二十烷五烯酸(EPA)和二十二烷六烯酸(DHA);ω-3PUFAs还可进入到细胞膜脂质双分子层,参与其组成,影响细胞膜的稳定性和流动性,从而减少细胞因子(TNF 和 IL-1、IL-2、IL-6)的分泌的和释放,并促进巨噬细胞的吞噬功能,下调炎症反应,调节免疫功能。因此,理论上补充 ω-3PUFA 可影响炎症介质、细胞因子的产生,由此调控免疫代偿和减轻严重创伤、感染时的全身炎症反应。

近年来有关肠外与肠内途径补充 ω-3PUFAs 临床研究均显示出其在调控重症患者免疫炎症反应、改善重症预后等方面的正性效果,但这一作用与疾病的严重程度有关,炎症反应轻和无器官功能障碍的围手术期患者似乎并未显示出特殊的优势。2006 年欧洲前瞻、多中心调查显示,腹部大手术、腹腔感染以及包括颅脑外伤在内的多发创伤等接受 TPN 治疗的外科重症患者,添加药理剂量的 ω-3PUFA 3 天以上,抗菌药物使用与感染的发生率降低,住院时间缩短,住院病死率下降等。有研究发现 ω-3PUFA 可使 ARDS 患者肺动脉压下降,改善肺血管通透性,由此改善氧合、甚至降低 ARDS 病死率,但 ω-3PUFA 在 ARDS 患者的应用仍然存在争议。

ω-3PUFA 补充剂量:目前研究显示,ω-3PUFA 改善预后的效果呈现剂量依赖的特点,推荐应用剂量为 $0.2g/(kg \cdot d)$,也有认为早期在调控炎症反应时的药理作用剂量更高。

五、特殊重症疾病营养支持的要点

(一)重症胰腺炎的营养支持

1. 重症急性胰腺炎(severe acute pancreatitis,SAP)的营养、代谢改变特点
SAP 早期出现以高分解代谢为突出表现的代谢紊乱,严重持续的应激反应使患者的营养代谢状态受到极大影响,能量消耗明显增加,迅速出现严重的负氮平衡和低白蛋白血症,尿氮排出可达 20~40g/d,其程度与胰腺炎症及全身炎症反应程度相关。由于应激反应严重及胰腺的坏死,糖代谢紊乱更为突出,患者往往出现严重的高血糖。高脂血症也是重症急性胰腺炎早期常见的现象,机体脂肪分解增加成为重要的能量来源。这些改变增加了营养支持的难度及可能的风险。此外,患者早期常合并低钙、低镁、低钾等电解质紊乱。

由于腹腔及腹膜后的炎性渗出与感染,重症胰腺炎患者常合并腹间隔室综合征、腹腔及腹膜后感染,由此可导致长时间、严重的胃肠功能障碍,并直接影响肠内营养的实施。

2. 营养支持策略 早期使"胰腺休息",减少胰腺分泌是 SAP 患者早期治疗的原则,但禁食及应激代谢又使患者的营养状态受到严重干扰,迅速导致营养不良及肠功能损害,因此早期给予恰当的营养支持是非常重要的。尽管 PN 不会刺激胰腺分泌,但高血糖和感染性合并症发生率增高;EN 往往由于胰腺

病变、高腹压及腹腔渗出和感染而受到限制,这些因素增加了营养供给方式与时机选择的困难。SAP患者早期应用EN的主要顾虑是营养底物对胰腺外分泌的刺激作用,有研究结果表明,营养素对胰腺外分泌的刺激作用主要取决于摄食部位,经胃或十二指肠的营养有较大的胰腺外分泌反应,而早期经空肠喂养对胰腺外分泌的刺激并不明显,"让肠道休息"以减少营养素对胰腺刺激的观念应该纠正。EN仍应作为SAP患者首先考虑选择的营养支持方式。现已证实经空肠喂养是安全有效的营养供给途径,但要求空肠营养管顶端位置达到屈氏韧带以下30~60cm。肠内营养液早期选择氨基酸或短肽为氮源、低甘油三酯的预消化制剂较为适宜。

合并腹间隔室高压、严重肠麻痹、腹腔严重感染及肠瘘等腹部并发症时,EN往往不能实施和不耐受,此时充分的PN是必要的营养供给途径,不应延迟,或部分替代PN的不足。应激性高血糖及高脂血症常常影响葡萄糖与脂肪的补充。尽管静脉输注葡萄糖不刺激胰腺外分泌,但SAP患者葡萄糖氧化率降低,输注葡萄糖的最大危险是高血糖,同时输注胰岛素控制血糖水平($\leqslant$8.33mmol/L)常常是需要的。SAP患者输注脂肪乳剂并非禁忌,但应该严密监测血脂水平,初期合并高脂血症的患者,如血清甘油三酯>4.4mmol/L,应慎用脂肪。血脂降低后应给予双能源补充,不含脂肪乳剂的PN不应超过2周,否则可能造成必需脂肪酸的缺乏。大多数SAP患者对葡萄糖及脂肪乳剂的耐受良好。

伴全身炎症反应的患者,循环中Gln的浓度可降至正常值的55%,若不予补充,肠黏膜屏障完整性及免疫机能将受到严重影响。SAP是全身炎症反应极其严重疾病,需要补充Gln,目前认为有效药理剂量应达到0.5g/(kg·d)(二肽)。此外,早期应用药理剂量的ω-3PUFA有助于控制炎症反应,稳定内环境。

(二)急性呼吸衰竭患者营养支持

1. ARDS往往存在着明显的全身炎症反应,并伴随着体内各种应急激素及多种细胞因子和炎症介质的释放。其早期代谢改变特点为严重的高分解代谢,能量消耗增加,加之多数患者需要机械通气治疗,其静息能量消耗(REE)可达预计值的1.5~2倍。脂肪动员加速,LBM分解,各种结构与功能蛋白被迅速消耗,人血白蛋白下降、谷氨酰胺明显减少,血中氨基酸比例的失调,迅速出现营养不良,并影响患者的预后。ARDS患者一年生存率调查显示,伴有消耗性肌肉萎缩、衰弱的ARDS患者离开ICU一年持续存在呼吸功能下降,因此及时有效的营养支持非常重要,并有助于缩短接受机械通气的时间。

2. 急性呼吸衰竭患者应尽早给予营养支持,首选EN,并采取充分的措施避免反流和误吸的发生,必要时添加促胃肠动力药物。此外,呼衰患者应避免过度喂养,特别是过多的碳水化合物补充,将增加CO_2的产生,增加呼吸商,加重呼吸负荷。研究显示,当能量供给量超过需要的2倍,将导致患者脱机困难。

可适当增加 NPC 中脂肪的比例。近期的研究显示,ARDS 患者补充药理剂量的 EPA、DHA(鱼油富含)以及抗氧化物质,可以提高体内的抗氧化水平,防止脂质过氧化损害,减少支气管肺泡灌洗液(BALF)内中性粒细胞数量,降低肺血管阻力与肺泡通透性,从而改善气体交换和肺功能,缩短上机时间和 ICU 停留时间,减少进一步的器官功能损伤。近年来自欧洲的大样本、多中心、RCT 研究显示,165 例感染与感染性休克合并 ARDS 的机械通气患者,应用添加鱼油及抗氧化维生素的 EN,明显缩短了机械通气时间与 ICU 住院时间,改善了 28 天存活率。因此,合并 ARDS 患者营养支持的原则应掌握:适当降低 NPC 中碳水化合物的比例,降低呼吸商;添加含鱼油与抗氧化剂的营养配方,可能成为合并呼吸衰竭的重症患者更理想的营养支持方式。

(三)急性肾损伤患者营养支持

急性肾损伤(AKI)时由于肾脏对内稳态调节能力的下降或丧失导致重症患者代谢异常与营养不良的加重,蛋白质能量营养不良在 AKI 患者中是较为常见的营养不良类型。营养治疗也由于肾脏自身功能的改变和肾脏替代治疗的实施显得更为复杂和困难。

1. AKI 的代谢变化　由于肾脏排泄功能的急剧恶化和尿毒症发生,出现了多种代谢改变,影响机体容量、电解质、酸碱平衡以及蛋白质与能量的代谢,体内蛋白分解增加,蛋白合成也受到抑制,并严重影响了营养的补充和迅速发生营养不良。此外,内分泌的改变,如胰岛素抵抗、儿茶酚胺分泌增加而生长激素与合成激素的分泌抑制、全身性炎症反应等,以及肾脏替代治疗导致的营养丢失,也是构成 AKI 患者营养不良的主要影响因素。因此营养支持被认为是其治疗的一个重要部分。以最大限度地减少蛋白分解,减缓 BUN、BCr 升高,有助于肾损伤细胞的修复和再生,提高 AKI 患者的存活率。

2. AKI 患者的营养支持　AKI 期体内氨基酸谱发生改变,蛋白的供给量需要考虑分解程度和是否接受肾替代治疗。接受肾脏替代治疗的 AKI 患者,其营养支持的基本目标和其他代谢性疾病是一致的,但对于未接受肾脏替代治疗的 AKI 患者,应注意氮的清除能力及血清必需氨基酸/非必需氨基酸比例失衡。

氨基酸、葡萄糖和水溶性维生素(VitC、B)可被 CRRT 清除,胆固醇、甘油三酯和脂溶性维生素不易被 CRRT 清除。因此 CRRT 患者需额外补充氨基酸、葡萄糖和水溶性维生素,具体补充剂量与 CRRT 剂量和患者基础营养状况密切相关。

AKI 患者常伴有糖耐量下降和胰岛素抵抗、糖异生增加,且对糖负荷的负反馈作用不敏感,应注意血糖的控制,尤其是合并糖尿病的患者。AKI 患者的脂蛋白酯酶活性下降,导致脂肪降解过程及脂肪颗粒的清除受到抑制,但脂肪酸的氧化过程并没有受到影响。电解质紊乱是 AKI 临床常见的并发症之一,主要包括钾、磷酸盐、钙和镁等浓度改变。在进行肾替代治疗过程中由于丢失增加可以发生低磷血症。多种原因可以导致血钙的波动,1,25-二羟骨化醇的活性下降导致的肠道吸收钙下降和骨骼对甲状旁腺素抵抗等可能是主要原因,制动、透析液钙浓度过高、恶性肿瘤和高甲状旁腺素血症等均可导致高钙血症。高镁血症与低镁血症均可发生,肾替代治疗可以引起镁的额外丢失,应引起注意。

如同其他的代谢改变,AKI 维生素代谢也发生了变化,水溶性维生素通过肾替代丢失是其体内含量下降主要影响因素。维生素 B1 和 B6 的缺乏可以影响能量代谢并导致乳酸酸中毒。补充水溶性维生素很少导致过量中毒,但维生素 C 过量补充可能导致继发性草酸盐病。在肾替代治疗过程中应维持 100mg/d。除了维生素 K 以外,脂溶性维生素常常缺乏,尤维生素 D 因肾脏羟化作用下降而更为明显。微量元素对免疫调节、抗氧化作用等均起重要作用,但 AKI 患者微量元素代谢与补充量的研究较少。有试验证实 CVVH 超滤液中含有铜、铬、锰、硒和锌等,所以在进行肾替代治疗过程中亦需要适当补充上述微量元素。

第七章　静脉血栓栓塞症

肺栓塞(pulmonary embolism,PE)是以各种栓子阻塞肺动脉系统为发病原因的一组疾病或临床综合征的总称,包括肺血栓栓塞症(pulmonary thromboem-bolism,PTE)、脂肪栓塞综合征、羊水栓塞、空气栓塞症等。

PTE 为来自静脉系统或右心的血栓阻塞肺动脉或其分支所致的疾病,以肺循环和呼吸功能障碍为其主要临床和病理生理特征。

PTE 为 PE 最常见的类型,占 PE 的绝大多数(90%以上),通常所称的 PE 即指 PTE。

肺动脉发生栓塞后,其支配的肺组织因血流受阻或中断而发生坏死,成为肺梗死(pulmonary infarction,PI)。

引起 PTE 的血栓主要来源于深静脉血栓形成(deep venous thrombosis,DVT)。PTE 常为 DVT 的并发症。PTE 与 DVT 为同一疾病过程在不同部位、不同阶段的两种表现形式,二者共属于静脉血栓栓塞症(venous thromboembolism,VTE)。

第一节　深静脉血栓形成(deep venous thrombosis,DVT)

一、DVT 的危险因素和发病机制

DVT 的危险因素包括任何可以导致静脉血液淤滞、静脉系统内皮损伤和血液高凝状态的因素。易发生 VTE 的危险因素包括原发性和继发性两类。

原发性危险因素由遗传变异引起,包括 V 因子突变、蛋白 C 缺乏、蛋白 S 缺乏、抗凝血酶缺乏、抗心脂抗体综合征(anticardiolipin antibodys syndrome)、纤溶酶原激活物抑制因子过量、凝血酶原 20210A 基因变异、Ⅻ因子缺乏等。常以反复静脉血栓栓塞为主要临床表现。

继发性危险因素是指后天获得的易发生 DVT 的多种病理生理异常。包括骨折、创伤、手术、恶性肿瘤和口服避孕药、肥胖、因各种原因的制动/长期卧床、肾病综合征、长途航空或乘车旅行、中心静脉插管、植入人工假体、血液黏滞度增高及高龄等。上述危险因素可以单独存在,也可同时存在,协同作用。增加 ICU 患者 DVT 发生的危险因素包括:高龄、既往 DVT 病史或 DVT 家族史、恶性

肿瘤、严重创伤、脓毒症、APACHE-Ⅱ>12分、手术(尤其急诊手术)、转入 ICU 前住院时间长、制动、机械通气、留置中心静脉(尤其股静脉)导管、血液净化治疗、使用肌松和镇静药物、应用缩血管药物、输注血小板和血栓预防失败。

二、DVT 的临床表现和诊断

(一)临床表现

1. 下肢 DVT 的临床表现

(1)疼痛和压痛。

(2)肿胀。

(3)静脉曲张、皮下静脉突出。

(4)发热。

(5)患肢轻度发绀。

(6)束状物。

2. 上肢 DVT 的临床表现

与下肢 DVT 相比,上肢 DVT 相对少见,但随着锁骨下静脉插管等操作的开展,近年来其发生呈上升趋势,以右侧多见。

(1)疼痛。

(2)患肢肿胀。

(3)患肢轻度发绀。

(二)诊断

临床一旦疑诊 DVT 即应进行辅助检查以进一步明确诊断:DVT 的临床表现不典型,诊断必须依靠客观检查。

1. 多普勒血管超声检查(DVUS)　因具备无创、价廉和可重复的特性而成为首选,尤其对有症状的近端 DVT 非常有效。超声检查可通过直接观察血栓、探头压迫观察或挤压远侧肢体试验和多普勒血流探测等技术,可以发现 95% 以上的近端下肢静脉内的血栓。静脉不能被压陷或静脉腔内无血流信号为 DVT 的特定征象和诊断依据。

2. 放射性核素下肢静脉显像(RDV)。

3. CT 静脉造影。

4. MR 静脉造影(MRV)。

5. X 线静脉造影(Contrast venography CV)　CV 是诊断 DVT 的"金标准",可显示静脉堵塞的部位、范围、程度及侧支循环和静脉功能状态,其诊断敏感性和特异性接近 100%。但其有创性和造影剂肾损害限制了临床推广应用。

D-二聚体对于急性肺血栓栓塞的诊断具有重要参考价值,敏感性高,但特异性不强。多种因素如手术、创伤、感染、应用抗凝药物等均可影响血浆 D-二聚体水平。因此 D-二聚体检测对于诊断 DVT 无特殊提示意义,但对于排除 PTE 有较大临床价值。而且研究显示,D-二聚体阴性并不能排除 DVT。

三、DVT 的治疗和预防

(一)DVT 的治疗

急性期治疗目的在于预防 PTE,减轻血栓后并发症,缓解症状。积极治疗 DVT,对降低死亡率和致残率十分有效。近年来 DVT 的急性期治疗主要是非手术疗法:溶栓、抗凝、滤器置入以及其他介入治疗手段,偶尔需手术治疗。

1. 一般治疗　卧床休息和抬高患肢:急性 DVT,需卧床休息 1~2 周,使血栓紧黏附于静脉内膜,减轻局部疼痛,促使炎症反应消退。在此期间,避免用力排便以防血栓脱落导致 PTE。

2. 抗凝治疗　充分抗凝预防 DVT 和 PTE 进一步发展,这是最基本的治疗手段。适应证:①临床表现和实验室检查一旦怀疑 VTE,应立即使用肝素或低分子量肝素(LMWH),序贯华法林 3~6 个月抗凝治疗,而不能待确定诊断;②已确诊的静脉血栓形成。

常用的药物有肝素、LMWH 和华法林等:

(1)普通肝素:静脉注射:先以 3000~5000IU 或按 80IU/kg 的负荷剂量静脉推注,继以 18IU/(kg·h)的剂量进行维持;最初 24 小时每 4~6 小时测定 APTT,根据 APTT 调整用量,使 APTT 在正常对照 1.5~2.5 倍范围内。达稳定治疗水平后,改为每天测定 APTT 一次。一般先予静脉注射负荷量 3000~5000IU,然后按 250IU/kg 剂量每 12 小时皮下注射一次,调节注射剂量,使注射后 6~8 小时的 APTT 达到治疗水平。副作用:出血和肝素诱发的血小板减少症。

(2)LMWH:LMWH 与 UFH 比较,抗因子 Xa 活性更强,具有较好的抗血栓效果,无需实验室监测。皮下注射,每日 1~2 次,按体重给药;LMWH 不通过胎盘屏障,孕妇使用较安全。LMWH 抗凝效果用抗 Xa 水平评估,使其在 0.5~1.5U/ml 之间。极度肥胖(体重>100kg)、极度消瘦(体重<40kg)及肾功能不全患者按体重给药的剂量要减少;内生肌酐清除率<30ml/min 时应慎用。

(3)华法林:主要通过抑制维生素 K 依赖的凝血因子合成而发挥抗凝作用,同时也可抑制维生素 K 依赖的抗凝血因子蛋白 C、蛋白 S,长期抗凝治疗的成本-效益比最佳。应用华法林最初的 4~5 天必须用肝素重叠使用,一般情况下,首次剂量 5mg,以后每日剂量根据国际标准化比率(INR)调节,当连续两天测定的 INR 达到 2.5(2.0~3.0)、或 PT 延长至 1.5~2.5 倍时,即可停用肝素,单独口服华法林治疗。应用华法林必须注意与其他药物相互作用以及含维生素 K 食物的摄入,定期监测 INR。

抗凝治疗的疗程:对有症状的小腿 DVT,疗程 6~12 周左右;由于术后或某些内科疾病,导致的下肢近端 DVT,在危险因素去除后再继续抗凝 3~6 个月;没有明确原因的(特发性)DVT,疗程需 6 个月或更长;复发性 DVT,或危险因素持续存在如恶性肿瘤、易栓症、抗心磷脂酶抗体综合征或 V 因子缺乏、慢性栓塞性肺动脉高压、深静脉血栓后综合征、下腔静脉滤器置放后均应终身抗凝。

3. 溶栓治疗 溶栓治疗可使 45% 的血栓明显或完全溶解,而抗凝治疗仅达到 4%。可根据病情选择经导管溶栓或经外周静脉溶栓治疗。对急性 DVT 的溶栓治疗,尚存争议。美国第六次 ACCP 抗栓会议建议 DVT 溶栓方案同 PTE 用法,给药时间适当延长。美国药品食物管理局批准的方案为:链激酶(SK):250000IU 负荷量,继以每小时 100000IU 持续静脉滴注,维持 24~48 小时。为预防过敏,用药前半小时肌注 25mg 非那根或静注 5mg 地塞米松;近期内有链球菌感染者不宜用。尿激酶(UK):负荷量 4400IU/kg,溶于 100ml 生理盐水或 5% 的葡萄糖液中,30 分钟连续滴完,随后以 2200IU/(kg·h)的剂量维持,连续 12~24 小时。rtPA:负荷量 100mg,静滴 2 小时,需同时使用肝素。

溶栓后改用肝素或华法林继续抗凝治疗,抗凝治疗时间 3~6 月。溶栓时应置入临时下腔静脉滤器,10~14 天取出。国内尚缺乏自己的标准治疗方案。

溶栓治疗最危险的并发症是颅内出血,发生率 1%~2%,尤其是老年人和有潜在出血危险的患者。因此,高龄和高血压控制不佳的患者不能进行溶栓治疗。近期出血或手术的患者禁忌溶栓,因为溶栓是非选择性的,可引起严重出血。此外,对髂股静脉的血栓,全身溶栓效果欠佳。

4. 介入治疗 髂股静脉的血栓,通过导管将溶栓药物送到血栓局部可达到更理想的效果。对侧支循环建立不佳者,可采用静脉放置支架的方法。放置下腔静脉滤器(IVCF)预防 PTE 的指征目前仍存在许多争议。多个指南推荐 IVCF 的指征是存在抗凝绝对禁忌证的 DVT 或 PTE 患者、抗凝失败及抗凝过程中发生 DVT 或 PTE 的患者。IVCF 长期放置可使下肢 DVT 发生率升高,因此可通过应用临时 IVCF,在危险因素解除时及时移除,以减少并发症的发生。

5. 手术治疗 对未超过 48 小时的广泛性髂股静脉血栓形成在溶栓禁忌和其他治疗无效时,可手术取栓。早期快速摘除急性静脉血栓可防止静脉壁和内膜的损伤,避免发展为栓塞后综合征,术后应辅以抗凝治疗。对髂股静脉的 DVT 选择血栓切除术,可使早期和远期的血管再通率达到接近 80%,而抗凝治疗仅达 30%。但需注意,因为出血、血栓再发及栓子切除术的病死率很高,手术治疗是存在溶栓禁忌证时最后的解决办法。

慢性期,当侧支循环建立缓慢不足以代偿阻塞静脉的回流功能,引起下肢肿胀、色素沉着、皮炎及溃疡等症状时,可采用手术的方法如原位大隐静脉移植术等,加强侧支循环,克服血液回流障碍。但发病一年之内,一般不作任何静脉重建手术。

（二）DVT 的预防

ICU 患者是 DVT 的高危人群，如发生 DVT 会增加患者并发症的发生，严重者危及生命。而常规预防措施可减少 DVT 的发生，改善预后，减少治疗费用。因此，对 ICU 患者采取积极措施预防 DVT 十分重要。

1. 一般措施　因 DVT 与手术及创伤关系密切，故手术时，在邻近四肢或盆腔静脉周围的操作应轻巧，避免静脉内膜损伤；卧床时应抬高患肢；术后鼓励患者多做踝关节、腓肠肌和股四头肌活动或被动运动；并嘱多作深呼吸及咳嗽动作，尽可能早期下床活动。特别对年老、癌症或心脏病患者在胸腔、腹腔或盆腔大手术后，股骨骨折后，以及产后妇女应更为重视。ICU 的患者多处于镇静中或活动能力差，更加需要被动运动，定期翻身，变换体位。镇静的患者要注意镇静深度，间断唤醒。有静脉留置导管的患者要注意护理，防止血栓。

2. 机械方法　主要目的是增进下肢静脉血液回流。包括：压力梯度长袜，间歇充气加压装置和静脉足泵等。

3. 药物预防　对于不存在高出血风险的 ICU 患者来说，临床一般推荐应用抗凝剂预防 DVT 的发生。

（1）低剂量肝素（LDUH）：外科手术后已证实 LDUH 皮下注射可明显降低 DVT、PE 的发生率以及总死亡率。

（2）LMWH：外科手术患者中已证实 LMWH 皮下注射对降低 DVT、PE 的发生率及总死亡率的效果同 LDUH。

（3）口服抗凝药：华法林是目前国内外最常用的长效抗凝药，是 DVT 长期抗凝治疗的主要药物。但因患者使用该药后疗效的个体差异大，需要根据凝血指标指导用药，且其起效慢，从开始使用至达到良好而稳定的凝血状态约需 2 周，因此华法林不用于 ICU 患者急性期 DVT 的预防。

对于存在中度 DVT 风险并除外高出血风险的 ICU 患者，应采取用 LMWH 或肝素预防。对于存在 DVT 高风险的 ICU 患者，宜采用 LMWH 预防。绝大多数情况下 ICU 患者并不存在抗凝治疗的禁忌证。如果患者确实存在抗凝治疗的绝对禁忌证，则应选择机械方法预防。一旦高出血风险降低，应开始药物预防或联合机械预防方法。

第二节　肺栓塞

一、肺栓塞的病因

妇产科常见 PTE 原因：

1. 静脉血栓形成　肺栓塞常是静脉血栓形成的合并症。栓子通常来源于下肢和骨盆的深静脉,通过循环到肺动脉引起栓塞。

2. 妊娠和分娩　肺栓塞在孕妇数倍于年龄配对的非孕妇,产后和剖宫产术后发生率最高。妊娠时腹腔内压增加和激素松弛血管平滑肌及盆静脉受压可引起静脉血流缓慢,改变血液流变学特性,加重静脉血栓形成。此外伴凝血因子和血小板增加,纤维素原-纤维素蛋白溶解系统活性降低。但这些改变与无血栓栓塞的孕妇相比并无绝对差异。

3. 羊水栓塞　分娩期的严重并发症。

二、肺栓塞的病理生理学

1. 循环系统的改变

(1)血流动力学:发生急性肺栓塞时,栓子堵塞肺动脉,造成机械性肺毛细血管前动脉高压,肺循环阻力增加,肺动脉压力上升,右心室后负荷增加,心输出量下降。当右心室负荷严重增加时,可引起右心衰竭、血压下降。

(2)血管内皮功能改变:肺栓塞发生后,肺血管内皮受损,释放出大量收缩性物质,如内皮素、血管紧张素Ⅱ,使肺血管收缩。此外,血栓形成时,新鲜血栓含有大量血小板及凝血酶;栓子在肺血管内移动时,血小板活化脱颗粒,释放出大量血管活性物质,包括二磷酸腺苷、组织胺、5-羟色胺、多种前列腺素等,这些物质均可导致广泛的肺小动脉收缩,同时反射性引起交感神经释放儿茶酚胺,发挥收缩效应,在肺血管处形成第一个恶性循环。

(3)对心脏的影响:肺栓塞对心脏的影响表现在:①肺动脉高压导致排血受阻,右心室扩张,心力衰竭,心输出量下降,出现急性肺源性心脏病;②肺循环阻塞,肺静脉回流减少,右室充盈压升高,室间隔左移,加之受到心包的限制,可引起左室充盈下降,导致体循环压减低,严重时可出现休克;③右室室壁张力增加,体循环低血压,可引起冠脉血供量下降,加之缺氧和心肌耗氧量增加等因素,促使右心功能进一步恶化;④右房压力过高时,在生理性卵圆孔未闭的患者(占正常人群的20%~30%),可致卵圆孔右向左单向开放,出现心内右向左分流,加重了低氧血症。

2. 呼吸系统生理改变

通气/血流(V/Q)比例失调。

通气、弥散功能障碍。

三、肺栓塞的临床表现

1. 肺栓塞及梗死症候群　突发呼吸困难、喘息、咯血和胸膜炎性胸痛等,查体可见发绀、哮鸣音、局限性细湿罗音以及胸膜炎和胸腔积液的相应体征。

2. 肺动脉高压和右心功能不全症候群　体循环淤血如水肿、肝区肿胀疼痛等是其主要临床表现。查体时可见下肢或全身不同程度的水肿、颈静脉怒张、右心扩大、肺动脉第二心音亢进、三尖瓣收缩期反流性杂音和肝脏肿大压痛等。

3. 体循环低灌注症候群　晕厥、心绞痛样疼痛、休克和猝死等。

四、辅助检查

1. 动脉血气分析　常表现为低氧血症,低碳酸血症,肺泡-动脉血氧分压差[P(A-a)DO$_2$]增大。

2. 心电图　大多数病例表现有非特异性的心电图异常。较为多见的表现包括 V1-V4 的 T 波改变和 ST 段异常;部分病例可出现 SⅠQⅢTⅢ征(即Ⅰ导 S 波加深,Ⅲ导出现 Q/q 波及 T 波倒置);其他心电图改变包括完全或不完全右束支传导阻滞;肺型 P 波;电轴右偏,顺钟向转位等。SⅠQⅢTⅢ征、电轴右偏和不完全右束支传导阻滞为急性肺心病的特征性表现。心电图改变多在发病后即刻开始出现,以后随病程的发展演变而呈动态变化。部分急性肺栓塞的心电图也可以完全正常(约 10%~25%)。

3. 胸部 X 线平片　多有异常表现,但缺乏特异性。可表现为:①肺动脉高压征象:肺动脉段突,肺门动脉扩张,外围分支纤细,呈截断现象。右心房、室增大;②肺栓塞征象:区域性肺血管纹理变细、稀疏或消失,肺野透亮度增加。肺野局部浸润性阴影。肺不张或膨胀不全;③肺梗死可见尖端指向肺门的楔形阴影;④胸膜改变:患侧横膈抬高;有时合并少至中量胸腔积液征等。

4. 超声心动图　对于严重的 PTE 病例,超声心动图检查可以发现右室壁局部运动幅度降低;右心室和(或)右心房扩大;室间隔左移和运动异常;近端肺动脉扩张;三尖瓣反流速度增快;下腔静脉扩张,吸气时不萎陷。

5. 血浆 D-二聚体(D-dimer)　D-二聚体是交联纤维蛋白在纤溶系统作用下产生的可溶性降解产物,为一个特异性的纤溶过程标记物。在血栓栓塞时因血栓纤维蛋白溶解使其血中浓度升高。D-二聚体对急性 PTE 诊断的敏感性达 92%~100%,但其特异性较低,仅为 40%~43%。手术、肿瘤、炎症、感染、组织坏死等情况均可使 D-二聚体升高。在临床应用中 D-二聚体对急性 PTE 有较大的排除诊断价值,若其含量低于 500μg/L,可基本除外急性 PTE。酶联免疫吸附法(ELISA)是较为可靠的检测方法,建议采用。治疗中动态观察血浆 D-二聚体含量变化可以了解血栓的溶解程度。若溶栓后 4~8h 血浆 D-二聚体异常升高,达到溶栓前的 2~5 倍,随之很快下降,表示溶栓药物有效。在抗凝治疗过程中,若出现血浆 D-二聚体持续进行性下降,则提示血栓形成过程减缓或终止,治疗有效。

6. 核素肺通气/灌注扫描。

7. 螺旋 CT 和电子束 CT 造影　能够发现段以上肺动脉内的栓子,是 PTE

的确诊手段。PTE的直接征象为肺动脉内的低密度充盈缺损,部分或完全包围在不透光的血流之间(轨道征),或者呈完全充盈缺损,远端血管不显影(敏感性为53%~89%,特异性为78%~100%);间接征象包括肺野楔形密度增高影,条带状的高密度区或盘状肺不张,中心肺动脉扩张及远端血管分支减少或消失等。

8. 核磁共振成像(MRI)。

9. 肺动脉造影　为PTE诊断的经典与参比方法。其敏感性约为98%,特异性为95%~98%。PTE的直接征象有肺血管内造影剂充盈缺损,伴或不伴轨道征的血流阻断;间接征象有肺动脉造影剂流动缓慢,局部低灌注,静脉回流延迟等。如缺乏PTE的直接征象,不能诊断PTE。肺动脉造影是一种有创性检查,发生致命性或严重并发症的可能性分别为0.1%和1.5%,应严格掌握其适应证。

五、诊断

1. PTE的疑似诊断　①对存在危险因素,特别是并存多个危险因素的病例,需有较强的诊断意识;②临床症状、体征,特别是在高危病例出现不明原因的呼吸困难、胸痛、右心功能不全、晕厥和休克,或伴有单侧或双侧不对称性下肢肿胀、疼痛等对诊断具有重要的提示意义;③结合心电图、X线胸片、动脉血气分析等基本检查,可以初步疑诊PTE或排除其他疾病;④D-二聚体检测,目前主要用其作为PTE的排除诊断指标;⑤超声检查主要包括心脏超声和下肢静脉超声。可以迅速得到结果并可在床旁进行,虽一般不能作为确诊方法,但对于提示PTE诊断和排除其他疾病具有重要价值,宜列为疑诊PTE时的一项优先检查项目。

2. PTE的确定诊断　主要依靠以下临床影像学技术:①CT肺血管造影(CTPA);②核素肺通气/灌注扫描检查或单纯灌注扫描;③磁共振肺血管造影(MRPA);④肺动脉造影。在疑似PTE的患者应安排上述检查,其中一项阳性即可明确诊断。

3. PTE的成因和危险因素的诊断　①DVT的确诊手段包括:肢体电阻抗容积描记(IPG)、超声检查、核素或X线静脉造影、MRI等;②寻找VTE的危险因素。无论患者单独或同时存在PTE与DVT,应针对该例情况进行临床评估并安排相关检查以尽可能地发现其危险因素,并据以采取相应的预防或治疗措施。

六、肺栓塞的治疗

(一)肺栓塞的治疗

1. 一般处理　对高度疑诊或确诊PTE的患者,应进行严密监护,监测呼吸、心率、血压、静脉压、心电图及血气的变化;为防止栓子再次脱落,要求绝对卧床,并注意不要过度屈曲下肢;保持大便通畅,避免用力;对于有焦虑和惊恐症状的患者应予安慰并可适当使用镇静剂;胸痛者可予止痛剂;对于发热、咳嗽等症状可给予相应的对症治疗;为预防肺部感染和治疗静脉炎可使用抗生素。

2. 呼吸支持治疗　对有低氧血症的患者,采用经鼻导管或面罩吸氧。当合并严重的呼吸衰竭时,可使用经鼻(面)罩无创性机械通气或经气管插管行机械通气。应避免做气管切开,以免在抗凝或溶栓过程中局部大量出血。应用机械通气中需注意尽量减少正压通气对循环的不利影响。合并有支气管痉挛时,可应用支气管扩张剂。

3. 循环支持治疗　循环衰竭为急性肺栓塞患者的死亡原因之一。急性大面积肺栓塞所致休克属心外梗阻性休克。急性大面积肺栓塞时,由于右心室后负荷急剧增加以及右心室缺血,导致右心功能衰竭;另外,由于右心室容量增加而使左心室充盈减少。对于出现右心功能不全,心排血量下降,但血压尚正常的病例,可予具有一定肺血管扩张作用和正性肌力作用的多巴酚丁胺;若出现血压下降,可增大剂量或使用其他血管加压药物,如去甲肾上腺素,多巴酚丁胺可以联合应用去甲肾上腺素。有关 PE 液体支持的研究很少,有限的研究表明液体支持在没有右室过负荷或缺血的患者中使用可以增加心输出量。

4. 溶栓治疗　溶栓治疗可迅速溶解部分或全部血栓,恢复肺组织再灌注,减小肺动脉阻力,降低肺动脉压,改善右室功能。

溶栓的时间窗一般定为 14d 以内,但鉴于可能存在血栓的动态形成过程,对溶栓的时间窗不作严格规定。溶栓应尽可能在 PTE 确诊的前提下慎重进行,对有溶栓指征的病例宜尽早开始溶栓。

溶栓治疗的绝对禁忌证有活动性内出血;近 2 个月自发性颅内出血。相对禁忌证有:2 周内的大手术、分娩、器官活检或不能以压迫止血部位的血管穿刺;2 个月内的缺血性中风;10d 内的胃肠道出血;15d 内的严重创伤;1 个月内的神经外科或眼科手术;难于控制的重度高血压(收缩压>180mmHg,舒张压>110mmHg);近期曾行心肺复苏;血小板计数低于 $100×10^9$/L;妊娠;细菌性心内膜炎;严重肝肾功能不全;糖尿病出血性视网膜病变;出血性疾病等。对于致命性大面积 PTE,因其对生命的威胁极大,上述绝对禁忌证亦应被视为相对禁忌证。

常用的溶栓药物有 UK、SK 和重组组织型纤溶酶原激活剂(rt-PA)。溶栓方案与剂量:

UK:负荷量 4400IU/kg,静脉注射 10min,随后以 2200IU/kg·h 持续静脉滴注 12h;另可考虑 2h 溶栓方案:20000IU/kg 持续静脉滴注 2h。

SK:负荷量 250000IU,静脉注射 30min,随后以 100000IU/h 持续静脉滴注 24h。链激酶具有抗原性,故用药前需肌肉注射苯海拉明或地塞米松,以防止过敏反应。链激酶 6 个月内不宜再次使用。

经导管直接置于肺动脉溶栓可能利于早期再灌注,但是比较全身静脉溶栓并没有显示出优势。

5. 抗凝治疗 为 PTE 和 DVT 的基本治疗方法,可以有效地防止血栓再形成和复发,同时由于内源性纤维蛋白溶解机制溶解已形成的血栓。但不能直接溶解已经存在的血栓。目前临床上应用的抗凝药物主要有普通肝素、低分子肝素和华法林等。一般认为,抗血小板药物的抗凝作用尚不能满足 PTE 或 DVT 的抗凝要求。

适应证:不伴肺动脉高压及血流动力学障碍的急性 PTE 和非近端肢体DVT,对于临床或实验室检查高度疑诊 PTE 而尚无确诊者,或已经确诊 DVT 但尚未治疗者,如无抗凝治疗禁忌证,均应立即开始抗凝治疗,同时进行下一步的确诊检查。

禁忌证:活动性出血、凝血机制障碍、血小板减少、严重的未控制的高血压、严重肝肾功能不全及近期手术史、妊娠头 3 个月以及产前 6 周、亚急性细菌性心内膜炎、心包渗出、动脉瘤。当确诊有急性 PTE 时,上述情况大多数属于相对禁忌证。

肝素的推荐用法:负荷剂量按 80IU/kg 静脉注射,继之以 18IU/kg·h 持续静脉滴注。肝素钠持续静脉滴注是首选方法,可避免肝素钠血浓度出现高峰和低谷,减少出血性并发症。肝素的用药原则应快速、足量和个体化。研究显示早期(24 小时内)应用肝素抗凝治疗可以降低 VTE 的再发率。

LMWH 的推荐用法:不同低分子肝素的剂量不同,每日 1~2 次,皮下注射。对于大多数病例,按体重给药是有效的,不需监测 APTT 和调整剂量,但对过度肥胖者或孕妇宜监测血浆抗 Xa 因子活性,并据以调整剂量。除无需常规监测 APTT 外,在应用低分子肝素的前 5~7d 内亦无需监测血小板数量。当疗程长于 7d 时,需开始每隔 2~3d 检查血小板计数。

6. 肺动脉血栓摘除术 适用于经积极的保守治疗无效的紧急情况,要求医疗单位有施行手术的条件与经验。患者应符合以下标准:①大面积 PTE,肺动脉主干或主要分支次全堵塞,不合并固定性肺动脉高压者(尽可能通过血管造影确诊);②有溶栓禁忌证者;③经溶栓和其他积极的内科治疗无效者。

7. 经静脉导管碎解和抽吸血栓 远端肺小动脉的总横截面积是中心动脉的 4 倍多,外周肺血管的容量是中心肺动脉的 2 倍多。介入治疗可将栓子吸出或变成碎块而使其进入远端肺动脉,从而开放中心肺动脉,迅速降低肺动脉阻力,明显增加总的肺血流,改善心肺的血流动力学状况及右室功能。用导管碎解和抽吸肺动脉内巨大血栓或行球囊血管成型,同时还可进行局部小剂量溶栓。适应证:肺动脉主干或主要分支大面积 PTE 并存在以下情况者:溶栓和抗凝治疗禁忌;经溶栓或积极的内科治疗无效;缺乏手术条件。

8. 静脉滤器　为防止下肢深静脉大块血栓再次脱落阻塞肺动脉，可于下腔静脉安装滤器。适用于：下肢近端静脉血栓，而抗凝治疗禁忌或有出血并发症；经充分抗凝而仍反复发生 PTE；伴血流动力学变化的大面积 PTE；近端大块血栓溶栓治疗前；伴有肺动脉高压的慢性反复性 PTE；行肺动脉血栓切除术或肺动脉血栓内膜剥脱术的病例。对于上肢 DVT 病例还可应用上腔静脉滤器。置入滤器后，如无禁忌证，宜长期口服华法林抗凝；定期复查有无滤器上血栓形成。

第八章　全身炎症反应综合征与 MODS

第一节　SIRS 与 sepsis

一、基本概念

1991 美国胸科医师协会（ACCP）和重症医学会（SCCM）等讨论和制定的标准：

（一）感染（infection）

感染是指病原微生物、潜在病原微生物或其毒素侵入机体，引起机体组织局部或全身炎症反应的过程。必须强调，临床上许多感染可能没有微生物学证据。

（二）菌血症（bacteremia）

菌血症指循环血液中存在活体细菌，其诊断依据主要为血培养阳性。同样，也适用于病毒血症（viremia）、真菌血症（fungemia）和寄生虫血症（parasitemia）等。

（三）全身炎症反应综合征（systemic inflammatory response syndrome，SIRS）

全身炎症反应综合征指任何致病因素作用于机体所引起的全身炎症反应，且患者有 2 项或 2 项以上的下述临床表现：①体温>38℃或<36℃；②心率>90次/分钟；③呼吸频率>20 次/分钟或 $PaCO_2$<32mmHg；④外周血白细胞计数>$12×10^9$/L 或<$4×10^9$/L 或未成熟细胞>10%。

SIRS 是机体对各种损害产生的炎症反应，可由感染引起，也可由一些非感染性因素（如胰腺炎、严重创伤、大面积烧伤等）所致。SIRS 是感染或非感染因素导致机体过度炎症反应的共同特征，MODS 则是 SIRS 进行性加重的最终后果。因此，就本质而言，SIRS 作为一临床病理生理反应是 MODS 的基础，也是多病因导致 MODS 的共同途径。SIRS 导致的临床表现越强烈，发生严重感染和/（或）感染性休克的可能性越大。

（四）全身性感染（sepsis）

全身性感染既往也称脓毒症，指由感染引起的 SIRS，证实有感染灶存在或有高度可疑的感染灶。全身性感染可由任何部位的感染引起，临床上常见肺部感染、腹腔感染、胆道感染、泌尿系统感染、蜂窝织炎、脑膜炎、脓肿等。但是并非所有全身性感染患者都有阳性的血液微生物培养结果，大约有半数的感染性休克患者可获得阳性血培养结果。

另外，"septicemia"曾译为"败血症"，以往泛指血中存在微生物或毒素。这一命名不够准确，歧义较多，容易造成概念混乱，因此建议不再使用这一名词。

（五）严重全身性感染（severe sepsis）

严重全身性感染指全身性感染伴有器官功能障碍、组织灌注不良或低血压。

（六）感染性休克（septic shock）

感染性休克指在严重全身性感染患者给予足量液体复苏仍无法纠正的持续性低血压，常伴有低灌注状态或器官功能障碍。低灌注可表现为（但不限于）乳酸酸中毒、少尿或急性意识障碍。全身性感染所致低血压是指无其他导致低血压的原因而收缩压<90mmHg 或较基础血压降低 40mmHg 以上。

二、临床表现

2001 年"国际全身性感染专题讨论会"认为 SIRS 诊断标准过于敏感，无特异性，并且将全身性感染的特征作了较多的更改，以更好地反映全身性感染的临床表现，全身性感染患者的临床表现可分为三类：原发感染灶的症状和体征，全身炎症反应的症状，以及全身性感染进展后出现的休克、进行性器官功能障碍等。

表 8-1　全身性感染可能的症状和指标

全身反应	发热、寒战、心动过速、呼吸加快、白细胞总数改变
感染表现	血清 C 反应蛋白或前降钙素增高
血流动力学改变	心输出量增多，全身血管阻力降低，氧摄取率降低
代谢变化	血糖增高，胰岛素需要量增多
组织灌注变化	皮肤灌注改变，尿量减少，血乳酸增高
器官功能障碍	尿素氮或肌酐增高，血小板减少，高胆红素血症等

表 8-2　全身性感染临床诊断新标准

感染 a 已确定存在或高度怀疑，并具备以下某些情况 b
全身情况
发烧（体温>38.3℃）
低温（体温<36℃）
心率>90 次/分钟或>年龄正常值之上 2 个标准差
呼吸急促（R>20 次/分钟）
意识障碍

明显水肿或液体正平衡(24h 超过 20ml/kg)
高血糖症(血糖>7.7mmol/L,原无糖尿病)
炎症参数
WBC 增多(WBC>12×10⁹/L)
WBC 减少(WBC<4×10⁹/L)
WBC 计数正常但伴有不成熟细胞 > 10%
血浆 C 反应蛋白>正常值 2 个标准差
血浆前降钙素>正常值 2 个标准差
血流动力学参数
低血压(SBP<90mmHg,MAP<70mmHg,或成人 SBP 下降幅度>40mmHg,或低于年龄正常值之下 2 个标准差)
混合静脉血氧饱和度(SvO₂)>70%b
心脏指数 CI>3.5L/(min·m2)b
器官功能障碍参数
动脉血氧含量过低(PaO₂/FiO₂<300)
急性少尿[尿量<0.5ml/(kg·h)]
肌酐增高>44.2μmol/L
凝血异常(INR>1.5 或 APTT>60s)
肠麻痹(听不到肠鸣音)
血小板减少(<100×10⁹/L)
高胆红素血症(血浆总胆红素>70μmol/L)
组织灌注参数
高乳酸血症(>3mmol/L)
毛细血管再充盈时间延长或皮肤出现花斑

注:a:感染定义为微生物引起的病理生理过程。

b:SvO_2>70%,$CI3.5$~50.5L/(min·m²)在小儿均属正常。因此,两者不可用作诊断新生儿或小儿的指标。小儿全身性感染的诊断标准是炎症的表现加上感染(伴有高体温或腔温:直肠温度>38.5℃或<35℃),心动过速(低体温患者可能不出现),并至少有以下器官功能障碍表现之一:意识改变、血氧含量过低、血乳酸水平增高或水冲脉。

三、全身性感染的治疗

(一)监测

1. CVP 和肺动脉嵌压(PAWP)

CVP 和 PAWP 分别反映右心室舒张末压和左心室舒张末压,都是反映前负荷的压力指标。一般认为将 CVP 提高到 8~12mmHg、将 PAWP 提高到 12~15mmHg 作为感染性休克的早期治疗目标。

2. 中心静脉血氧饱和度（$ScvO_2$）和混合静脉血氧饱和度（SvO_2）

$ScvO_2$ 是早期液体复苏重要的监测指标之一，SvO_2 反映组织器官摄取氧的状态。在严重全身性感染和感染性休克早期，全身组织灌注就已经发生改变，即使血压、心率、尿量和 CVP 处于正常范围，此时可能已经出现了 SvO_2 的降低，提示 SvO_2 能较早地反映病情变化。一般情况下 SvO_2 的范围在 65%~75%，临床上，SvO_2 降低常见的原因包括心输出量减少、血红蛋白氧结合力降低、贫血和组织氧耗增加。

3. 血乳酸

全身性感染时，组织缺氧使乳酸生成增加。在常规的血流动力学监测指标改变之前，组织低灌注和缺氧就已经存在，乳酸水平已经升高，血乳酸水平升高和疾病严重程度密切相关，当感染性休克血乳酸>4mmol/L，病死率高达 80%，因此血乳酸浓度可作为评价疾病严重程度和预后的重要指标之一。但是仅以血乳酸浓度尚不能充分反映组织的氧合情况，如在肝功能不全的患者，血乳酸可能明显升高。因此，动态检测血乳酸浓度变化或计算乳酸清除率对于疾病预后的评价更有价值。

4. 组织氧代谢

胃肠道血流低灌注导致黏膜细胞缺血缺氧，H+释放增加与 CO_2 聚积。消化道黏膜 pH 值（pHi）是目前反映胃肠组织细胞氧合状态的主要指标，研究表明，严重创伤患者 24 小时连续监测 pHi，pHi>7.30 的患者存活率明显高于 pHi<7.30，当 pHi<7.30 持续 24 小时，病死率高达 85%。随着对休克患者局部氧代谢的研究，舌下 PCO_2 与 pHi 存在很好的相关性，并且可以在床旁直接观察和动态监测，成为了解局部组织灌注水平的新指标。

（二）液体复苏

1. 早期液体复苏

早期液体复苏有助于改善感染性休克患者的预后。指南推荐 6 小时早期复苏目标应达到：①中心静脉压（CVP）：8~12mmHg（机械通气患者为 12–15mmHg）；②平均动脉压（MAP）≥65mmHg；③尿量 ≥0.5ml/(kg.h)；④$ScvO_2$≥70% 或 SvO_2≥65%。在严重感染或感染性休克患者前 6 小时内 CVP 达标，而 $ScvO_2$ 或 SvO_2 未达到目标要求时，应输入浓缩红细胞（RBC）使红细胞压积（HCT）≥30% 和/或给予多巴酚丁胺不超过 20μg/(kg.min) 以达到该治疗目标。

2. 液体管理

在液体的选择上，胶体和晶体液的效果和安全性上是相同的；晶体液的分布容积比胶体液大，为了达到同样的复苏效果，可能需要更多的晶体，从而导致水肿,因此液体选择更多需要临床医生根据患者的具体情况进行选择。对于怀疑有低血容量的患者进行补液试验时,应在30分钟内给予至少1000mL晶体液或者300~500ml胶体液;对于感染性休克患者,可能需要更快的补液速度及更大的补液量;当患者心脏充盈压(CVP或肺动脉嵌压)增高而血流动力学无改善时,应该减慢补液速度。

(三)控制感染

1. 病原微生物培养

使用抗生素之前应尽快针对性留取标本送病原微生物培养。为了更好地识别病原微生物,至少要获得两份血培养标本,其中一份来自外周静脉,另一份经每个留置导管的血管内抽取(导管留置时间>48小时);对于其他可能的感染部位,也应该获取标本进行培养,如尿液、脑脊液、伤口分泌物、呼吸道分泌物或者其他体液。

2. 抗生素的使用

一旦确定严重全身性感染或感染性休克的最初1小时内,应尽早输注抗生素;在使用抗生素前应该进行病原微生物培养,但不能因此而延误抗生素的给药;初始的经验性抗生素治疗应该包括一种或多种药物,且对所有可能的病原体(细菌和/或真菌)有效,而且能够在可能的感染部位达到足够的血药浓度。

经验性使用抗生素的时间不宜超过3~5天,一旦获得药敏试验的结果,应该尽快降阶梯治疗,改用最有效的单药治疗。抗生素治疗的疗程一般为7~10天。

3. 清除感染源

由于某些特定解剖部位的感染需要采取紧急的治疗措施,所以应该尽快寻找病灶、做出诊断或排除诊断。

(四)血管活性药物和正性肌力药物

低外周血管阻力是全身性感染与感染性休克主要的特征,即使经过初始的积极目标指导性液体复苏,仍然不能维持循环,或者不能达到复苏目标,可考虑应用血管活性药物和/或正性肌力药物以提高和保持组织器官的灌注压。常用药物包括去甲肾上腺素、多巴胺、多巴酚丁胺等。

去甲肾上腺素或多巴胺可作为纠正感染性休克低血压时首选的血管加压药物(在建立中心静脉通路后应尽快给药),肾上腺素、去氧肾上腺素或抗利尿激素不作为感染性休克的首选升压药物;目前尚无证据支持低剂量多巴胺可保护肾功能。

(五)糖皮质激素和免疫治疗

对于依赖血管活性药的感染性休克患者,目前推荐小剂量糖皮质激素治疗,氢化可的松每日200~300mg,分3~4次给药。

第二节　多器官功能障碍综合征

一、概念

多器官功能障碍(multiple organ dysfunction syndrome,MODS)是指严重创伤、感染、大手术、大面积烧伤等疾病发病 24h 后,同时或序贯出现两个或两个以上器官功能障碍。

1977 年 Eiseman 将不同原发疾病导致的多个器官相继发生功能衰竭这一综合征命名为"多器官衰竭"(multiple organ failure,MOF),MODS 区别于MOF:前者强调临床过程的变化,随着病程发展,可早期发现,早期干预,既可能加重,也可以逆转,而后者不能反映疾病发展过程,是前者的终末期表现。

二、病因及发病机制

MODS 是多因素诱发的临床综合征。严重的创伤、感染以及在此过程中出现的低血容量性休克、全身性感染、感染性休克、再灌注损伤等均可诱发MODS。

1985 年 Dietch 提出 MODS 的两次打击学说,将创伤、感染、烧伤、休克等早期直接损伤作为第一次打击。第一次打击所造成的组织器官损伤有时虽然轻微,不足以引起明显的临床症状,但可激活机体的免疫系统。当病情进展恶化或继发感染、休克等情况时,形成第二次打击,使已处于预激活状态的机体免疫系统暴发性激活,大量炎症细胞活化、炎性介质释放,结果炎性反应失控,导致组织器官的致命性损害。

三、MODS 的临床诊断及其严重程度评分

目前国际上对 MODS 的评分标准是 1995 年由 Marshall 提出的,其中涉及最常发生功能障碍的 6 个器官系统,并从中选出一个最具代表性的变量。Marshall 等以 MODS 评分中每一器官系统变量的得分大于或等于 3 作为该器官系统衰竭的标准, 研究 MODS 评分与功能障碍器官的数量及 ICU 患者病死率之间的关系,发现两者都随 MODS 评分的增加而上升。

表 8-3 MODS 严重程度评分标准（Marshall,1995）

器　官	分　值				
	0	1	2	3	4
呼吸系统（PaO_2/FiO_2）	>300	226~300	151~225	76~150	<76
肾脏（血清肌酐）	≤100	101~200	201~350	351~500	>500
肝脏（血清胆红素）	≤20	21~60	61~120	121~240	>240
心血管系统（PAHR）	≤10.0	10.1~15.0	15.1~20.0	20.1~30.0	>30.0
血液系统（血小板计数）	>120	81~120	51~80	21~50	≤20
神经系统（Glasgow 评分）	15	13~14	10~12	7~9	≤6

1. 计算 PaO_2/FiO_2 时不考虑是否使用机械通气、通气方式,是否使用 PEEP 及大小;

2. 血清肌酐的单位为 μmol/L,不考虑是否接受透析治疗;

3. 血清胆红素的单位为 μmol/L;

4. PAHR=HR×RAP（右房压或 CVP）/MAP;

5. 血小板计数的单位为 10^9/L。

四、MODS 防治原则

1. 积极消除引起 MODS 的病因和诱因;

2. 改善氧代谢,纠正组织缺氧;

3. 呼吸支持治疗;

4. 代谢支持与调理。

第九章　急性肾损伤与血液净化

第一节　急性肾损伤

一、急性肾损伤定义

急性肾功能衰竭（acute renal failure，ARF）指由各种原因引起的急性肾功能减退，导致血中氮质代谢产物积聚、水电解质、酸碱平衡失调及由此引起的全身并发症，是一种严重的临床综合征。传统 ARF 的诊断缺乏统一标准，强调对肾功能减退到一定程度之后的认识，不重视肾功能减退过程中的问题及其处理，不利于对病情的早期识别和治疗。

2002 年，急性血液净化质量倡议组织（acute dialysis quality initiative group，ADQI）提出了急性肾损伤（Acute Kidney Injury，AKI）的概念，从识别损害肾功能的危险因素开始，全面认识急性肾功能减退的变化过程，ADQI 同时制定了 RIFLE（Risk–Injury–Failure –Loss–End stage renal disease）分级的诊断标准。

表 9-1　ADQI 的 RIFLE 分级诊断标准

分　级	Scr 或 GFR	尿　量
危险（Risk）	Scr 增至基础值×1.5 或 GFR 下降>25%	<0.5 ml/(kg·h)×6h
损伤（Injury）	Scr 增至基础值×2 或 GFR 下降>50%	<0.5ml/(kg·h)×12h
衰竭（Failure）	Scr 增至基础值×3 或 GFR 下降>75% 或 Scr≥4mg/dl（350μmol/l） 且急性增加至少≥0.5mg/dl（44μmol/l）	<0.3ml/(kg·h)×24h， 或无尿×12h
肾功能丧失（Loss）	持续肾功能衰竭=肾功能完全丧失（需要 RRT>4 周）	
终末期肾病（ESRD）	需要血液透析>3 月	

2005 年，急性肾损伤网络组织（acute kidney injury network，AKIN）在 RIFLE 标准的基础上进行修改，制定出 AKI 分期标准。

表 9-2　AKIN 的 AKI 分期标准(基于 RIFLE)

分　期	Scr	尿　量
1 期	增加≥26.4umol/L(0.3mg/dl) 或增至≥基础值×150%~200%(1.5~2 倍)	<0.5ml/(kg·h),>6h
2 期	增至>基础值×200%~300%(>2~3 倍)	<0.5ml/(kg·h),>12h
3 期	增至>基础值×300%(>3 倍) 或≥4mg/dl(≥354umol/l) 且急性增加至少≥0.5mg/dl(44umol/l)	<0.3ml/(kg·h),>24h 或无尿×12h

二、AKI 的病因和分类

AKI 并非一种疾病,而是可以由多种病因引起的急性肾脏损伤性病变;不同危险因素引起的 AKI 发病机制不同。

(一)按病变部位分类:

1. 肾前性因素　肾前性因素所致 AKI 主要与血容量不足和心脏泵功能明显降低导致的肾脏灌注不足有关,是 AKI 最为常见的致病原因之一。各种肾前性因素引起血管有效循环血量减少,肾脏灌注量减少,肾小球滤过率降低,从而导致尿量减少,血尿素氮及肌酐增加。

2. 肾性因素　肾性危险因素所致 AKI 是直接损害肾实质的各种致病因素所导致的 AKI,在临床上也较为常见。包括肾毒性药物、造影剂、溶血、各种肾毒素或免疫反应等因素所造成的肾实质急性病变,病变可以发生在肾小球、肾小管、肾间质、肾血管,急性肾小管损伤或坏死较常见。

3. 肾后性因素　肾后性危险因素所致 AKI 是指肾水平面以下尿路梗阻或排尿功能障碍(如肿瘤、结石、前列腺增生等)所致的 AKI。

(二)直接按病因分类

1. 缺血性 AKI

缺血性 AKI 主要是由肾脏低灌注引起的,常见于血容量不足、各种因素所致的肾血管收缩及肾血管狭窄等。全身低灌注时,交感-肾上腺髓质兴奋,儿茶酚胺增多;肾素-血管紧张素系统激活;内皮素与一氧化氮(NO)的产生失衡,从而引起肾血管收缩,肾血流量急剧减少。在正常情况下肾脏的血流 93%供应肾皮质,7%供肾髓质,在肾缺血时肾脏血流重新分配,主要转供肾髓质,使肾小管、肾小球功能受损。缺血可引起肾脏组织的 ATP 减少,从而引起肾脏细胞一系列功能及器质上的改变,最终发生坏死或凋亡,导致 AKI。

2. 全身性感染所致 AKI

全身性感染(Sepsis)和感染性休克一直是 AKI 的首要原因,约有 50%的 AKI 为感染引起。

3.心肾综合征

心脏和肾脏之间存在复杂的关系,心功能不全时的神经体液激活、低血压、利尿剂治疗等可影响肾脏灌注和功能;肾功能不全伴随的炎症反应、电解质紊乱、容量负荷增加等因素反过来使心功能进一步恶化。

4. 肝肾综合征

肝肾综合征的临床表现包括肝硬化失代偿期及功能性肾衰竭两方面的症状和体征。患者常有门脉高压症、脾大、大量腹水、黄疸、氮质血症、少尿、低钠血症等。

三、临床表现及分期

根据 AKI 的临床特点和病程,一般将 AKI 分为少尿期、多尿期和恢复期。

(一)AKI 的临床分期

1. 少尿期

在急性病因的作用下,患者会出现尿量出现骤减或逐渐减少,即 AKI 的少尿期。轻症 AKI(AKI 1~2 期)的少尿期很短,有的只有 2~3 天,很快进入多尿期和恢复期,有的则没有明显的少尿期;相关的临床表现较轻,只有轻度的氮质血症及钠水潴留,对利尿剂的反应也较好。

2. 多尿期

每日尿量超过 800ml 即进入多尿期。进行性尿量增多是肾功能开始恢复的一个标志。每日尿量可成倍增加,3~5 日可达 1000ml。进入多尿期后,肾小球滤过功能并没有立即恢复。

3. 恢复期

除少数外,肾小球滤过功能多在 3~6 个月内恢复正常。但部分重度 AKI 患者肾小管浓缩功能不全可维持 1 年以上。

(二)AKI 的临床表现

AKI 的轻重程度不同,其临床表现和恢复的时间也不同。AKI 常见的临床表现包括:

1. 尿量改变

AKI 发病时,尿量骤减或逐渐减少,24h 尿量少于 400ml 者称为少尿,少于 100ml 者称为无尿。

非少尿型 AKI,指患者在进行性氮质血症期内每日尿量维持在 400ml 以上,甚至 1000~2000ml。随着致病因素的解除和肾脏的恢复,尿量逐渐增加,或对利尿剂的反应重新恢复,即进入多尿期和恢复期,每日尿量超过 800ml,可成倍增加,达到 3000~5000ml/日。恢复期时,AKI 患者的尿量逐渐恢复正常。部分重度 AKI 患者转变为慢性肾功能不全,尿量和肾功能始终不恢复,需要肾脏替代治疗。

2. 氮质血症

少尿期时,由于肾小球滤过率降低引起少尿或无尿,致使排出氮质和其他代谢产物减少,血肌酐和尿素氮升高。

3. 水、电解质紊乱和酸碱平衡失常

(1)水过多:水过多,稀释性低钠血症、急性心力衰竭、肺水肿和脑水肿等。

(2)高钾血症

(3)代谢性酸中毒

(4)低钙血症、高磷血症

(5)低钠血症和低氯血症

(6)高镁血症

4. 心血管系统表现

(1)高血压

(2)急性肺水肿和心力衰竭。

(3)心律失常

5. 消化系统表现 常见症状为食欲显著减退、恶心、呕吐、腹胀、呃逆或腹泻等。

6. 神经系统表现 部分患者早期表现疲倦、精神较差。若早期出现意识淡漠、嗜睡或烦躁不安甚至昏迷,提示病情重,应及早实施肾脏替代治疗。

7. 血液系统表现 贫血是部分患者较早出现的征象,其程度与原发疾病、病程长短、有无出血并发症等密切有关。

四、AKI 的治疗

(一)AKI 的非替代治疗

1. 少尿期的治疗

(1)液体管理

保证足够的心脏前负荷,防止肾脏出现新的低灌注。至于早期液体复苏中液体种类对急性肾损伤发生的影响,目前尚无确切的证据说明胶体溶液和晶体溶液孰优孰劣,但是就恢复有效循环血量的速度和效率而言,胶体溶液明显优于晶体溶液。临床应用羟乙基淀粉(HES)复苏时,应注意用量、浓度和取代级等,以避免对肾脏的损伤。

在 AKI 的不同时期,液体管理的策略是不同的。对于轻度 AKI,主要是补足容量,改善低灌注和防止新低灌注的发生。对于 AKI 3 期的患者,往往发生利尿剂抵抗,少尿期应严格控制水、钠摄入量,这是此期治疗的关键。在纠正了原有的体液缺失后,应坚持"量出为入"的原则。每日输液量为前一日的尿量加上显性失水量和非显性失水量约 400ml（皮肤、呼吸道蒸发水分 700ml 减去内生水 300ml）。显性失水是指粪便、呕吐物、渗出液、引流液等可观察到的液体量总和。发热者，体温每增加 1℃应增加入液量 100ml。

（2）利尿剂

袢利尿剂（特别是速尿）是目前合并急性肾损伤的重症患者临床上最常用的药物之一。

临床上使用利尿剂之前首先要对机体的容量情况正确进行评估，如果存在血容量不足，则不宜使用利尿剂，否则可能会加重肾脏灌注不足，从而加重 AKI。

（3）纠正电解质和酸碱紊乱

（4）控制感染

（5）营养支持

对于 AKI 患者，要提供糖和脂肪双能源非蛋白热量，脂肪的热量补充可达非蛋白补充量的 40%~50%。

为减少氮质的产生，通常要严格限制食物蛋白质的摄入<0.6 克/（千克·天），补充必需氨基酸为主。

2. 多尿期的治疗

多尿期开始时威胁生命的并发症依然存在，治疗重点仍为维持水、电解质和酸碱平衡，控制氮质血症，治疗原发病和防止各种并发症。

3. 恢复期的治疗

在恢复期无需特殊治疗，应避免使用肾毒性药物。如必须使用，应根据血浆肌酐清除率适当调整药物使用剂量及给药时间。

第二节　血液净化

一、血液净化的概念

血液净化即利用净化装置通过体外循环方式清除体内代谢产物、异常血浆成分以及蓄积在体内的药物或毒物，以纠正机体内环境紊乱的一组治疗技术。血液净化包括血液透析、血液滤过、血液灌流、血浆置换和免疫吸附等。其中血液透析、血液滤过及血液透析滤过为常用的肾脏替代技术。

二、血液净化技术的原理

1. 弥散

弥散的动力来自半透膜两侧的溶质浓度差，可以透过半透膜的溶质从浓度高的一侧向浓度低的一侧移动,最终两侧浓度逐渐达到相等。血液透析主要通过弥散清除溶质。

弥散机制更有利于小分子物质的清除。

2. 对流

当半透膜两侧的液体存在压力差时,液体就会从压力高的一侧流向压力低的一侧,液体中的溶质也会随之穿过半透膜,这种溶质清除机制即为对流。半透膜两侧的压力差称为跨膜压,是对流的源动力。血液滤过清除溶质主要凭借对流机制。

中分子量物质可凭借对流机制予以清除。

3. 吸附

溶质分子可以通过正负电荷的相互作用或范德华力同半透膜发生吸附作用,为部分中分子物质清除的重要途径之一。吸附作用与溶质分子的化学特性及半透膜表面积有关,而同溶质分子浓度无关。炎症介质、内素素,部分药物和毒物可能通过滤膜的滤过和吸附两种机制清除。

三、基本血液净化技术

1. 血液透析(HD)

血液透析(hemodialysis,HD)时,血液和透析液间的物质交换主要在滤过膜的两侧完成,弥散作用是溶质转运的主要机制。

2. 血液滤过(HF)

血液滤过(hemofiltration,HF)是利用高通量滤过膜两侧的压力差,通过对流的机制清除水和溶质,同时用与血浆晶体成分相似的置换液对容量进行补充。最常用的血液滤过模式为CVVH,即采用单针双腔静脉导管的方式,以血泵作为血液循环的动力,能精确的调控液体出入量,确保维持重症患者生命体征的稳定。

HF和HD对溶质清除的主要机制不同,对不同分子量溶质的清除效率也不一样。HD模式有利于小分子物质(MW<500D)的清除,而HF模式有利于中分子物质(MW 500~50000D)的清除。

3. 血液滤过透析(HDF)

血液滤过透析(hemodiafiltration,HDF)是在HF的基础上发展而来的,其溶质转运机制在对流的基础上增加了弥散,既能有效清除中分子溶质,又弥补了HF对小分子溶质清除效率低的不足。

4. 血浆置换(PE)

血浆置换(Plasma exchange,PE)是以血浆分离器分离出血浆,将含有毒物或致病因子的血浆弃去,以达到治疗目的。血浆置换可用于中毒的抢救及某些免疫病的治疗。

5. 血液灌流(HP)

血液灌流(hemoperfusion, HP)是指将患者的血液从体内引出,经灌流器将毒物、药物或代谢产物吸附清除的一种血液净化治疗方法。常用于各种中毒的抢救。

四、血液净化技术

(一)连续性血液净化

连续性血液净化(Continous Blood Purification,CBP),也称连续性肾脏替代治疗(CRRT),是利用弥散、对流、吸附等原理,连续性地清除体内各种代谢产物、毒物、药物和致病性生物分子,调节体液电解质及酸碱平衡,保护和支持器官功能的治疗方法。

表 9-3　连续性血液净化的模式

模　　式		缩　　写
连续动静脉血液滤过	continuous arterio-venous hemofiltration	CAVH
连续静静脉血液滤过	continuous veno-venous hemofiltration	CVVH
连续动静脉血液滤过透析	continuous arterio-venous hemodiafiltration	CAVHDF
连续静静脉血液滤过透析	continuous veno-venous hemodiafiltration	CVVHDF
连续动静脉血液透析	continuous arterio-venous hemodialysis	CAVHD
连续静静脉血液透析	continuous veno-venous hemodialysis	CVVHD
缓慢持续超滤	Slow continuous ultra-filtration	SCUF
高容量血液滤过	high volume hemofiltration	HVHF

1. 连续性血液净化的适应证和治疗时机

(1)肾脏适应证

AKI 是连续性血液净化的首要适应证。但在血液净化的时机方面,尚存在不同的意见。对于急性肾功能衰竭的患者,传统做法是等到水、电解质或酸碱平衡出现严重紊乱时再行肾脏替代治疗。但越来越多的研究表明,对于 AKI 患者早期进行肾脏替代治疗可能有助于肾脏功能的恢复及减少死亡率。

(2)非肾脏适应证

严重感染或感染性休克、急性重症胰腺炎、MODS、ARDS 或急性心力衰竭容量过负荷时,严重电解质紊乱等危重病患者采用常规治疗无效时,可考虑使用连续性血液净化治疗。

2. 连续性血液净化模式选择

对于不同病理生理状态的危重病患者应根据具体情况选用不同治疗模式。

重症患者合并 AKI 的肾替代治疗模式推荐 CRRT。

连续性静-静脉血液滤过（CVVH）：常用的连续性血液净化模式之一，主要以清除中分子毒物或代谢产物为主；

连续性静-静脉血液透析（CVVHD）：主要以清除小分子毒物或代谢产物为主。

连续性静-静脉血液透析滤过（CVVHDF）：兼顾中小分子毒物或代谢产物的清除。

缓慢持续超滤（SCUF）：以清除水为主，适用于心衰及水负荷过重的患者。

高容量血液滤过（HVHF）：能增加炎症介质的清除，对感染性休克的患者可能有益。

3. 连续性血液净化参数设置：

（1）血流速：150~200 ml/min

（2）剂量（置换/透析液量）：

单纯肾脏替代剂量，20ml/kg/h 。

重症患者合并 AKI 时，CVVH 的治疗剂量不应低于 35ml/kg/h 。

HVHF 用于感染性休克的辅助治疗时，建议剂量不低于 45ml/kg/h 。

血液滤过用于急性重症胰腺炎患者辅助治疗时，可采用高治疗剂量。

（3）前后稀释比可按 1:1~3 设定。

（4）每小时净超滤率：0~500 ml/h：根据全身液体平衡设置；对液体量不足的患者可设为零平衡。

4. 置换液的配置与补充

原则上，置换液的成分应当尽可能接近人的细胞外液。可应用的碱基主要有乳酸盐、柠檬酸盐、醋酸盐及碳酸氢盐，由于前三者需要在肝脏中代谢生成碳酸氢盐，因此在肝功能不全或乳酸性酸中毒患者中应用受到限制。在重症医学领域，碳酸氢盐作为置换液碱基的应用最为广泛。

CVVH 时置换液的补充有前稀释法和后稀释法两种模式。前稀释法抗凝剂的需要量相对减少，但预先稀释了被处理的血液，溶质清除效率因此减低；采用后稀释法时，被处理血液先通过超滤浓缩，然后再补充置换液，这种方法的溶质清除效率较高，但管道内凝血的发生概率较高。

5. 抗凝

目前所采用的抗凝策略有三种：全身抗凝，局部抗凝和无抗凝。

（1）对于无出血风险的重症患者可采用全身抗凝。全身抗凝一般采用普通肝素或低分子肝素持续给药。

①肝素抗凝仍是血液滤过中最常用的抗凝方法。普通肝素首次负荷剂量1000~3000IU 静注，然后以 5~15IU/kg/h 的速度持续静脉输注。需每 4~6h 监测

APTT 或 ACT,调整普通肝素用量,维持其在正常值的 2 倍左右。

②低分子肝素首次静注剂量 15~25 IU/kg,以后静脉维持量 5~10 IU/(kg·h)。因肾功能不全者低分子肝素容易蓄积,也可引起 APTT 延长,需要监测凝血指标;有条件者监测抗 Xa 因子活性,持续给药时需维持抗 Xa 活性在 0.25~0.35IU/ml。

(2)对接受血液净化治疗的有出血风险患者,可采用局部抗凝。局部抗凝可采用肝素/鱼精蛋白法或柠檬酸盐/钙剂法。

①肝素/鱼精蛋白法:即在滤器前持续输注普通肝素,并在滤器后以 1 毫克鱼精蛋白比 100~130U 普通肝素的比例输入鱼精蛋白中和肝素,从而实现体外局部抗凝。须同时监测体外及体内凝血指标。

②柠檬酸(枸橼酸)盐/钙剂法。

(3)对于高危出血风险患者血液净化时可不使用抗凝剂,即无抗凝策略。无抗凝血液滤过容易发生凝血,可以采用下述措施减少管路内凝血:

①预冲液加入 5000~20000 单位的肝素,延长预充时间;预充后应用不含肝素的生理盐水将管路和滤器中的肝素盐水排出弃掉;

②治疗过程中,以生理盐水冲管路,每 1h 一次,每次 100~200ml,但应在超滤中多负平衡 100~200ml/h。并应注意无菌操作,防止外源性感染;

③减少血泵停止时间和次数;

④尽可能避免管路中进入空气;

⑤适当提高血流速度,保证充足的血流量,但应避免抽吸现象的发生;

⑥如有可能,CVVH/HVHF 时尽可能采用前稀释模式。

第十章　心肺脑复苏

心肺复苏(cardiac pulmonary resuscitation,CPR)是指针对心搏呼吸骤停采取的抢救措施。随着技术的进步,患者恢复自主呼吸和循环的可能性较以往有了很大的提高,但是长时间心搏骤停后导致缺血缺氧性脑病,却成为影响预后的严重障碍。故有学者提出心肺脑复苏(cardiac pulmonary cerebral resuscitation,CPCR)的概念,旨在强调脑保护和脑复苏的重要性。目前多数文献中 CPR 和 CPCR 是通用的。

现代 CPR 的基本框架形成于二十世纪五六十年代,其标志是确立 CPR 的四大基本技术,即口对口人工呼吸、胸外心脏按压、体表电除颤和肾上腺素等药物的应用。经过半个世纪的发展,CPR 技术日臻完善。欧美等国家多次召集全国性 CPR 专题会议,颁布和多次修订各自心肺复苏标准或指南。2010 年,美国心脏病学会(AHA)发表了最新的《心肺复苏与心血管急救指南》。

一、心搏骤停的常见原因

除心脏本身的病变外,休克、缺氧、严重水电解质平衡和代谢紊乱、中毒和呼吸系统疾病等均可导致心搏骤停。可按"6H5T"的提示分析停跳原因。详见表 10-1。

表 10-1　心搏骤停原因

6个"H"	
Hypovolemia	低血容量
Hypoxia	低氧血症
Hydrogenion(acidosis)	酸中毒
Hyper-/ hypokalemia	高钾/低钾血症
Hypoglycemia	低血糖
Hypothermia	低体温
5个"T"	
Toxins	中毒
Tamponade (cardiac)	心脏压塞
Tension pneumothorax	张力性气胸
Thrombosis of the coronary/pulmonary vasculature	冠状动脉或肺动脉栓塞
Trauma	创伤

二、心搏骤停的心电图类型

心搏骤停常见的心电图类型包括心室颤动(VF)、无脉搏性室性心动过速(VT)、心室停顿和无脉搏电活动(PEA, pulseless electrical activity)等几种,依据是否需要进行电击除颤、及电击是否能够有效恢复灌注性心律,又分为可电击性心律和非可电击性心律两类。

可电击性心律:包括 VF 和无脉搏 VT,发病率最高,抢救成功率也最高。抢救成功的关键在于及早电击除颤和及时有效的 CPR。

非可电击性心律:指心室停顿和无脉搏电活动。无脉搏电活动涵盖一组不同的无脉搏心律:假性电机械分离、心室自主节律、心室逸搏节律及除颤后心室自主节律等,复苏效果极差。

处理两类心律失常的主要区别在于前者电除颤有效,而后者行电除颤往往无益。其他抢救措施,包括胸外心脏按压、气道管理和通气、静脉通路建立、应用肾上腺素及纠正可逆性病因等均相同。

三、复苏程序

心肺复苏程序的三阶段。即基础生命支持(basic life support,BLS)、高级生命支持(advanced life support,ALS)和停搏后处理(post-cardiac arrest care)。

BLS 阶段是指心搏骤停发生后就地进行的抢救,基本目的是在尽可能短的时间里进行有效的人工循环和人工呼吸,为心脑提供最低限度的血流灌注和氧供。BLS 大多在没有任何设备的情况下进行,即所谓徒手心肺复苏。

2010《心肺复苏及心血管急救指南》中的一处变更是建议在通气之前开始胸外按压。心肺复苏程序变化:C-A-B 代替 A-B-C。虽然尚无人体或动物医疗证据证明实施心肺复苏时先进行 30 次按压而不是 2 次通气可以提高存活率,但胸外按压可以产生血流,而且对院外成人心脏骤停的研究表明,如果有旁观者尝试实施胸外按压则存活率可提高。动物数据证明,延误或中断胸外按压会降低存活率,所以在整个复苏过程中应尽可能避免延误和中断。胸外按压几乎可以立即开始,而确定头部位置并实现密封以进行口对口或气囊面罩人工呼吸的过程则需要一定时间。如果有两名施救者在场,可以减少开始按压的延误:第一名施救者开始胸外按压,第二名施救者开放气道并准备好在第一名施救者完成第一轮 30 次胸外按压后立即进行人工呼吸。无论有一名还是多名施救者在场,从胸外按压开始心肺复苏都可以确保患者尽早得到这一关键处理。

ALS 阶段是指由专业医务人员在心搏呼吸骤停现场,或在向医疗机构转送途中进行的抢救。此阶段已有可能借助一些仪器设备和药品实施更有效的抢救,例如进行电击除颤、建立人工气道和实施人工通气、开通静脉通路和应用复苏药物等。

停搏后处理阶段是指自主循环恢复后，在 ICU 等场所实施的进一步综合治疗措施，主要内容是以脑复苏或脑保护为中心的全身支持疗法，也包括进一步维持循环和呼吸功能。

(一)基础生命支持

1. 心搏呼吸停止的判断

心搏呼吸停止的判断越迅速越好，只需进行患者有无应答反应、有无呼吸及有无心搏三方面的判断。

(1)判断患者有无反应：拍打或摇动患者，并大声呼唤。

(2)判断有无呼吸：用眼睛观察胸廓有无隆起的同时，施救者将自己的耳面部靠近患者口鼻，感觉和倾听有无气息。判断时间不应超过 10 秒钟。若不能肯定，应视为呼吸不正常，立即采取复苏措施。

(3)判断有无心搏：徒手判断心搏停止的方法是触颈总动脉搏动，首先用食指和中指触摸到甲状软骨，向外侧滑到甲状旁沟即可。也应在 10 秒钟内完成。

近年来，触摸颈动脉搏动判断心搏的方法受到质疑，原因在于即使是受过训练的医务人员，也很难在短时间内准确判断脉搏，从而导致复苏的延误甚至放弃。2010 年 AHA 指南取消了既往 CPR 程序中的"看、听和感觉呼吸"，强调在确认成人患者无反应且没有呼吸或不能正常呼吸之后立即开始复苏步骤。专业医务人员检查脉搏的时间不应超过 10 秒钟；若 10 秒钟内不能确定存在脉搏与否，立即进行胸外按压。

2. 胸外按压

胸外按压通过提高胸腔内压力和直接压迫心脏产生血流。按压产生的血流可为心肌和脑组织提供一定水平的血流灌注，对于恢复自主循环和减轻脑缺氧损害至关重要。尤其在停跳倒地时间超过 5 分钟以上的患者，有效胸外按压可增加电除颤成功的可能性。目前认为，高质量的胸外按压是复苏成功的关键。其要点如下：

①按压部位为胸骨下半部分的中间，直接将手掌置于胸部中央相当于双乳头连线水平即可；

②按压手法是施救者用一只手的掌根置于按压点，另一手掌重叠于其上，手指交叉并翘起；双肘关节与胸骨垂直，利用上身的重力快速下压胸壁；

③成人患者按压频率至少为 100 次/分钟，按压深度至少为 5cm；

④按压和放松时间大致相当，放松时手掌不离开胸壁，但必须让胸廓充分回弹；

⑤按压/通气比对所有年龄段患者实施单人 CPR 以及对成人实施双人 CPR 均按照 30:2 给予按压和通气。因小儿停跳多系窒息所致，故专业急救人员

对婴儿及青春期前儿童进行双人 CPR 时,可采用 15:2 的按压–通气比。而新生儿 CPR 时,对氧合和通气的要求远远高于胸外按压,故保留 3:1 按压/通气比;

⑥不要依赖颈动脉或股动脉搏动来评估按压是否有效。

3. 开放气道

心搏骤停后昏迷的患者舌根、软腭及会厌等口咽软组织松弛后坠,必然导致上呼吸道梗阻。解除上呼吸道梗阻的基本手法有:

①仰头抬颏法:施救者一手置于患者额头,轻轻使头部后仰,另一手置于其颏下,轻轻抬起使颈部前伸;

②托颌法:施救者的食指及其他手指置于下颌角后方,向上和向前用力托起,并利用拇指轻轻向前推动颏部使口张开。

4. 人工呼吸

(1)口对口和口对鼻通气。

(2)应用气囊–面罩进行人工通气:院内 CPR 时一般用气囊–面罩进行人工通气。单人进行气囊–面罩通气时,施救者一只手用拇指和食指扣压面罩,中指及其他手指抬起下颌,另一只手捏气囊,技术要求颇高,且容易疲劳。双人操作则容易保障有效地开放气道和通气。无论单人还是双人操作,通气量只需使胸廓隆起即可,频率保持在 8~10 次/min,避免快速和过分用力加压通气。过度通气(过多次吹气或吹气力量过猛)可能有害,应予避免。

无论采取何种方式通气,均要求在通气之前开始胸外按压。单人施救者应首先进行 30 次胸外按压,然后开放患者气道进行 2 次人工呼吸。

(二)高级心脏生命支持

1. 体表电除颤

(1)早期体表电除颤是心搏骤停后存活的关键,其理由如下:①目击下心搏骤停最常见的初始心律是室颤;②电击除颤是治疗室颤的有效手段;③除颤成功的可能性随时间推移而迅速降低(从患者倒地至首次电击的时间每延迟 1 分钟,死亡率增加 7%~10%);④若不能及时终止室颤,有可能在数分钟内转变为心室停顿等更加难治的心律失常。

(2)除颤器的类型:除颤机理是以一定能量电流瞬间通过心肌,使绝大部分心肌细胞发生同步去极化,从而恢复窦性节律。目前用于心搏骤停抢救的除颤器均为非同步体表除颤器,有手动除颤器和自动体表除颤器(automated external defibrillators, AEDs)两大类,按所输出的除颤电流特征又可分为单相波除颤器和双相波除颤器。双相波除颤是近年来应用日益广泛的技术,其优点是除颤成功率高、除颤电能小,从而造成的心肌损害轻微,已逐渐取代单相波除颤。AEDs 是专门为非急救专业人员设计的一种小型便携式除颤器,适用于公众场所或家庭,近年来也有主张在医院的普通医疗区域广泛配置。

（3）电除颤的适应证：室颤/无脉搏的室速（可电击性心律）是电除颤治疗的适应证。没有证据表明电除颤对治疗心室停顿等（非可电击性心律）有益，相反重复电击可能导致心肌损害。目前除颤器一般具有快速监测和诊断功能，确定是否存在室颤，不必要进行盲目除颤。

（4）电击除颤的技术要领：

①除颤电极：有手柄式和粘贴式两种，一般手动式除颤器多用手柄式电极，使用前需涂导电胶以减少与胸壁的电阻抗；AEDs多用粘贴式电极。两个电极并无左右正负之分。最常用的电击安放部位是胸骨心尖位（sternal-apical position），电极分别置于胸骨右缘第2肋间和左第五肋间腋中线。AEDs的粘贴式电极常用前后位，电极位置分别为左侧心前区和背部左肩胛骨下角处；

②除颤剂量（电击能量）：不同除颤仪和除颤波形所需要的电能不同，一般除颤器均在显著位置标明有效除颤电能，双相波初始电击使用120J~200J，其后选用相同或更大剂量。不了解使用设备的有效剂量范围时，可以使用设备的最大电能。单相波初始及后续电击均采用360J。若电击成功除颤后室颤复发，再次电击采用先前成功除颤的电能进行；

③电击前的CPR：对院外心搏骤停患者，应立即开始CPR，尽早电除颤。院内停跳一般发生于监测下或目击下，可考虑首先进行电除颤；

④电击次数：对所有室颤/无脉搏的室速电除颤治疗时，均采用单次电击策略。单次电除颤完毕立即恢复CPR，首先行胸外心脏按压，完成5个30:2周期（约2分钟）的CPR后，再停止CPR（暂停时间不超过10秒钟）检查是否恢复自主心律及脉搏。

2. 呼吸管理

在ALS阶段，开放呼吸道和保障充分通气仍然是重要的任务。常用于开放气道的辅助器械分为基本气道设备和高级气道设备两种。

①基本气道开放设备：指口咽通气道和鼻咽通气道，分别经口和鼻孔放置，深入到咽部，将后坠的舌根等软组织推开，从而解除梗阻。怀疑颅底骨折时，应避免选用鼻咽通气道；

②高级气道设备：包括气管内导管、食管气管联合导管（combitube）和喉罩（laryngeal mask）三种。一般认为，气管内导管是心搏骤停时管理气道的最佳方法，后二者可作为有效的替代措施。但进行气管插管等操作时必须中断胸外按压，应尽可能缩短按压中断时间。究竟选用何种方法，取决于心搏骤停现场的条件，以及施救者的经验和能力。

放置高级气道后便可连接呼吸机或呼吸囊进行辅助或控制通气。通气频率保持在10~12次/分钟，不必考虑通气/按压比，也无需中断胸外按压。呼吸兴奋剂的应用并不重要，因为多数情况下呼吸停止的原因是大脑血流灌注中断，只要及时重新建立自主循环和大脑血流灌注,自主呼吸常常最先恢复。

3. 建立复苏用药途径

抢救心搏骤停的用药途径有 3 种:静脉途径、骨髓腔途径、气管途径。一般优先采用静脉途径,静脉通路难以建立或根本无法建立时,考虑采用后二者。

静脉途径又分为外周静脉和中心静脉 2 种。与外周静脉比较,经中心静脉用药血浆药物峰浓度高,循环时间短。但中心静脉置管操作需要中断 CPR,并且有许多并发症。而外周静脉置管快捷简便,一般作为首选。为了促进药物尽快进入中心循环,经外周静脉用药须再推注 20ml 生理盐水,并抬高肢体 10~20 秒钟。

过去一般认为骨髓腔途径仅适用于无法建立血管通路的儿童患者,现已证明在成人也同样有效。经骨髓腔用药达到充分血浆浓度的时间与中心静脉相当。目前国外已有用于成人骨髓腔穿刺置管的套针上市。此外,骨髓腔途径也可以用于抽取骨髓进行静脉血气分析、电解质和血红蛋白浓度等检测。

4. 心肺复苏期间的静脉输液

如果心搏骤停与大量液体丧失导致的低血容量有关,应及时补液以迅速恢复血容量。对正常血容量的心搏骤停患者是否需要常规输液,尚无人类研究的资料。实验性 VF 动物的研究结果既不支持也不拒绝常规静脉输液。无低血容量存在时,过量输注液体似乎并无益处。复苏期间建立静脉通路的主要目的是用药。除非明确存在低血糖,一般应避免输注含葡萄糖溶液。输注含糖液体容易引起高血糖,从而加重停跳后的神经系统功能障碍。

5. 复苏药物

复苏药物应在脉搏检查后、除颤器充电时或除颤后尽早给药,给药时不应中断 CPR,抢救人员应该在下一次检查脉搏前准备下一剂药物,以便在脉搏检查后尽快使用。

(1)肾上腺素:肾上腺素的用法是 1mg 静脉或骨髓腔内注射,每 3~5 分钟重复 1 次。

(2)血管加压素:是天然的抗利尿激素,大剂量时刺激血管平滑肌上的 V1 受体,产生强效缩血管作用。虽然有证据表明血管加压素较肾上腺素具备部分优点,但目前尚无足够证据支持将血管加压素常规作为肾上腺素的替代,或与肾上腺素联合使用,也无证据证实其能够改善猝死患者的生存出院率。在 1mg 肾上腺素不能恢复自主循环时,可考虑应用血管加压素 40U 静脉注射。也可以用血管加压素 40U 代替首剂量或第二次剂量的肾上腺素。血管加压素可能在心室停顿的治疗时更有效。

(3)胺碘酮:胺碘酮可用于对 CPR、电击除颤和缩血管药等治疗无反应的 VF/无脉搏 VT 患者,初始剂量为 300mg,用 5% 葡萄糖液稀释到 20ml 静脉或骨髓腔内注射,随后可追加 150mg。

（4）利多卡因:是一种相对安全的抗心律失常药,但用于心搏骤停的抢救治疗,其短期或长期效果均没有得到证实。近年来的研究发现,利多卡因用于心搏骤停,自主循环恢复率低于胺碘酮,而心室停顿的发生率高于后者。故目前仅推荐在没有胺碘酮时应用利多卡因抢救心搏骤停。顽固性 VF/VT 而无胺碘酮可供使用时,可考虑静脉注射利多卡因 100mg（1~1.5mg/kg）。若 VF/VT 持续存在,每隔 5~10min 追加 0.5~0.75mg/kg,第 1 小时的总剂量不超过 3mg/kg。

（5）硫酸镁:镁缺乏时补充镁剂是有益的,但心搏骤停时常规使用镁剂的价值没有得到肯定。镁剂使用的指征包括:①对电击无效的顽固性 VF 并可能有低镁血症;②室性快速性心律失常并可能有低镁血症;③尖端扭转型室性心动过速;④洋地黄中毒。对电击无效的顽固性 VF,静脉注射硫酸镁的初始剂量为 2g（8mmol）,1~2 min 注射完毕,10~15min 后可酌情重复。镁离子抑制血管平滑肌收缩,引起血管扩张和与剂量相关的低血压,通常时间短暂,对输液和缩血管药等治疗反应良好。

（6）阿托品:阿托品是 M 型胆碱能受体拮抗剂,可阻断迷走神经对窦房结和房室结的作用,增加窦房结自主节律性,促进房室结传导。其应用指征为:血流动力学不稳定的窦性、房性或交界性心动过缓。用法为阿托品 1mg 静脉或骨髓腔内注射,可重复给予直至总量达 3mg。2010 年 AHA 指南不再建议在治疗无脉性心电活动/心搏停止时常规使用阿托品。

（7）钙剂:钙离子在心肌细胞收缩机制中有重要作用,但是极少有资料支持心搏骤停后应用钙剂能够提供任何益处。注射钙剂后的高血钙对于缺血心肌和受损脑细胞的恢复反而可能有害。仅在一些特殊情况下需及时补钙:①高钾血症;②低钙血症;③钙离子通道阻滞剂中毒。初始剂量为 10%氯化钙 10ml（含 Ca²⁺ 6.8mmol）静脉注射,必要时可重复。静脉推注过快可减慢心律,导致心律失常,心搏骤停时可加快推注速度。不宜与碳酸氢钠经同一通路同时补钙。

（8）碳酸氢钠:心搏骤停后可出现混合性酸中毒,既有呼吸性因素,又有代谢性因素。恢复酸碱平衡的最有效方法是通过良好的胸外按压以支持组织灌注和心输出量,争取迅速恢复自主循环,同时进行恰当的人工通气。仅在严重代谢性酸中毒时才进行纠酸治疗,而在心搏骤停和 CPR（尤其院外停跳）期间,或自主循环恢复后阶段,均不建议常规应用碳酸氢钠。复苏后动脉血气分析显示 pH<7.1（BE-10mmol/L 以下）时可考虑应用碳酸氢钠。有以下情况时可考虑积极应用:①存在危及生命的高钾血症或高血钾引起的停跳;②原有严重的代谢性酸中毒;③三环类抗抑郁药中毒。

应用碳酸氢钠的初始剂量为 1mmol/kg 静脉滴注,是否需要重复应根据血气分析的结果决定。也不必要完全纠正酸中毒,以免发生医源性碱中毒。

（三）停搏后处理

停搏后处理的主要内容有：体温管理（包括高热的控制和轻度低温疗法）、呼吸支持、循环支持、抽搐/肌阵挛的处理和血糖控制。

1. 体温管理

（1）高热的治疗：复苏后72小时内的体温升高均应进行积极的治疗。心搏骤停后最初24小时内发生高热甚为常见。研究表明，体温在37℃以上时，每升高1℃，不良神经学结局的风险便增加。故应该采用药物或主动性降温等方法将体温控制在正常范围。对于复跳后血流动力学稳定、自发出现的轻度低温（>32℃），也不必主动升温。

（2）亚低温：实施要点包括：①适应证：院外室颤性停跳、恢复自主循环后仍无意识的成人患者；院外非可电击性（PEA/心室停顿）停跳、复苏后仍昏迷的成人患者，低温治疗也可能有益；②目标温度和时间：中心体温控制在32℃~34℃，降温开始时间越早越好，至少持续12~24小时；③降温方法：体表降温一般利用降温毯或降温头盔等设备进行，方法简便无创，但达到目标体温时间长，有时甚至难以达到。静脉输注冷液体降温可以更快地将中心体温精确控制在目标体温。研究较多者系采用静脉快速输注冷却的晶体溶液（生理盐水或乳酸林格氏液）。文献报道，输注2L冷却到4℃的生理盐水后30分钟，可以使体温平均下降1.5℃；④并发症：低温治疗可能增加感染发病率、心血管功能不稳定、凝血功能障碍、血糖升高及电解质紊乱（低磷血症和低镁血症等），应做相应处理。低温过程中容易发生寒战，可酌情应用镇静剂进行处理；⑤复温：低温治疗期（12~24小时）应使体温逐渐恢复到正常水平，每小时回升0.25℃~0.5℃为宜。复温过程中应始终避免出现高热。

2. 自主循环恢复后的呼吸支持

自主循环恢复后缺氧和高碳酸血症，均可能增加再次停跳，或继发性脑损伤的风险，故保障充分的氧供和维持正常$PaCO_2$水平是复苏后呼吸管理的基本目标。

心搏停止时间短暂的患者，若自主呼吸功能完善，不需要进行气管插管和机械通气，但短时间内应继续经面罩或鼻导管给氧。对复跳后存在任何程度脑功能障碍的患者，均应进行气管插管，以保障气道通畅及便于机械通气。已插管者应予保留，并检查导管位置是否正确。完全无自主呼吸或自主呼吸恢复不完善者应该实施机械通气。

已有资料证明，心搏停止后过度通气引起的低碳酸血症，可导致脑血管收缩，降低脑血流量，从而加重脑缺血。过度通气还升高气道压，增加内源性PEEP，导致脑静脉压和颅内压升高，进而降低脑血流。应使$PaCO_2$维持在正常水平（40~45mmHg），并同时调节吸氧浓度使动脉氧饱和度≥94%，避免过高的吸入氧浓度带来的氧毒性。

3. 自主循环恢复后的循环支持

自主循环复苏后的早期阶段大多仍然需要应用缩血管药维持血压,应该加强血流动力学监测,一般应该进行动静脉穿刺置管以便监测直接动脉压和中心静脉压,必要时采用有创性或无创性心输出量监测。

4. 控制抽搐/肌阵挛

复苏期间任何时候发生的抽搐/肌阵挛均应积极控制。可选用苯二氮卓类、苯妥英、异丙酚或巴比妥类药,近年来较多应用异丙酚持续静脉输注。上述药物均可导致低血压,须恰当应用,并加强循环监测。不主张常规使用肌肉松弛剂。

5. 自主循环恢复后的血糖控制

一般认为,可参考普通重症患者的强化胰岛素治疗策略,用胰岛素将血糖控制在 8~10mmol/L 水平是合理的。

6. 脑复苏的转归(结局)

根据格拉斯哥-匹兹堡脑功能表现计分(CPC)划分为 5 级:

①脑功能完好:患者清醒警觉,有工作和正常生活能力;可能有轻度心理及神经功能缺陷、轻度语言障碍、不影响功能的轻度偏瘫、或轻微颅神经功能异常;

②中度脑功能残障:患者清醒,可在特定环境中部分时间工作或独立完成日常活动,可能存在偏瘫、癫痫发作、共济失调、构音困难、语言障碍、或永久性记忆或心理改变;

③严重脑功能残障:患者清醒,因脑功能损害依赖他人的日常帮助,至少存在有限的认知力,脑功能异常的表现各不相同:或可以行动、严重记忆紊乱或痴呆,或瘫痪而依赖眼睛交流,如闭锁综合征;

④昏迷及植物性状态:无知觉,对环境无意识,无认知力,不存在与周边环境的语言或心理的相互作用;

⑤死亡:确认的脑死亡或传统标准认定的死亡。其中脑功能完好和中度脑功能残障被认定为良好神经学结局。

(1)植物性状态:是指具有睡眠-觉醒周期、丧失自我和环境意识、但保留部分或全部下丘脑-脑干自主功能的一种临床状态。该状态可以是急慢性脑损害的恢复过程中的暂时表现,也可能是脑损害的不可逆永久性结局。植物性状态持续一个月以上称为持续植物性状态。

植物性状态的诊断标准包括:①没有自我和环境意识的任何表现,不能与他人交流;②对视觉、听觉、触觉或伤害性刺激,不能发生持续的、可重复的、有目的或自发的行为反应;③没有语言理解或表达的证据;④存在具有睡眠觉醒周期的间断觉醒状态;⑤下丘脑-脑干自主功能保留充分,足以保障在医疗和护理下生存;⑥大小便失禁;⑦不同程度的存在颅神经反射(瞳孔对光反射、头-眼反射、角膜反射、前庭-眼反射和呕吐反射)和脊髓反射。

(2)脑死亡:定义是全脑(包括脑干)功能不可逆性丧失的状态。其诊断包括先决条件、临床判定、确认试验和观察时间4个方面。①先决条件(昏迷原因明确、排除各种原因的可逆性昏迷);②临床判定(深昏迷、脑干反射全部消失和无自主呼吸);③确认试验:(脑电图呈电静息、经颅多普勒超声无脑血流灌注或体感诱发电位P36以上波形消失,其中至少一项阳性);④观察时间:首次判定后,12小时复查无变化,方可判定。

附:

妊娠期心脏骤停的处理

要点:

1. 孕妇置于左侧卧位,减轻对下腔静脉的压力,如子宫静脉回流阻塞会导致低血压或突发心脏骤停。

2.吸入100%氧气

3.横膈以上建立静脉通路

4.评估低血压:母体SBP低于100mmHg或低于基础血压80%需要治疗,因为胎盘灌注减少,对非心脏骤停的患者输注晶体和胶体,增加前负荷

5.考虑可逆的因素与治疗条件,防止病情恶化。

流程:

孕妇心脏骤停

第一反应者
启动孕妇心脏骤停抢救团队
记录心脏骤停时间
放置患者仰卧位
胸外按压,位置偏高

后续反应者

不要延迟除颤
使用经典的ACLS药物及剂量
用100%氧气通气
监测二氧化碳波形及质量
提供适当心脏骤停后管理

孕妇调整

横膈以上建立通路
需要治疗低血容量时给予液体
建立高级气道,警惕困难气道
如果患者在骤停前使用硫酸镁,停
用镁剂,使用氯化钙

妊娠子宫
手动左侧子宫转位,减轻对下腔静
脉的压迫

如果复苏4min没有建立自主循环,
考虑紧急剖宫产
复苏开始5min准备分娩

寻找并积极治疗可能的原因：

BEAU–CHOPS

B 出血/DIC

E 羊水栓塞/肺栓塞

A 麻醉意外

U 子宫收缩乏力

C 心脏因素

H 子痫前期/子痫/高血压

O 其他

P 胎盘早剥/前置胎盘

S 脓毒症

第十一章　妊娠期高血压疾病

妊娠期高血压疾病发病率占所有孕妇的5%~10%(美国),与产后出血、感染是孕产妇死亡的重要原因。子痫前期发病率占所有孕妇 3.9 %(Martin and colleagues,2009)。WHO 系统回顾全球孕产妇死亡率,在发达国家,妊娠相关高血压疾病可占到 16%(Khan and colleagues,2006)。

一、妊娠期高血压疾病的分类

参考:The Working Group of the NHBPEP—National High Blood Pressure Education Program(2000). 标准。

1. Gestational hypertension 妊娠期高血压—formerly termed pregnancy-induced hypertension. If preeclampsia syndrome does not develop and hypertension resolves by 12 weeks postpartum, it is redesignated as transient hypertension.

2. preeclampsia and eclampsia syndrome 子痫前期-子痫。

3. Preeclampsia syndrome superimposed on chronic hypertension 慢性高血压并发子痫前期。

4. Chronic hypertension. 妊娠合并慢性高血压。

中国 2012 年妊娠期高血压指南分类:

(一)妊娠期高血压

妊娠期出现高血压,收缩压 ≥140mmHg 和(或)舒张压≥90mmHg,于产后12 周恢复正常。尿蛋白(一),产后方可确诊。少数患者可伴有上腹部不适或血小板减少。

(二)子痫前期

轻度:妊娠 20 周后出现收缩压≥140mmHg 和(或)舒张压≥90mmHg 伴蛋白尿≥0.3g/24h。

重度:血压和尿蛋白持续升高,发生母体脏器功能不全或胎儿并发症。

子痫前期患者出现下述任一不良情况可诊断为重度子痫前期:①血压持续升高:收缩压≥160mmHg 和(或)舒张压≥110mmHg;②蛋白尿≥2.0g/24h 或随机蛋白尿≥(++);③持续性头痛或视觉障碍或其他脑神经症状;④持续性上腹部疼痛,肝包膜下血肿或肝破裂症状;⑤肝脏功能异常:肝酶 ALT 或 AST 水平升高;⑥肾脏功能异常:少尿(24h 尿量<400ml 或每小时尿量<17ml)或血肌酐>106μmol/L;⑦低蛋白血症伴胸水或腹水;⑧血液系统异常:血小板呈持续性下降并低于 100×10⁹/L;血管内溶血、贫血、黄疸或血 LDH 升高;⑨心力衰竭、肺水肿;⑩胎儿生长受限或羊水过少;⑪孕 34 周以前发病(II-2B)。

（三）子痫

子痫前期基础上发生不能用其他原因解释的抽搐。

（四）妊娠合并慢性高血压

妊娠 20 周前收缩压≥140mmHg 和(或)舒张压≥90mmHg,妊娠期无明显加重;或妊娠 20 周后首次诊断高血压并持续到产后 12 周以后。

（五）慢性高血压并发子痫前期

慢性高血压孕妇妊娠前无蛋白尿,妊娠后出现蛋白尿≥0.3g/24h;或妊娠前有蛋白尿,妊娠后尿蛋白明显增加或血压进一步升高或出现血小板减少<100×10⁹/L。

值得提出的是:

2013 年 11 月,美国妇产科医师学会妊娠期高血压工作组发布《2013 年妊娠期高血压诊断和管理指南》及相应的执行指南,在最新的证据指导下,对妊娠期高血压相关疾病诊断及治疗有很大的变化,很多理念,比如妊娠期高血压有关疾病的诊断、分型,诊治策略,与国内发布的《2012 年妊娠期高血压指南》与其有很大区别。

1. 2013 年最新分类提法:

孕期出现的高血压分以下四种:

A 子痫前期-子痫

B 慢性高血压(任何原因)

C 慢性高血压并子痫前期

D 妊娠期高血压

2. 重度强调和修改部分:

A 子痫前期作为孕期出现的特发的综合征,诊断的时候要减低对尿蛋白的依赖,个人理解尿蛋白在诊断子痫前期中的地位越来越低,即尿蛋白阴性可以诊断子痫前期,和以前对浮肿的理解一样。蛋白尿水平不再列入子痫前期诊断依据:子痫前期诊断主要依据为高血压相关实验室检查异常、肺水肿或神经系统症状,即使无蛋白尿也可诊断。尿蛋白/肌酐比值≥0.3 是子痫前期的诊断指标之一。

B 如果尿蛋白阴性患者,如果患者有高血压,同时有以下情况,也可以诊断子痫前期,这和以前提法截然不同,这些情况包括:

(1)血小板 10 万以下;

（2）肝功能损害:酶学指标升高 2 倍以上;

（3）新发肾功能损害:血肌酐大于 1.1 mg/dl,无原发肾脏疾病,血肌酐升高 2 倍;

（4）肺水肿;

（5）新发神经系统或者视觉功能障碍。

请注意:上述不是以前的诊断重度子痫前期标准。

C 妊娠期高血压:孕 20 周后,血压升高,尿蛋白阴性,且没有 B 中提到的情况者。

D 慢性高血压(任何原因):孕有高血压。

E 慢性高血压并子痫前期:慢性高血压基础上出现子痫前期。

二、诊断

（一）病史:注意询问妊娠前有无高血压、肾病、糖尿病、抗磷脂综合征等病史,了解此次妊娠后高血压、蛋白尿等征象出现的时间和严重程度,有无妊娠期高血压疾病家族史。

（二）高血压的诊断

血压的测量:测前被测者至少安静休息 5 分钟。取坐位或卧位,注意肢体放松,袖带大小合适。通常测右上肢血压,袖带应与心脏处同一水平(Ⅱ-2A)。

妊娠期高血压定义:同一手臂至少 2 次测量的收缩压≥140mmHg 和(或)舒张压≥90mmHg。血压较基础血压升高 30/15mmHg,但低于 140/90mmHg 时,不作为诊断依据,但须严密观察。对首次发现血压升高者,应间隔 4 小时或以上复测血压,如 2 次测量均为收缩压≥140mmHg 和(或)舒张压≥90mmHg 诊断为高血压。对严重高血压患者(收缩压≥160mmHg 和(或)舒张压≥110mmHg),为观察病情指导治疗应密切观察血压。

（三）尿蛋白检测和蛋白尿的诊断

高危孕妇每次产检均应检测尿蛋白(Ⅱ-2B)。尿蛋白检查应选用中段尿。对可疑子痫前期孕妇应进行 24h 尿蛋白定量检查。

尿蛋白≥0.3g/24h 或随机尿蛋白≥30mg/dL 或尿蛋白定性≥(+)定义为蛋白尿。

（四）辅助检查

1. 妊娠期高血压应定期进行以下常规检查:①血常规;②尿常规;③肝功能;④血脂;⑤肾功能;⑥心电图;⑦B 超。

2. 子痫前期、子痫视病情发展和诊治需要应酌情增加以下有关的检查项目:①眼底检查;②凝血功能;③血电解质;④超声等影像学检查肝、胆、胰、脾、肾等脏器;⑤动脉血气分析;⑥心脏彩超及心功能测定;⑦超声检查胎儿发育、脐动脉、子宫动脉等血流指数;⑧必要时头颅 CT 或 MRI 检查。

三、处理

妊娠期高血压疾病的治疗目的是预防重度子痫前期和子痫的发生,降低母胎围产期病率和死亡率,改善母婴预后。

治疗基本原则:休息、镇静、解痉,有指征的降压、补充胶体、利尿,密切监测母胎情况,适时终止妊娠。

应根据病情轻重分类,进行个体化治疗。

(1)妊娠期高血压:休息、镇静、监测母胎情况,酌情降压治疗

(2)子痫前期:镇静、解痉,有指征的降压、补充胶体、利尿,密切监测母胎情况,适时终止妊娠;

(3)子痫:控制抽搐,病情稳定后终止妊娠;

(4)妊娠合并慢性高血压:以降压治疗为主,注意子痫前期的发生。

(5)慢性高血压并发子痫前期:同时兼顾慢性高血压和子痫前期的治疗。

(一)评估和监测

妊娠高血压疾病在妊娠期病情复杂、变化快,分娩和产后生理变化及各种不良刺激均可能导致病情加重。因此,对产前、产时和产后的病情进行密切评估和监测十分重要。评估和监测的目的在于了解病情轻重和进展情况,及时合理干预,早防早治,避免不良临床结局发生(Ⅲ-B)。

1. 基本检查:了解头痛、胸闷、眼花、上腹部疼痛等自觉症状。检查血压、血尿常规。体质量、尿量、胎心、胎动、胎心监护。

2. 孕妇特殊检查:包括眼底检查、凝血指标、心肝肾功能、血脂、血尿酸及电解质等检查。(Ⅲ-B)

3. 胎儿的特殊检查:包括胎儿发育情况、B 超和胎心监护监测胎儿宫内状况和脐动脉血流等。(Ⅲ-B)

根据病情决定检查频度和内容,以掌握病情变化(Ⅲ-B)。

(二)一般治疗

1. 地点:妊娠期高血压患者可在家或住院治疗,轻度子痫前期应住院评估决定是否院内治疗,重度子痫前期及子痫患者应住院治疗。

2. 休息和饮食:应注意休息,并取侧卧位。但子痫前期患者住院期间不建议绝对卧床休息(I-D)。保证充足的蛋白质和热量。但不建议限制食盐摄入(Ⅱ-2D)。

3. 镇静:为保证充足睡眠,必要时可睡前口服地西泮 2.5~5mg。

(三)降压治疗

降压治疗的目的:预防子痫、心脑血管意外和胎盘早剥等严重母胎并发症。

收缩压≥160mmHg 和(或)舒张压≥110mmHg 的高血压孕妇应降压治疗;

收缩压≥140mmHg 和(或)舒张压≥90mmHg 的高血压患者可使用降压治疗。

目标血压:孕妇无并发脏器功能损伤,收缩压应控制在 130~155 mmHg,舒张压应控制在 80~105mmHg;

孕妇并发脏器功能损伤,则收缩压应控制在 130~139 mmHg,舒张压应控制在 80~89mmHg。

降压过程力求下降平稳,不可波动过大,且血压不可低于 130/80mmHg,以保证子宫胎盘血流灌注(Ⅲ-B)。

常用的口服降压药物常用有:拉贝洛尔(Ⅰ-A)、硝苯地平短效(Ⅰ-A)或缓释片(Ⅰ-B)。

如口服药物血压控制不理想,可使用静脉用药,常用有:拉贝洛尔(Ⅰ-A)、尼卡地平、酚妥拉明(Ⅱ-3B)。

孕期一般不使用利尿剂降压,以防血液浓缩、有效循环血量减少和高凝倾向(Ⅲ-B)。不推荐使用阿替洛尔和哌唑嗪(Ⅰ-D)。

硫酸镁不可作为降压药使用(Ⅱ-2D)。禁止使用血管紧张素转换酶抑制剂(ACEI)和血管紧张素Ⅱ受体拮抗剂(ARB)(Ⅱ-2E)。

1. 拉贝洛尔:a、β 肾上腺素能受体阻滞剂。用法:50mg~150mg 口服,3~4次/天。静脉注射:初始剂量 20mg,10min 后如未有效降压则剂量加倍,最大单次剂量 80mg,直至血压被控制,每天最大总剂量 220mg。静脉滴注:50mg~100mg 加入 5%GS 250ml~500ml,根据血压调整滴速,待血压稳定后改口服。

2. 硝苯地平:二氢吡啶类钙离子通道阻滞剂。用法:5mg~10mg 口服,3~4次/天,24h 总量不超过 60mg。紧急时舌下含服 10mg,起效快,但不推荐常规使用。

3. 尼莫地平:二氢吡啶类钙离子通道阻滞剂。可选择性扩张脑血管。用法:20mg~60mg 口服,2~3 次/天;静脉滴注:20mg~40mg 加入 5%葡萄糖溶液 250ml,每天总量不超过 360mg。

4. 尼卡地平:二氢吡啶类钙离子通道阻滞剂。用法:口服初始剂量 20~40mg tid。静脉滴注 1mg/h 起,根据血压变化每 10 分钟调整剂量。

5. 酚妥拉明:α 肾上腺素能受体阻滞剂。用法:10mg~20mg 溶入 5%GS 100ml~200ml,以 10μg/min 静脉滴注。必要时根据降压效果调整。

6. 甲基多巴:中枢性肾上腺素能神经阻滞剂。用法:250mg 口服,每日 3 次,以后根据病情酌情增减,最高不超过 2g/日。

7. 硝酸甘油:作用于氧化亚氮合酶,可同时扩张动脉和静脉,降低前后负荷,主要用于合并心力衰竭和急性冠脉综合征时高血压急症的降压治疗。起始剂量 5~10μg/min 静脉滴注,每 5~10 分钟增加滴速至维持剂量 20~50μg/min.

8.硝普钠:强效血管扩张剂。用法:50mg 加入 5%GS 500ml 按 0.5~0.8μg/kg/min 静脉缓滴。孕期仅适用于其他降压药物应用无效的高血压危象孕妇。产前应用不超过 4 小时。

(四)硫酸镁防治子痫

硫酸镁是子痫治疗的一线药物(I-A);也是重度子痫前期预防子痫发作的预防用药(I-A);硫酸镁控制子痫再次发作的效果优于地西泮、苯巴比妥和冬眠合剂等镇静药物(I-A)。除非存在硫酸镁应用禁忌或硫酸镁治疗效果不佳,否则不推荐使用苯妥英钠和苯二氮卓类(如地西泮)用于子痫的预防或治疗。对于轻度子痫前期患者也可考虑应用硫酸镁(I-C)。

1. 用法:

(1)控制子痫:静脉用药:负荷剂量硫酸镁 2.5~5g,溶于 10%GS 20ml 静推(15~20 分钟),或者 5%GS 100ml 快速静滴,继而 1~2g/小时静滴维持。或者夜间睡眠前停用静脉给药,改为肌肉注射,用法:25%硫酸镁 20ml+2%利多卡因 2ml 臀部肌内注射。24 小时硫酸镁总量 25~30g(I-A)。

(2)预防子痫发作(适用于子痫前期和子痫发作后):负荷和维持剂量同控制子痫处理。用药时间长短根据病情需要掌握,一般每天静滴 6~12 小时,24 小时总量不超过 25g。用药期间每日评估病情变化,决定是否继续用药。

2. 注意事项:

血清镁离子有效治疗浓度为 1.8~3.0mmol/L,超过 3.5mmol/L 即可出现中毒症状。使用硫酸镁必备条件:①膝腱反射存在;②呼吸≥16 次/分钟;③尿量≥25ml/小时或≥600ml/天;④备有 10%葡萄糖酸钙。镁离子中毒时停用硫酸镁并静脉缓慢推注(5~10 分钟)10%葡萄糖酸钙 10ml。如患者同时合并肾功能不全、心肌病、重症肌无力等,则硫酸镁应慎用或减量使用。条件许可,用药期间可监测血清镁离子浓度。

(五)扩容疗法

子痫前期孕妇需要限制补液量以避免肺水肿(Ⅱ-1B),不推荐扩容治疗(Ⅰ-E)。扩容疗法可增加血管外液体量,导致一些严重并发症的发生如肺水肿、脑水肿等。除非有严重的液体丢失(如呕吐、腹泻、分娩出血)或高凝状态者。子痫前期患者出现少尿如无肌酐升高不建议常规补液,持续性少尿不推荐使用多巴胺或呋塞米(Ⅰ-D)

(六)镇静药物的应用

应用镇静药物的目的是缓解孕产妇精神紧张、焦虑症状,改善睡眠,预防并控制子痫(Ⅲ-B)。

1. 地西泮(安定):口服 2.5~5.0mg,2~3 次/天,或者睡前服用,可缓解患者的精神紧张、失眠等症状,保证患者获得足够的休息。地西泮 10mg 肌注或者静脉注射(>2 分钟)可用于控制子痫发作和再次抽搐。

2. 苯巴比妥:镇静时口服剂量为 30mg/次,3 次/天。控制子痫时肌肉注射 0.1g。

3. 冬眠合剂:冬眠合剂由氯丙嗪(50mg),哌替啶(杜冷丁,100mg)和异丙嗪(50mg)三种药物组成,可抑制中枢神经系统,有助于解痉、降压、控制子痫抽搐。通常以 1/3~1/2 量肌注,或以半量加入 5%葡萄糖溶液 250ml,静脉滴注。由于氯丙嗪可使血压急剧下降,导致肾及胎盘血流量降低,而且对母胎肝脏有一定损害,故仅应用于硫酸镁治疗效果不佳者。

(七)利尿治疗

子痫前期患者不主张常规应用利尿剂,仅当患者出现全身性水肿、肺水肿、脑水肿、肾功能不全、急性心力衰竭时,可酌情使用呋塞米等快速利尿剂。甘露醇主要用于脑水肿。甘油果糖适用于肾功能有损伤的患者。严重低蛋白血症有腹水者应补充白蛋白后再应用利尿剂效果较好。

(八)促胎肺成熟

孕周<34 周的子痫前期患者预计 1 周内可能分娩的均应接受糖皮质激素促胎肺成熟治疗(I–A)。

用法:地塞米松 5mg,肌内注射,每 12 小时 1 次,连续 2 天;

或倍他米松 12mg,肌内注射,每天 1 次,连续 2 天;

或羊膜腔内注射地塞米松 10mg 1 次。

目前尚无足够证据证明地塞米松、倍他米松,以及不同给药方式促胎肺成熟治疗的优劣。

不推荐反复、多疗程产前给药。临床已有宫内感染证据者禁忌使用糖皮质激素。

(九)分娩时机和方式

子痫前期患者经积极治疗母胎状况无改善或者病情持续进展的情况下,终止妊娠是唯一有效的治疗措施。

1. 终止妊娠时机:

(1)妊娠期高血压、轻度子痫前期的孕妇可期待至孕 37 周以后

(2)重度子痫前期患者:

小于孕 26 周的经治疗病情不稳定者建议终止妊娠。

孕 26~28 周根据母胎情况及当地围生期母儿诊治能力决定是否可以行期待治疗。

孕 28~34 周,如病情不稳定,经积极治疗 24~48 小时病情仍加重,应终止妊娠;如病情稳定,可以考虑期待治疗,并建议转至具备早产儿救治能力的医疗机构(I–C)。

>孕 34 周患者,胎儿成熟后可考虑终止妊娠。

孕 37 周后的重度子痫前期可考虑终止妊娠(Ⅲ-B)。

(3)子痫:控制 2 小时后可考虑终止妊娠。

2. 终止妊娠的方式:

妊娠期高血压疾病患者,如无产科剖宫产指征,原则上考虑阴道试产(Ⅱ-2B)。但如果不能短时间内阴道分娩、病情有可能加重,可考虑放宽剖宫产指征。

3. 分娩期间注意事项:

①注意观察自觉症状变化;

②检测血压并继续降压治疗,应将血压控制在≤160/110 mmHg(Ⅱ-2B);

③检测胎心变化;

④积极预防产后出血(Ⅰ-A);

⑤产时不可使用任何麦角新碱类药物(Ⅱ-3D)。

(十)子痫的处理

子痫发作时的紧急处理包括一般急诊处理,控制抽搐,控制血压,预防子痫复发以及适时终止妊娠等。

子痫诊治过程中,要注意和其他强直性-痉挛性抽搐疾病(如癔病、癫痫、颅脑病变等)进行鉴别。同时,应监测心、肝、肾、中枢神经系统等重要脏器功能、凝血功能和水电解质酸碱平衡(Ⅲ-C)

1. 一般急诊处理:子痫发作时需保持气道通畅,维持呼吸、循环功能稳定,密切观察生命体征、尿量(应留置导尿管监测)等。避免声、光等刺激。预防坠地外伤、唇舌咬伤。

2. 控制抽搐:硫酸镁是治疗子痫及预防复发的首选药物。当患者存在硫酸镁应用禁忌或硫酸镁治疗无效时,可考虑应用地西泮、苯妥英钠或冬眠合剂控制抽搐(I-E)。子痫患者产后需继续应用硫酸镁 24~48 小时,至少住院密切观察 4 天。

3. 控制血压:脑血管意外是子痫患者死亡的最常见原因。当收缩压持续≥160mmHg,舒张压≥110mmHg 时要积极降压以预防心脑血管并发症(Ⅱ-2B)。

4. 适时终止妊娠:子痫患者抽搐控制 2 小时后可考虑终止妊娠。

(十一)产后处理(产后 6 周内)

重度子痫前期患者产后应继续使用硫酸镁 24~48 小时预防产后子痫。

子痫前期患者产后 3~6 天是产褥期血压高峰期,高血压、蛋白尿等症状仍可能反复出现甚至加剧,因此这期间仍应每天监测血压及尿蛋白(Ⅲ-B)。如血压≥160/110mmHg 应继续给予降压治疗(Ⅱ-2B)。哺乳期可继续应用产前使用的降压药物,禁用 ACEI 和 ARB 类(卡托普利、依那普利除外)(Ⅲ-B)。

注意监测及记录产后出血量,患者在重要器官功能恢复正常后方可出院(Ⅲ-I)。

四、管理

1. 健康教育和管理是妊娠期高血压疾病防治的重要内容。通过教育提高公众对于本病的认识，强化医务人员培训，制订重度子痫前期和子痫孕产妇抢救预案，建立急救绿色通道，完善危重孕产妇救治体系。

2. 危重患者转诊：重度子痫前期和子痫患者转诊前应在积极治疗同时联系上级医疗机构，在保证转运安全的情况下转诊。如未与转诊医疗机构联系妥当，或患者生命体征不稳定，或估计短期内产程有变化等，则应就地积极抢救。

3. 转出机构应有医务人员护送，并做好病情资料的交接。

4. 接受转诊的医疗机构需设有抢救绿色通道，重症抢救室人员、设备和物品配备合理、齐全。

5. 远期随访（产后 6 周后）：患者产后 6 周血压仍未恢复正常应于产后 12 周再次复查血压排除慢性高血压。建议内科会诊。

6. 妊娠期高血压疾病特别是重度子痫前期患者，远期罹患高血压（Ⅱ-2B）、肾病（Ⅱ-2B）、血栓形成（Ⅱ-2C）的风险增大。计划再生育者，如距本次妊娠间隔时间小于 2 年或大于 10 年，子痫前期复发风险增大（Ⅱ-2D）。应充分告知患者上述风险，加强筛查与自我健康管理。建议进行如下检查：尿液分析、血电解质、肌酐、空腹血糖、血脂以及标准 12 导联心电图（Ⅲ-I）。

7. 鼓励健康的饮食和生活习惯（I-B），如规律体育锻炼、控制酒精和食盐摄入（<6g/天）、戒烟等。鼓励超重患者控制体重（BMI：18.5~25kg/m²，腹围<80cm），以减少再次妊娠时发病风险（Ⅱ-2A）并利于长期健康（I-A）。

附1：

HELLP 综合征的诊断和治疗

HELLP 综合征以溶血、肝酶升高及血小板减少为特点，是妊娠期高血压疾病的严重并发症。多数发生在产前。

典型症状为全身不适，右上腹疼痛，体质量骤增，脉压增大。但少数患者高血压、蛋白尿临床表现不典型。

其确诊主要依靠实验室检查（Ⅲ-A）。

（一）诊断标准

1. 血管内溶血：外周血涂片见破碎红细胞、球形红细胞，胆红素≥20.5 μmol/L（即 1.2mg/dl），血清结合珠蛋白<250mg/L；

2. 肝酶升高：ALT≥40U/L 或 AST≥70U/L，LDH 水平升高；

3. 血小板减少:血小板计数<100×10⁹/L。

LDH 升高和血清结合珠蛋白降低是诊断 HELLP 综合征的敏感指标,常在血清未结合胆红素升高和血红蛋白降低前出现。HELLP 综合征应注意与血栓性疾病、血小板减少性紫癜、溶血性尿毒症性综合征、妊娠急性脂肪肝等鉴别。

(二)治疗

HELLP 综合证必须住院治疗(Ⅲ-A)。

在按重度子痫前期治疗的基础上(Ⅲ-A),其他治疗措施包括:

1. 有指征的输注血小板和使用肾上腺皮质激素;

血小板计数①>50×10⁹/L 且不存在过度失血或者血小板功能异常时不建议预防性输注血小板或者剖宫产术前输注血小板(Ⅱ-2D);②<50×10⁹/L 可考虑肾上腺皮质激素治疗(Ⅲ-I);③<50×10⁹/L 且血小板数量迅速下降或者存在凝血功能障碍时应考虑备血,包括血小板(Ⅲ-I);④<20×10⁹/L 时阴道分娩前强烈建议输注血小板(Ⅲ-B),剖宫产前建议输注血小板(Ⅲ-B)。

2. 适时终止妊娠

(1)时机:绝大多数 HELLP 综合征患者应在积极治疗后终止妊娠。只有当胎儿不成熟且母胎病情稳定的情况下方可在三级医疗单位进行期待治疗(Ⅱ-2C)。

(2)分娩方式:HELLP 综合征患者可酌情放宽剖宫产指征(Ⅲ-B)。

(3)麻醉:血小板计数>75×10⁹/L,如无凝血功能紊乱和进行性血小板下降,首选区域麻醉(Ⅲ-B)。

3. 其他治疗:目前尚无足够证据评估血浆置换或者血液透析在 HELLP 治疗中的价值(Ⅲ-I)。

附2:

2013 年 11 月,美国妇产科医师学会妊娠期高血压工作组发布《2013 年妊娠期高血压诊断和管理指南相关新进展:

一、慢性高血压的管理

1. 血压持续高于 160/105mmHg 者降压治疗目标范围:120/80mmHg-160/105mmHg。

2. 超声筛查胎儿生长受限是合适的;需要降压治疗,伴有子痫前期或胎儿生长受限的孕妇应进行产前胎儿监护。

二、子痫前期的管理

1. 不宜服用降压药物,除非血压持续超过 160/110mmHg。

2. 轻度妊娠期高血压或无明显症状的子痫前期（"轻度子痫前期"的首选术语）应在怀孕 37 周之前进行预先管理。

3. 怀孕 34 周之前的重度子痫前期孕妇、病情稳定的孕妇和胎儿状态稳定的孕妇，在适宜的条件下可以进行预先管理；对于那些实验室检查异常、胎儿生长受限或早产，分娩计划应推迟 48 小时，以便经历一个完整的产前类固醇的过程；孕妇或胎儿状态不稳定者，应立即启动分娩过程。

4. 对于重度子痫前期的孕妇，在胎儿具备生存能力之前不推荐给予预先管理。

5. 重度子痫前期的产妇在分娩前后应及时给予硫酸镁。

6. 产后诊断的子痫前期并伴有神经系统症状或严重高血压，应给予硫酸镁。

7. 妊娠期高血压和/或子痫前期产妇，产后血压监测应≥72 小时，产后 7:10 天再次进行监测。

三、子痫前期的预防

1. 有子痫前期病史，而且是反复发作或在孕 34 周之前发作的孕妇，应从妊娠早期结束时开始每天服用低剂量阿司匹林。

2. 不推荐通过卧床休息预防或治疗子痫前期。

四、有子痫前期病史者的护理

有早发或反复发作子痫前期病史者心血管疾病风险增加，应该每年评估血压、血脂、空腹血糖和体重指数。

五、建议更新点

1. 当高血压伴随一个或者一个以上严重症状时，子痫前期的诊断不再需要蛋白尿；蛋白尿用于子痫前期诊断的形式是：尿蛋白/肌酐比值≥0.3。

2. 硫酸镁只建议用于重度子痫前期患者。

六、评论

虽然该指南的对妊娠期高血压的推荐建议级别受到证据质量的限制，但是，从总体而言，美国妇产科医师学会出台了一个全面且实用的文件。

指南明确了蛋白尿在子痫前期诊断中的作用，反对卧床休息作为子痫前期的治疗方法，并推荐适当使用硫酸镁预防子痫发作，也许会改变许多临床医生的临床实践。

工作组将怀孕期作为一个女性未来健康的窗口，为具有心血管疾病风险的女性提供健康建议，这是值得称道的。

七、其他补充

1. 尽管针对子痫前期有很多预测方法，单独和联合，但是目前仍不推荐

2. 抗氧化剂维生素 C 和维生素 E 对预防子痫前期无效

3. 钙剂：可能对低钙摄入人群可以减低子痫前期的严重程度，对有充足的摄入钙的人群无效，比如美国

4. 推荐低剂量阿司匹林 60~80 mg 预防子痫前期或降低疾病严重程度。对于以下孕妇推荐孕期前三个月服用低剂量阿司匹林 60~80 mg 预防子痫前期，包括：早发性子痫前期病史，早产病史孕 34 周前，一次以上子痫前期病史者。

5. 卧床休息或者限制盐的摄入不降低子痫前期发病风险。

八、子痫前期(preeclampsia，PE)和 HELLP 综合征管理

1. 无严重并发症/临床特征的 PE，每天评估母亲症状及胎动，每周两次测血压，每周查一次血小板和肝脏酶学。

2. 对于血压在 160/110 mmHg 以下的轻度妊娠期高血压或者 PE 患者，不推荐降压治疗。

3. 无严重并发症/临床特征的 PE，不需要严格卧床休息。

4. 轻度 PE，无其他并发症，推荐期待至孕 37 周后终止妊娠。

5. PE 患者血压在 160/110 mmHg 以下，无严重并发症，不推荐用硫酸镁预防子痫。

6. 严重的 PE 患者，孕周超过 34 周，母胎情况不稳定，不考虑孕周，尽快终止妊娠。

7. 严重的 PE 患者，孕周小于 34 周，期待疗法推荐在有条件母儿监测的单位。

8. PE 患者血压在 160/110 mmHg 以上给予降压治疗。

9. 分娩时机不取决于蛋白尿。

10. PE 不一定需要剖宫产，取决于胎龄，母胎状况，宫颈条件等。

11. 严重的 PE，产时产后推荐用硫酸镁。

12. 子痫患者推荐硫酸镁。

13. 子痫前期患者，剖宫产术中推荐用硫酸镁预防子痫发作。

14. HELLP 综合征，孕 33 周，母胎状况稳定，应该延迟 24~48h，完成一个促胎肺剂量激素疗程后终止妊娠。

15. 严重 PE，无创血流动力学常规不推荐监测。

16. 产后新发高血压，有头痛、眼花，建议静脉给予硫酸镁。

17. 产后血压 150/100 需要降压处理。

第十二章 子痫前期性心脏病

一、定义

妊娠期高血压疾病性心脏病或称子痫前期性心脏病，指既往无心脏病史，在妊娠期高血压疾病的基础上，突发以左心衰竭为主的全心衰竭。

二、病理生理

核心——低排高阻。

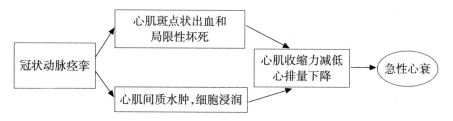

低排。

高阻。

全身小动脉痉挛——外周血管阻力增加——后负荷增加

三、诱因

常见:贫血、低蛋白、电解质紊乱、感染、补液过快、心律失常……

四、临床表现

1. 正确识别来自左心衰竭的信号

程度不等的呼吸困难。

劳力性呼吸困难:体力活动出现,回心血量增加。

端坐呼吸:半坐位,缓解,回心血量增加,肺静脉压升高,间质性肺水肿。

夜间阵发性呼吸困难:支气管黏膜淤血,小气道受压,间质性肺水肿,支气管痉挛,通气困难,心源性哮喘。

静息呼吸困难。

肺淤血可以引起咳嗽。

心衰患者的干咳是呼吸困难的等同症。

平卧位时的干咳是端坐呼吸的等同症。

急性肺水肿:起病急骤,病情可迅速发展至危重状态。突发的严重呼吸困难、端坐呼吸、喘息不止、烦躁不安并有恐惧感,呼吸频率可达 30~50 次/分;频繁咳嗽并咯出大量粉红色泡沫样血痰;听诊心率快,心尖部常可闻及奔马律;两肺满布湿罗音和哮鸣音。

心源性休克:

主要表现为:(1)持续低血压,收缩压降至 90mmHg 以下,或原有高血压的患者收缩压降低≥60mmHg,且持续 30 分钟以上。(2)组织低灌注状态,可有:①皮肤湿冷、苍白和发绀,出现紫色条纹;②心动过速>110 次/分;③尿量显著减少(<20ml/h),甚至无尿;④意识障碍,常有烦躁不安、激动焦虑、恐惧和濒死感;收缩压低于 70mmHg,可出现抑制症状如神志恍惚、表情淡漠、反应迟钝,逐渐发展至意识模糊甚至昏迷。(3)血流动力学障碍:PCWP≥18mmHg,心脏排血指数(CI)≤36.7ml/s.m²(≤2.2 L/min.m²)。(4)低氧血症和代谢性酸中毒。

2. 右心衰线索

体重增加、颈静脉充盈、肝-颈静脉回流征阳性、肝大、下肢浮肿、腹水……

3. 妊娠合并心脏病早期心衰

轻微活动即出现胸闷、心悸、气短,(劳力性/静息呼吸困难)。

休息时 HR>110 次/分,R>20 次/分。

夜间因胸闷坐起呼吸(端坐呼吸)。

肺底部少量持续湿罗音,咳嗽后不消失。

五、诊断

(一)急性左心衰竭的实验室辅助检查

1. 心电图:能提供许多重要信息,包括心率、心脏节律、传导以及某些病因依据入心肌缺血性改变、ST 段抬高或非 ST 段抬高心肌梗死以及陈旧性心肌梗死的病理性 Q 波等。还可检测出心肌肥厚、心房或心室扩大、束支传导阻滞、心律失常的类型及其严重程度如各种房性或室性心律失常(房颤、房扑伴快速性心室率、室速)、QT 间期延长等。

2. 胸部 X 线检查:可显示肺淤血的程度和肺水肿,如出现肺门血管影模糊、蝶形肺门,甚至弥漫性肺内大片阴影等。还可根据心影增大及其形态改变,评估基础的或伴发的心脏和(或)肺部疾病以及气胸等。

3. 超声心动图:可用以了解心脏的结构和功能、心瓣膜状况、是否存在心包病变、急性心肌梗死的机械并发症以及室壁运动失调;可测定左室射血分数(LVEF),监测急性心衰时的心脏收缩/舒张功能相关的数据。超声多普勒成像可间接测量肺动脉压、左右心室充盈压等。此法为无创性,应用方便,有助于快速诊断和评价急性心衰,还可用来监测患者病情的动态变化,对于急性心衰是不可或缺的监测方法。一般采用经胸超声心动图,如患者疑为感染性心内膜炎,尤为人工瓣膜心内膜炎,在心衰病情稳定后还可采用经食管超声心动图,能够更清晰显示赘生物和瓣膜周围的脓肿等。

4. 动脉血气分析:急性左心衰竭常伴低氧血症,肺淤血明显者可影响肺泡氧气交换。应监测动脉氧分压(PaO_2)、二氧化碳分压($PaCO_2$)和氧饱和度,以评价氧含量(氧合)和肺通气功能。还应监测酸碱平衡状况,本症患者常有酸中毒,与组织灌注不足、二氧化碳潴留有关,且可能与预后相关,及时处理纠正很重要。无创测定血样饱和度可用作长时间、持续和动态监测,由于使用简便,一定程度上可以代替动脉血气分析而得到广泛应用,但不能提供$PaCO_2$和酸碱平衡的信息。

5. 常规实验室检查:包括血常规和血生化检查,如电解质(钠、钾、氯等)、肝功能、血糖、白蛋白及高敏C反应蛋白(hs-CRP)。研究表明,hs-CRP对评价急性心衰患者的严重程度和预后有一定的价值。

6. 心衰标志物:B型利钠肽(BNP)及其N末端B型利钠肽原(NT-proBNP)的浓度增高已成为公认诊断心衰的客观指标,也是心衰临床诊断上近几年的一个重要进展。其临床意义如下:(1)心衰的诊断和鉴别诊断:如BNP<100ng/L或NT-proBNP<400ng/L,心衰可能性很小,其阴性预测值为90%;如BNP>400ng/L或NT-proBNP>1500ng/L,心衰可能性很大,其阳性预测值为90%。急诊就医的明显气急患者,如BNP/NT-proBNP水平正常或偏低,几乎可以除外急性心衰的可能性。(2)心衰的危险分层:有心衰临床表现、BNP/NT-proBNP水平又显著增高者属高危人群。(3)评估心衰的预后:临床过程中这一标志物持续走高,提示预后不良。

7. 心肌坏死标志物:旨在评价是否存在心肌损伤或坏死及其严重程度。(1)心肌肌钙蛋白T或I(CTnT或CTnI):其检测心肌受损的特异性和敏感性均较高。急性心肌梗死时可升高3~5倍以上,不稳定心绞痛和急性心肌梗死时显著升高;慢性心衰可出现低水平升高;重症有症状心衰存在心肌细胞坏死、肌原纤维不断崩解,血清中cTn水平可持续升高。(2)肌酸磷酸激酶同工酶(CK-MB):一般在发病后3~8h升高,9~30h达高峰,48~72h恢复正常;其动态升高可列为急性心肌梗死的确诊指标之一,高峰出现时间与预后有关,出现早者预后较好。(3)肌红蛋白:其分子质量小,心肌损伤后即释出,故在急性心肌梗死后0.5~2h便明显升高,5~12h达高峰,18~30h恢复,作为早期诊断的指标优于CK-MB,但特异性较差。伴急性或慢性肾功能损伤者肌红蛋白可持续升高,此时血肌酐水平也会明显增高。

（二）急性左心衰竭严重程度分级

主要有 Killip 法、Forrester 法和临床程度分级三种。Killip 法主要用于急性心肌梗死患者，根据临床和血流动力学状态来分级。Forrester 法可用于急性心肌梗死或其他原因所致的急性心衰，其分级的依据为血流动力学指标如PCWP、CI 以及外周组织低灌注状态，故适用于心脏监护室、重症监护室和有血流动力学监测条件的病房、手术室内。临床程度分级根据 Forrester 法修改而来，其个别可以与 Forrester 法一一对应，由此可以推测患者的血流动力学状态；由于分级的标准主要根据末梢循环的望诊观察和肺部听诊，无须特殊的检测条件，适合用于一般的门诊和住院患者。这三种分级法均以Ⅰ级病情最轻，逐渐加重，Ⅳ级为最重。以 Forrester 法和临床程度分级为例，由Ⅰ级至Ⅳ级病死率分别为2.2%、10.1%、22.4%和55.5%。

一、急性左心衰的监测方法

（一）无创性监测（Ⅰ类、B 级）

每个急性心衰患者均需应用床边监护仪持续测量体温、心率、呼吸频率、血压、心电图和血氧饱和度等。

（二）血流动力学监测

1. 适应证：适用于血流动力学状态不稳定、病情严重且效果不理想的患者，如伴肺水肿（或）心原性休克患者。

2. 方法：（1）床边漂浮导管（Ⅰ类、B 级）：可用来测定主要的血流动力学指标如右心房压力（中心静脉压）、肺动脉压力（PAP）、PCWP，应用热稀释法可测定 CO。可以持续监测上述各种指标的动态变化，酌情选择适当的药物，评估治疗的效果；（2）外周动脉插管（Ⅱa 类、B 级）：可持续监测动脉血压，还可抽取动脉血样标本检查；（3）肺动脉插管（Ⅱa 类、B 级）：不常规应用。对于病情复杂、合并心脏或肺部疾病者，其他检查难以确定时，可用来鉴别心原性或非心原性（例如肺源性）病因；对于病情极其严重，例如心原性休克的患者，可提供更多的血流动力学信息。

3. 注意：（1）在二尖瓣狭窄、主动脉瓣反流、肺动脉闭塞病变以及左心室顺应性不良等情况下，PCWP 往往不能准确反映左心室舒张末压。对于伴严重三尖瓣反流的患者，热稀释法测定 CO 也不可靠。（2）插入导管的各种并发症如感染、血栓形成或栓塞以及血管损伤等随导管留置时间延长而发生率明显增高。

二、急性左心衰竭的诊断步骤

可疑的急性左心衰竭患者根据临床表现和辅助性检查作出诊断评估。

三、急性左心衰竭的鉴别诊断

急性左心衰竭应与可引起明显呼吸困难的疾病如支气管哮喘和哮喘持续状态、急性大块肺栓塞、肺炎、严重的慢性阻塞性肺病（COPD）尤其伴感染等相鉴别，还应与其他原因所致的非心原性肺水肿（如急性呼吸窘迫综合征）以及非心原性休克等疾病相鉴别。

四、治疗

（一）急性心力衰竭的治疗的目标

短期内稳定生命体征，避免心衰进一步恶化，减轻患者呼吸困难症状；长期目标为：缩短重症监护室治疗时间、减少住院时间、延长再次住院间隔时间及死亡率下降。

（二）一般处理

1. 体位：静息时明显呼吸困难者应半卧位或端坐位，双腿下垂以减少回心血量，降低心脏前负荷。

2. 四肢交换加压：四肢轮流绑扎止血带，通常同一时间只绑扎三肢。可降低前负荷，减轻肺淤血和肺水肿。

3. 吸氧：呼吸困难明显的患者，尽早采用。可采用不同的方式，如鼻导管吸氧、面罩吸氧。对于肺水肿和低氧的患者，要保证气道通畅，如果无效可行气管内插管。对于心源性肺水肿的患者，短期的正压通气是必需的，这可使静脉回心血量减少。但无低氧血症的患者，增加吸氧浓度则有争议。

4. 控制出入量：急性心衰患者应严格控制饮水量和输液量。保持每天出入量负平衡约 500ml/d，严重肺水肿患者可负平衡至 1000~2000ml/d，甚至达 3000~5000ml/d，但应注意复查电解质并注意有无低血容量。

（三）药物治疗

1. 利尿剂

适于 AHF 伴肺淤血以及容量负荷过重者。减轻肺淤血，缓解呼吸困难。应首选袢利尿剂如呋塞米、布美他尼等。呋塞米先静脉注射 20~40mg，然后静脉滴注 5~40mg/h。若袢利尿剂疗效不佳，加用噻嗪类和（或）醛固酮受体拮抗剂。低血压、严重低钾血症或酸中毒者不宜应用。

大多数因肺水肿引起呼吸困难的患者，经静注利尿剂，由于其即刻的静脉扩张作用和随后的液体消除，可迅速缓解症状。其最佳剂量和给药途径（弹丸式或连续输注）尚未明确。

虽然袢利尿剂常规用于急性失代偿性心衰，并可明显降低容量负荷，但现在有人对这种常规使用提出质疑，因为在一些急性心衰的试验中，即使经过了多因素分析,利尿剂的使用剂量仍与死亡率相关。这个结果一方面可以解释为越严重的患者需要的利尿剂越大,但另一方面也应看到袢利尿剂明显降低了肾灌注和肾小球滤过率,加重了肾功能不全;还包括激活了神经内分泌,特别是肾素—血管紧张素—醛固酮和交感神经系统。尽管有以上争议,目前使用利尿剂仍是容量负荷过重的急性心衰的重要手段。建议使用过程中避免过渡利尿,造成肾功能不全。

2. 吗啡:可促进内源性组胺释放,扩张静脉并轻度扩张外周动脉,3.0mg缓慢静脉注射,必要时可重复。可显著改善 AHF 呼吸困难等症状,并可加强合并应用无创通气的效果。持续低血压、休克、意识障碍、COPD 等者禁用。

3. 血管扩张药物:降低左、右室充盈压和全身血管阻力,减轻心脏负荷,缓解呼吸困难。SBP<90mmHg,主动脉瓣及二尖瓣狭窄,肥厚性梗阻性心肌病禁用。

硝酸酯类:不减少每搏心输出量和不增加心肌氧耗情况下能减轻肺淤血。与呋塞米合用治疗 AHF 有效。硝酸甘油滴注起始剂量 5~10μg/min,逐渐加量,最大剂量 100~200μg/min。硝普钠宜根据血压从小剂量开始,并酌情逐渐增加剂量,应用过程中应密切监测血压,并根据血压调整维持剂量。

rhBNP(奈西立肽,nesiritide):属内源性激素物质,与人体内 BNP 完全相同。扩张静脉和动脉,降低前、后负荷,在无直接正性肌力作用情况下增加心排出量;还可抑制 RAAS 和交感神经系统

乌拉地尔:该药具有外周和中枢双重扩血管作用,可降低血管阻力,降低 PCWP,缓解呼吸困难;降低后负荷,增加心输出量。

表 12-1　静脉内用于治疗急性心衰的血管扩张剂

血管扩张剂	剂　量	主要副作用	其　他
硝酸甘油	开始 10~20μg/min,增加到 200 μg/min	低血压、头痛	连续使用可耐药
硝酸异山梨酯	开始 1mg/h,增加到 10mg/h	低血压、头痛	连续使用可耐药
硝普钠	开始 0.3μg/kg/min,增加到 5μg/kg/min	低血压、异氰酸盐中毒	对光过敏
奈西立肽	静推 2μg/kg+0.01 μg/kg/min 输注	低血压	

4. 正性肌力药

适于血压较低和对血管扩张药物及利尿剂反应不佳的肺水肿者。

洋地黄类:能增加心排量和降低左心室充盈压。毛花苷丙 0.2~0.4mg 缓慢静推。

多巴酚丁胺:降低交感神经张力,导致血管阻力降低;降低肺动脉压和

PCWP。短期应用可缓解症状,但无证据表明对降低死亡率有益,100~250μg/min静脉滴注。

磷酸二酯酶抑制剂:阻滞环磷酸腺苷的降解而发挥正性肌力作用,以及扩张外周血管作用。使用过程中的副作用包括心律失常和低血压。米力农,首剂25~50μg/kg 缓慢静脉注射,然后 0.25~0.50μg/(kg·min)静脉滴注。

左西孟旦:一种钙增敏剂,与肌钙蛋白 C 结合,加强收缩蛋白对钙离子的敏感性,增加心肌收缩力,但不增加细胞内的钙浓度。还介导 ATP 敏感的钾通道发挥血管舒张作用;增加心排量、降低 PCWP 和肺血管阻力,缓解呼吸困难。副作用为低血压。

SBP>100mmHg 并伴肺淤血者,宜应用呋塞米和血管扩张剂。SBP85~100mmHg 伴肺淤血者,宜应用血管扩张剂和(或)正性肌力药物。

5. 升压药

具有显著外周动脉血管收缩作用的药物如去甲肾上腺素(表 12-2)有时用于显著低血压的重病患者。用这类药目的在于升高血压并使心输出量从四肢重新分布到重要器官。然而,这类药可增加左室后负荷,并有类似于正性肌力药那样的不良反应(去甲肾上腺素和肾上腺素是其中最常用的药,具有正性肌力活性)。

多巴胺:大剂量(>5μg/kg/min)多巴胺有正性肌力和血管收缩活性。小剂量(<3μg/kg/min)多巴胺可选择性地扩张肾动脉并促进尿钠排出,但这是不确定的。多巴胺可引起低氧血症。应监测血氧饱和度,必要时给氧。

表 12-2　用于治疗急性心衰的正性肌力或升压或两者兼有的药物

药　物	静脉推注	输入速率
多巴酚丁胺	否	2~20μg/kg/min（β+）
多巴胺	否	<3μg/kg/min:肾作用(δ+)
		3~5μg/kg/min:正性肌力作用(β+)
		>5μg/kg/min:(β+),升压作用(α+)
米力农	257-5μg/kg 持 10~20min	0.375~0.75μg/kg/min
依诺昔酮	0.5-1.0mg/kg 持续 5~10min	5~20μg/min
左西孟坦 a	12μg/kg 持续 10min(可选)b	0.1μg/kg/min,可增加到 0.05 或 0.2μg/kg/min
去甲肾上腺素	否	0.2~1.0μg/kg/min
肾上腺素	复苏时可用 1mg i.v.每 3~5min 可重复用	0.05~0.5μg/kg/min

a:也是一种血管扩张剂;b:对低血压(收缩压低于 90 mmHg)的患者不推荐;a=α 肾上腺能受体;b=β 肾上腺能受体;δ=多巴胺受体。

表 12-3　急性心衰患者的治疗推荐

推　荐	推荐类别	证据水平
有肺充血/水肿而无休克的患者		
推荐静注袢利尿剂以改善呼吸困难并缓解充血。在静脉用利尿剂时,应定期监测症状、尿量、肾功能和电解质	I	B
对毛细血管氧饱和度<90%或 PaO_2<60mmHg (8.0kPa)的患者,推荐高流量给氧以纠正低氧血症	I	C
对还没有抗凝且对抗凝无禁忌证的患者,推荐血栓栓塞预防以降低深静脉血栓和肺栓塞的危险	I	A
对有肺水肿和呼吸频率>20 次/min 发绀的患者,应考虑无创通气(如 CPAP),以改善呼吸急促、降低高碳酸血症和酸中毒。无创通气可降低血压,对收缩压<85mmHg 的患者一般不要应用(应用时应定期监测血压)	IIa	B
对特别焦虑、烦躁不安或痛苦的患者,应考虑静注吗啡(与止吐剂合用)以缓解症状和改善呼吸困难。用药后应经常监测患者的警觉性和通气情况,因为吗啡能抑制呼吸	IIa	C
对有肺充血/水肿、收缩压>110mmHg、没有严重二尖瓣或主动脉瓣狭窄的患者,应考虑输注硝酸盐类以降低肺毛细血管楔压和全身血管阻力。硝酸盐也可缓解呼吸困难和充血。静脉应用时,应经常监测症状和血压	IIa	B
对有肺充血/水肿、收缩压>110mmHg、没有严重二尖瓣或主动脉瓣狭窄的患者,可考虑输注硝普钠以降低肺毛细血管楔压和全身血管阻力。对 AMI 应慎用。硝普钠也可缓解呼吸困难和充血。静脉应用时应经常监测症状和血压	III	B
不推荐应用正性肌力药,除非患者低血压(收缩压<85mmHg)、低灌注或休克,因为存在安全性担心(房性和室性心律失常、心肌缺血和死亡)	III	C
低血压、低灌注或休克的患者		
如果认为房性或室性心律失常是患者血流动力学受损的原因,推荐电复律以恢复窦性心律并改善患者的临床情况	I	C
对有低血压(收缩压<85mmHg)和/或低灌注的患者,应考虑静脉输注正性肌力药(如多巴酚丁胺)以增加心输出量、提高血压和改善外周灌注。应连续监测 ECG,因为正性肌力药能引起心律失常和心肌缺血	IIa	C
对尽管用了正性肌力药,仍有严重低灌注而有可逆的原因(如病毒性心肌炎)或可手术纠正的原因(如急性室间隔破裂)的患者,应考虑短期机械循环支持(作为一种"恢复过渡")	IIa	C
如果认为 β-阻滞剂是引起低灌注的原因,可考虑用左西孟坦(或磷酸二酯酶抑制剂)静脉输注,以逆转 β-阻滞剂的作用。应连续监测 ECG,因为正性肌力药能引起心律失常和心肌缺血,且因为这些药也是血管扩张剂,故应仔细监测血压	IIb	C
对尽管用了正性肌力药,仍有心源性休克的患者,可考虑用升压药(如多巴胺或去甲肾上腺素),以升高血压和增加器官灌注。应连续监测 ECG,因为这些药能引起心律失常和心肌缺血。应考虑动脉内血压监测	IIb	C

CPAP=连续正压气道通气;LBBB=左束支传导阻滞;LMWH=低分子量肝素

6. 其他药物治疗

应当用肝素或其他抗凝药预防血栓栓塞,除非有禁忌证或不必要(如目前在用口服抗凝剂治疗)。托伐普坦(一种血管加压素 V2 受体拮抗剂)可用于治疗顽固性低钠血症的患者(口渴和脱水是可识别的不良反应)。

表 12-4　急性心衰治疗的目标

立即(ED/CCU/ICU)
治疗症状
恢复氧合作用
改善血流动力学和器官灌注
限制心脏和肾脏损害
预防血栓栓塞
缩短 ICU 滞留时间
中间期(在医院)
稳定患者并优化治疗策略
启动并上调改变疾病的药物治疗
对适宜的患者考虑装置治疗
鉴别病因和相关的合并症
出院前和长期管理
计划随访策略
编入疾病管理方案,教育和启动适宜的生活方式调整
计划上调/ 优化改变疾病药物的剂量
确保评估适宜的装置治疗
预防早期再入院
改善症状、生活质量和生存率

ED=急诊室,CCU=冠心病监护病房, ICU=重症监护病房。

(四)稳定后的治疗

1. ACEI/ARB

对 EF 降低还没用 ACEI 或 ARB 的患者,只要血压和肾功能允许,应尽快启动这种治疗。在患者出院前,剂量尽可能上调,并计划在出院后完成剂量上调。

2. β-阻滞剂

对 EF 降低还没有用 β-阻滞剂的患者,在病情稳定后,如血压和心率允许,应尽快启动这种治疗。在患者出院前剂量应尽可能上调,并计划出院后完成剂量上调。已经显示,很多患者在一次失代偿发作过程中,β-阻滞剂治疗可以继续,并且在一次失代偿发作后出院前可安全启动。

3. 盐皮质激素受体拮抗剂(MRA—螺内酯)

对 EF 降低还没有用 MRA 的患者,如肾功能和血钾允许,应尽快启动这种治疗因为用于治疗心衰的 MRA 剂量对血压只有轻微影响,故在入院时即使血压相对较低的患者也可启动这种治疗。在出院前,剂量应尽可能上调,并计划在出院后完成剂量上调。

4. 地高辛

对 EF 降低的患者,可用地高辛控制房颤时的心室率,尤其是在还不可能上调 β-阻滞剂的剂量时。对严重收缩性心衰患者,地高辛还可缓解症状并降低因心衰住院的风险。

(五)非药物/非装置治疗

通常要限制钠摄入<2 g/d,并限制液体摄入<1.5~2.0 L/d(特别在低钠血症患者),尤其是在心衰急性发作伴有容量负荷过重的初始处理过程中,虽然没有坚实的证据支持这一实践。

(六)通气

无创持续正压气道通气(CPAP)和无创正压通气(NIPPV),对急性肺水肿患者,可缓解呼吸困难和改善某些生理测量指标(如氧饱和度)。然而,最近一项大型 RCT 显示,无创通气与标准治疗包括硝酸酯(90%的患者)和鸦片制剂(51%的患者)相比,既未降低死亡率也未降低气管内插管率。此结果与早先对几项小型研究的汇总分析所见相反。对肺水肿和严重呼吸窘迫或用药物治疗不能改善的患者,无创呼吸可用作辅助治疗以缓解症状。禁忌证包括低血压和呕吐。无创呼吸可引起气胸和意识障碍。

气管插管和有创通气:气管插管和有创通气的主要适应证是引起低氧血症、高碳酸血症和酸中毒的呼吸衰竭。体力耗竭、意识障碍和不能维持或保护气道是考虑插管和通气的其他原因。

(七)超滤

单纯静脉超滤有时被用于除掉心衰患者的液体,但通常保留用于对利尿剂无效或抵抗的患者。

(八)有创监测

1. 动脉内置管

仅对尽管进行了治疗仍有持续性心衰和收缩压低的患者,才考虑动脉内置管。

2. 肺动脉插管

对 AHF 的处理,左心导管一般没有作用,但可能有助于处理少数选择的急、慢性心衰患者。肺动脉插管仅在下述情况才考虑:(1)药物治疗困难;(2)持续低血压;(3)LV 充盈压不明;或(4)考虑心脏手术时。主要的担心是确保低血压(和肾功能恶化)不是由于 LV 充盈压不足引起的,在充盈压不足情况下,应减少利尿剂和血管扩张剂治疗(和可能需要容量置换)。相反,LV 充盈压和/或全身血管阻力增高可能提示应选择药物策略(即依血压而定,用正性肌力药或血管扩张剂治疗)。测定肺血管阻力及其可逆性是心脏移植前外科常规检查的一部分。

(九)稳定后的监测

心率、心律、血压和氧饱和度至少在入院后头 24 小时应连续监测,此后经常监测。与心衰相关的症状(即呼吸困难)和与所用的治疗不良反应相关的症状(即头晕)至少每天应评估。液体出入量、体重、颈静脉压、肺水肿和外周水肿(腹水)的程度应每天测量,以评估容量负荷过重的纠正。在静脉用药治疗期间和启动 RAS 抑制剂时或这些药的剂量有任何改变时,每天应监测血尿素氮、肌酐、血钾和血钠。

1. 对已经在服用利尿剂的患者,推荐用现有口服剂量的 2.5 倍,需要时可重复。

2. 脉冲式光电血氧计氧饱和度<90%或 PaO_2<60 mmHg(<8.0 kPa)。

3. 通常以 40%~60% 的氧浓度开始,逐步使 SpO_2>90%;对存在 CO_2 潴留的患者需要谨慎。

4. 例如,4~8mg 吗啡加 10 mg 甲氧氯普胺;观察呼吸抑制。需要时可重复。

5. 皮肤冷、脉搏弱、尿量少、意识障碍、心肌缺血。

6. 例如,开始静脉输入多巴酚丁胺 2.5μg/kg/min,根据反应或耐受情况(加量通常受到心率过快、心律失常或心肌缺血的限制),每 15min 剂量加倍。罕见需要>20 μg/kg/min 的剂量。多巴酚丁胺甚至可有轻度血管扩张活性,因其 β-2 肾上腺能受体兴奋作用所致。

7. 应定期观察患者的症状、心率/节律、SpO_2、SBP 和尿量,直到病情稳定和复。

8. 例如,开始以 10 μg/min 静脉输入,根据反应和耐受情况(加量通常受低血压限制)每 10 min 剂量可加倍。但罕见需要>100 μg/min 的剂量。

9. 充分反应包括:呼吸困难减轻和尿量足够(在头 2 小时尿量>100 mL/h),伴有氧饱和度增加(如有低氧血症)且通常心率和呼吸频率降低(应见于 1~2 h)。外周血流也可增多,表现为皮肤血管收缩减少、皮温增高且皮肤颜色改善。肺部罗音也减少。

10. 一旦患者感觉舒适并已建立稳定的利尿,可考虑撤除静脉治疗(代之以口服利尿治疗)。

11. 评估与心衰相关(呼吸困难、端坐呼吸、阵发性夜间呼吸困难)和与合并症相关(如由于心肌缺血所致胸痛)和治疗相关的不良反应(如症状性低血压)的症状。评估外周和肺充血/水肿、心率和节律、血压、外周灌注、呼吸频率和呼吸用力。还应检查心电图和血液生化/血液学(贫血、电解质紊乱、肾功能衰竭)。应检查脉冲式血氧定量(或动脉血气测定)并做超声心动图(如果还没有做的话)。

12. 对静脉注射利尿剂初始反应不足(经导尿证实不足)表现为观察 1–2 h 尿量<100 mL/h。

13. 对有持续性低血压/休克的患者,应考虑另选诊断(如肺栓塞)急性机械问题和严重的瓣膜病变(特别是主动脉瓣狭窄)。肺动脉导管可检出左室充盈压不足的患者,并明确患者的血流动力学状态,使血管活性治疗更有针对性。

14. 对无禁忌证的患者,应考虑主动脉内球囊反搏或其他机械循环支持。

15. 对无禁忌证的患者,应考虑连续气道正压通气或无创正压通气。

16. 如果低氧血症加重、呼吸衰竭、意识障碍加重等等,考虑气管内插管和有创通气。

17. 用双倍剂量的袢利尿剂,达到相当于呋塞米 500 mg(应在 4 h 内输入 250 mg 及以上的剂量)。

18. 尽管左室充盈压足够(推测或直接测量),如果对双倍剂量的利尿剂没有反应,则启动多巴胺 2.5μg/kg/min 静脉输入。为增强利尿不推荐更大的剂量。

19. 如果 17 和 18 步没能引起足够的利尿,且患者仍有肺水肿,应考虑静脉单纯超滤。

第十三章　产后出血与休克

一、定义

产后出血(postpartum hemorrhage,PPH)指胎儿娩出后 24h 内失血量超过 500ml,剖宫产手术标准:失血量超过 1000ml。

二、病因

4T

Tone(张力)	70%
Trauma(损伤)	20%
Tissue(组织)	10%
Thrombin(凝血)	1%

三、病理生理

产后出血导致失血性休克,DIC,MODS 仍是导致我国孕产妇死亡最主要的原因,对产后出血早期预警及识别,准确的监测,多学科联合救治仍是主要措施。

产后出血导致低血容量休克的主要病理生理改变:有效循环血容量急剧减少,导致组织低灌注、无氧代谢增加、乳酸性酸中毒、再灌注损伤以及内毒素易位,最终导致 MODS。

低血容量休克的最终结局与组织灌注相关,因此,提高其救治成功率的关键在于尽早去除休克病因的同时,尽快恢复有效的组织灌注,以改善组织细胞的氧供,重建氧的供需平衡和恢复正常的细胞功能。

有效循环血容量丢失触发机体各系统器官产生一系列病理生理反应,以保存体液,维持灌注压,保证心、脑等重要器官的血液灌流。

低血容量导致交感神经—肾上腺轴兴奋,儿茶酚胺类激素释放增加并选择性地收缩皮肤、肌肉及内脏血管。其中动脉系统收缩使外周血管总阻力升高以提升血压;毛细血管前括约肌收缩导致毛细血管内静水压降低,从而促进组织间液回流;静脉系统收缩使血液驱向中心循环,增加回心血量。儿茶酚胺类激素使心肌收缩力加强,心率增快,心排血量增加。

低血容量兴奋肾素—血管紧张素Ⅱ-醛固酮系统，使醛固酮分泌增加，同时刺激压力感受器促使垂体后叶分泌抗利尿激素，从而加强肾小管对钠和水的重吸收，减少尿液，保存体液。

上述代偿反应在维持循环系统功能相对稳定，保证心、脑等重要生命器官的血液灌注的同时，也具有潜在的风险，使血压下降在休克病程中表现相对迟钝和不敏感，导致若以血压下降作为判定休克的标准，必然贻误对休克时组织灌注状态不良的早期认识和救治；同时，代偿机制对心、脑血供的保护是以牺牲其他脏器血供为代价的，持续的肾脏缺血可以导致急性肾功能损害，胃肠道黏膜缺血可以诱发细菌、毒素易位。内毒素血症与缺血—再灌注损伤可以诱发大量炎性介质释放入血，促使休克向不可逆发展。

机体对低血容量休克的反应还涉及代谢、免疫、凝血等系统，同样也存在对后续病程的不利影响。肾上腺皮质激素和前列腺素分泌增加与泌乳素分泌减少可以造成免疫功能抑制，病人易于受到感染侵袭。缺血缺氧、再灌注损伤等病理过程导致凝血功能紊乱并有可能发展为弥散性血管内凝血。

组织细胞缺氧是休克的本质。休克时微循环严重障碍，组织低灌注和细胞缺氧，糖的有氧氧化受阻，无氧酵解增强，三磷酸腺苷（ATP）生成显著减少，乳酸生成显著增多并组织蓄积，导致乳酸性酸中毒，进而造成组织细胞和重要生命器官发生不可逆性损伤，直至发生 MODS。

四、早期识别与监测

低血容量休克的早期诊断对预后至关重要。传统的诊断主要依据为病史、症状、体征，包括精神状态改变、皮肤湿冷、收缩压下降（<90mmHg 或较基础血压下降大于 40mmHg）或脉压差减少（<20mmHg）、尿量<0.5ml/(kg·h)、心率>100次/分、中心静脉压（CVP）<5mmHg 或肺动脉楔压（PAWP）<8mmHg 等指标

1. 失血的分级（以体重 70kg 为例）

表 13-1

分级	失血量(ml)	失血量占血容量比例(%)	心率（次/分）	血压	呼吸频率（次/分）	尿量（ml/h）	神经系统症状
Ⅰ	<750	<15	<100	正常	14~20	>30	轻度焦虑
Ⅱ	750~1500	15~30	>100	下降	20~30	20~30	中度焦虑
Ⅲ	1500~2000	30~40	>120	下降	30~40	5~15	萎靡
Ⅳ	>2000	>40	>140	下降	>40	无尿	昏睡

2. 监测

（1）一般临床监测　包括皮温与色泽、心率、血压、尿量和精神状态等监测

指标。然而,这些指标在休克早期阶段往往难以表现出明显的变化。皮温下降、皮肤苍白、皮下静脉塌陷的严重程度取决于休克的严重程度。但是,这些症状并不是低血容量休克的特异性症状。心率加快通常是休克的早期诊断指标之一,但是心率不是判断失血量多少的可靠指标。比如较年轻病人可以很容易地通过血管收缩来代偿中等量的失血,仅表现为轻度心率增快。

血压的变化需要严密地动态监测。休克初期由于代偿性血管收缩,血压可能保持或接近正常。有研究支持对未控制出血的失血性休克维持"允许性低血压"(permissive hypotention)。然而,对于允许性低血压究竟应该维持在什么标准,由于缺乏血压水平与机体可耐受时间的关系方面的深入研究,至今尚没有明确的结论。目前一些研究认为,维持平均动脉压(MAP)在 60~80mmHg 比较恰当。

尿量是反映肾灌注较好的指标,可以间接反映循环状态。当尿量<0.5ml/(kg·h)时,应继续进行液体复苏

体温监测亦十分重要,一些临床研究认为低体温有害,可引起心肌功能障碍和心律失常,当中心体温<34℃时,可导致严重的凝血功能障碍。

(2)有创血流动力学监测

①MAP 监测　有创动脉血压(IBP)较无创动脉血压(NIBP)高 5~20 mmHg。持续低血压状态时,NIBP 测压难以准确反映实际大动脉压力,而 IBP 测压较为可靠,可保证连续观察血压和即时变化。此外,IBP 还可提供动脉采血通道。

②CVP 和 PAWP 监测　CVP 是最常用的、易于获得的监测指标,与 PAWP意义相近,用于监测前负荷容量状态和指导补液,有助于了解机体对液体复苏的反应性,及时调整治疗方案。CVP 和 PAWP 监测有助于对已知或怀疑存在心功能不全的休克病人的液体治疗,防止输液过多导致的前负荷过度。近年来有较多研究表明,受多种因素的影响,CVP 和 PAWP 与心脏前负荷的相关性不够密切。

③脉搏氧饱和度(SpO₂)　SpO₂ 主要反映氧合状态,可在一定程度上表现组织灌注状态。低血容量休克的病人常存在低血压、四肢远端灌注不足、氧输送能力下降或者给予血管活性药物的情况,影响 SpO₂ 的精确性。

④动脉血气分析　根据动脉血气分析结果,可鉴别体液酸碱紊乱性质,及时纠正酸碱平衡,调节呼吸机参数。碱缺失可间接反映血乳酸的水平。当休克导致组织供血不足时碱缺失下降,提示乳酸血症的存在。碱缺失与血乳酸结合是判断休克组织灌注较好的方法。

⑤动脉血乳酸监测　动脉血乳酸浓度是反映组织缺氧的高度敏感的指标之一,动脉血乳酸增高常较其他休克征象先出现。持续动态的动脉血乳酸以及乳酸清除率监测对休克的早期诊断、判定组织缺氧情况、指导液体复苏及预后评估具有重要意义。但是,血乳酸浓度在一些特别情况下如合并肝功能不全难以充分反映组织的氧合状态。研究显示,在创伤后失血性休克的病人,血乳酸初

始水平及高乳酸持续时间与器官功能障碍的程度及死亡率相关。

（3）实验室监测

①血常规监测　动态观察红细胞计数、血红蛋白（Hb）及红细胞压积（HCT）的数值变化，可了解血液有无浓缩或稀释，对低血容量休克的诊断和判断是否存在继续失血有参考价值。有研究表明，HCT在4h内下降10%提示有活动性出血。

②电解质监测与肾功能监测　对了解病情变化和指导治疗十分重要。

③凝血功能监测

在休克早期即进行凝血功能的监测，对选择适当的容量复苏方案及液体种类有重要的临床意义。常规凝血功能监测包括血小板计数、凝血酶原时间（PT）、活化部分凝血活酶时间（APTT）、国际标准化比值（INR）和D-二聚体。

五、治疗

（一）病因治疗：

宫缩乏力的产科临床的处理。

（1）子宫按摩或压迫法：

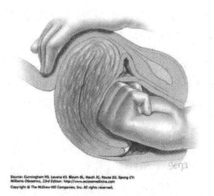

图 13-1

（2）应用宫缩剂：缩宫素，卡前列素氨丁三醇（商品名：欣母沛）；米索前列醇。

（3）手术/宫腔操作治疗：

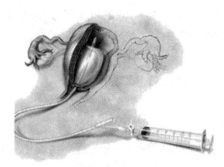

图 13-2

A. 宫腔填塞。

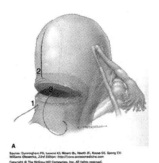

Source: Cunningham FG, Leveno KJ, Bloom SL, Hauth JC, Rouse DJ, Spong CY:
Williams Obstetrics, 23rd Edition: http://www.accessmedicine.com
Copyright © The McGraw-Hill Companies, Inc. All rights reserved.

图 13-3

B. B-Lynch 缝合。

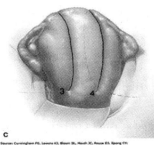

Source: Cunningham FG, Leveno KJ, Bloom SL, Hauth JC, Rouse DJ, Spong CY:
Williams Obstetrics, 23rd Edition: http://www.accessmedicine.com
Copyright © The McGraw-Hill Companies, Inc. All rights reserved.

图 13-5

C. 子宫动脉/髂内动脉结扎。

D. 选择性子宫动脉栓塞术。

E. 全子宫/次全切除术。

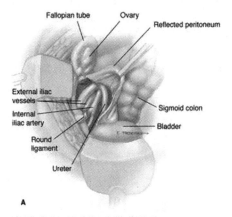

Source: Cunningham FG, Leveno KJ, Bloom SL, Hauth JC, Rouse DJ, Spong CY:
Williams Obstetrics, 23rd Edition: http://www.accessmedicine.com
Copyright © The McGraw-Hill Companies, Inc. All rights reserved.

图 13-7

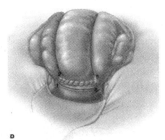

Source: Cunningham FG, Leveno KJ, Bloom SL, Hauth JC, Rouse DJ, Spong CY:
Williams Obstetrics, 23rd Edition: http://www.accessmedicine.com
Copyright © The McGraw-Hill Companies, Inc. All rights reserved.

图 13-4

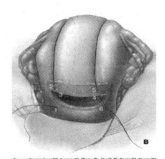

Source: Cunningham FG, Leveno KJ, Bloom SL, Hauth JC, Rouse DJ, Spong CY:
Williams Obstetrics, 23rd Edition: http://www.accessmedicine.com
Copyright © The McGraw-Hill Companies, Inc. All rights reserved.

图 13-6

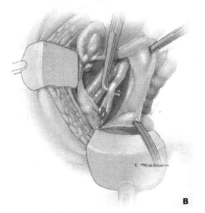

Source: Cunningham FG, Leveno KJ, Bloom SL, Hauth JC, Rouse DJ, Spong CY:
Williams Obstetrics, 23rd Edition: http://www.accessmedicine.com
Copyright © The McGraw-Hill Companies, Inc. All rights reserved.

图 13-8

（二）液体复苏

晶体溶液（如生理盐水和等张平衡盐溶液）

胶体溶液（如白蛋白和人工胶体）

由于5%葡萄糖溶液很快分布到细胞外间隙，因此不推荐用于液体复苏治疗。

1. 晶体液

液体复苏治疗常用的晶体液为生理盐水和乳酸林格液。在一般情况下，输注晶体液后会进行血管内外再分布，约有25%存留在血管内，而其余75%则分布于血管外间隙。因此，低血容量休克时若以大量晶体液进行复苏，可以引起血浆蛋白的稀释以及胶体渗透压的下降，同时出现组织水肿。另外，生理盐水的特点是等渗，但含氯高，大量输注可引起高氯性代谢性酸中毒；乳酸林格液的特点在于电解质组成接近生理，含有少量的乳酸。一般情况下，其所含乳酸可在肝脏迅速代谢，大量输注乳酸林格液应该考虑到其对血乳酸水平的影响。

2. 胶体液

目前有很多不同的胶体液可供选择，包括白蛋白、羟乙基淀粉、明胶、右旋糖苷和血浆。临床上低血容量休克复苏治疗中应用的胶体液主要有羟乙基淀粉和白蛋白。

羟乙基淀粉（HES）是人工合成的胶体溶液，不同类型制剂的主要成分是不同分子量的支链淀粉，最常用为6%的氯化钠溶液，其渗透压约为300mOsm/L。输注1升羟乙基淀粉能够使循环容量增加700~1000ml。天然淀粉会被内源性的淀粉酶快速水解，而羟乙基化可以减缓这一过程，使其扩容效应能维持较长时间。羟乙基淀粉在体内主要经肾清除，分子质量越小，取代级越低，其肾清除越快。有研究表明，HES平均分子质量越大，取代程度越高，在血管内的停留时间越长，扩容强度越高，但是其对肾功能及凝血系统的影响也就越大。在使用安全性方面，应关注对肾功能的影响、对凝血的影响以及可能的过敏反应，并且具有一定的剂量相关性。

目前临床应用的人工胶体还包括明胶和右旋糖苷，都可以达到容量复苏的目的。由于理化性质以及生理学特性不同，他们与羟乙基淀粉的扩容强度和维持时间略有差距，而在应用安全性方面，关注点是一致的。

白蛋白是一种天然的血浆蛋白质，在正常人体构成了血浆胶体渗透压的75%~80%，白蛋白的分子质量约66000~69000D。目前，人血白蛋白制剂有4%、5%、10%、20%和25%几种浓度。作为天然胶体，白蛋白构成正常血浆中维持容量与胶体渗透压的主要成分，因此在容量复苏过程中常被选择用于液体复苏。但白蛋白价格昂贵，并有传播血源性疾病的潜在风险。

3. 复苏治疗时液体的选择

胶体溶液和晶体溶液的主要区别在于胶体溶液具有一定的胶体渗透压,胶体溶液和晶体溶液的体内分布也明显不同。研究表明,应用晶体液和胶体液滴定复苏达到同样水平的充盈压时,它们都可以同等程度的恢复组织灌注。多个荟萃分析表明,对于创伤、烧伤和手术后的病人,各种胶体溶液和晶体溶液复苏治疗并未显示对病人病死率的不同影响。其中,分析显示,尽管晶体液复苏所需的容量明显高于胶体液,两者在肺水肿发生率、住院时间和 28 天病死率方面差异均无显著意义。现有的几种胶体溶液在物理化学性质、血浆半衰期等方面均有所不同。截至到目前,对于低血容量休克病人液体复苏时不同人工胶体溶液的选择尚缺乏大规模的相关临床研究。

目前,尚无足够的证据表明晶体液与胶体液用于低血容量休克液体复苏的疗效与安全性方面有明显差异。

4. 复苏液体的输注

(1)静脉通路的重要性　低血容量休克时进行液体复苏刻不容缓,输液的速度应快到足以迅速补充丢失液体,以改善组织灌注。因此,在紧急容量复苏时必须迅速建立有效的静脉通路。中心静脉导管以及肺动脉导管的放置和使用应在不影响容量复苏的前提下进行。为保证液体复苏速度,必须尽快建立有效静脉通路。

(2)容量负荷试验　一般认为,容量负荷试验的目的在于分析与判断输液时的容量负荷与心血管反应的状态,以达到即可以快速纠正已存在的容量缺失,又尽量减少容量过度负荷的风险和可能的心血管不良反应。容量负荷试验包括以下四方面:液体的选择,输液速度的选择,时机和目标的选择和安全性限制。后两条可简单归纳为机体对容量负荷的反应性和耐受性,对于低血容量休克血流动力学状态不稳定的病人应该积极使用容量负荷试验

(三)输血治疗

失血性休克时,丧失的主要是血液,但是,在补充血液、容量的同时,并非需要全部补充血细胞成分,也应考虑到凝血因子的补充。同时,应该认识到,输血也可能带来的一些不良反应甚至严重并发症。

1. 浓缩红细胞　为保证组织的氧供,血红蛋白降至 70g/L 时应考虑输血。血细胞压积升高约 3%。输血可以带来一些不良反应如血源传播疾病、免疫抑制、红细胞脆性增加、残留的白细胞分泌促炎和细胞毒性介质等。目前,临床一般制订的输血指征为血红蛋白≤70g/L。

2. 血小板　血小板输注主要适用于血小板数量减少或功能异常伴有出血倾向的病人。血小板计数$<50 \times 10^9$/L,或确定血小板功能低下,可考虑输注。对大量输血后并发凝血异常的病人联合输注血小板和冷沉淀可显著改善止血效果。

3. 新鲜冰冻血浆　输注新鲜冰冻血浆的目的是为了补充凝血因子的不足，新鲜冰冻血浆含有纤维蛋白原与其他凝血因子。有研究表明，多数失血性休克病人在抢救过程中纠正了酸中毒和低体温后，凝血功能仍难以得到纠正。因此，应在早期积极改善凝血功能。大量失血时输注红细胞的同时应注意使用新鲜冰冻血浆。

4. 冷沉淀　内含凝血因子V、Ⅷ、Ⅻ、纤维蛋白原等，适用于特定凝血因子缺乏所引起的疾病以及肝移植围术期肝硬化食道静脉曲张等出血。对大量输血后并发凝血异常的病人及时输注冷沉淀可提高血循环中凝血因子及纤维蛋白原等凝血物质的含量，缩短凝血时间、纠正凝血异常。

(四)严重产后出血的输血与输液管理

1. 死亡三角

理论上，输注新鲜全血更有利于在补充循环容量的同时维持血液功能成分的比例，避免发生稀释性凝血障碍，但是现有的血液保存技术限制了新鲜全血的使用，全血中的白细胞和血小板是导致输血不良反应的重要原因，因此全血输注已逐渐被成分输血替代，而成分血输注不恰当，大量出血与输血可能导致由低温酸中毒和凝血障碍形成的死亡三角。

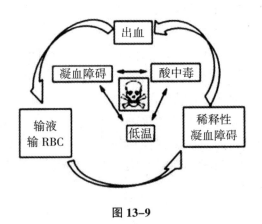

图 13-9

2. 二十、四十、八十原则

失血量：

超过血容量的20%即输注红细胞；

超过血容量的40%即输注血浆；

超过血容量的80%输注血小板。

3. 成分输血计算公式

中国将来源于200ml全血的血液制品定为1单位；

1单位红细胞悬液容量为120ml，取自200ml全血；

100ml 血浆容量取自 200ml 全血；

1 单位血小板相当于 200ml 全血中的血小板数量；

1 个治疗量血小板为 10~20 单位，相当于 2000~2400 全血中的血小板；

1 单位冷沉淀相当于 200ml 全血中的纤维蛋白原。

美国通常将来源于 400ml 全血的血液制品定为 1 单位。

1 单位红细胞悬液容量为 240ml，取自 400 全血；

1 单位血浆容量为 250ml，取自 400 全血；

1 单位血小板相当于 400ml 全血中的血小板数量；

1 个治疗量血小板为 6 单位，相当于 2400ml 全血中的血小板；

1 单位冷沉淀相当于 200ml 全血中的纤维蛋白原；

补充 1000ml 失血，在美国需要 2.5 单位（600ml）红细胞悬液和 2.5 单位（625ml）血浆，在中国需要需要输入 5 单位红细胞悬液和 500ml 血浆。

假定前提：患者血容量标准化估计为 5000ml

RBC 输入公式：

RBC 单位=（失血量–20%血容量）/200ml

=失血量–1000ml/200ml

冰冻血浆输入 ml=（失血量–40%血容量）/2

=失血量–2000ml/2

比如：估计产后失血量 4000ml，应输注：RBC15 u+血浆 1000 ml

血小板与纤维蛋白原的代偿能力相对较强，补充治疗时以冲击式输入更有助于止血，且可减少免疫相关不良反应，因此通常在失血量达到 80% 容量，或者红细胞的输入量达到 80%血容量时，冲击式输入 1 个治疗量的血小板。

血小板的输入量为公式：

输入血小板的治疗量=红细胞输入单位、20

即每输 20 单位红细胞，应输入 1 个治疗量血小板、10~20 单位

冷沉淀的输入通常在失血量接近 150%血容量，或者红细胞悬液的输入量接近 150%血容量时，冲击式输入 1 个治疗量的冷沉淀

输入冷沉淀的治疗量为公式：

输入冷沉淀治疗量=红细胞输入 U、30，即每输入来自 6000ml 全血的 30u 红细胞悬液，应输入 1 治疗量冷沉淀，相当于 10 单位冷沉淀。

4. 大量输血方案（massive transfusion protocol，MTP）

表 13-2　中国急性失血救治的 ATPC

临床判断			紧急输血治疗流程					治疗后总结			
血容量欠缺比例	欠缺血容量(ml)	治疗原则	序号	红细胞(U)	血浆(ml)	血小板(治疗量)	冷沉淀(U)	总红细胞(U)公式a	总血浆(ml)公式b	总血小板(U)公式c	总冷沉淀(U)公式d
20%以下	1000	输液	0								
20%~40%	1000~2000	输液、RBC	1	5				5			
40%~80%	2000~3000	输液、RBC、	2	5	500			10	500		
	3000~4000	血浆	3	5	500			15	1000		
80%~100%	4000~5000	输液、RBC、血浆、血小板	4	5	500	1		20	1500	1	
>100%	5000~6000	输液、RBC、血浆、血小板	5	5	500		10	25	2000		
	6000~7000		6	5	500			30	2500		10
	7000~8000	冷沉淀	7	5	500			35	3000		
	8000~9000		8	5	500			40	3500	2	
	9000~10000		9	5	500			45	4000		
	10000~11000		10	5	500			50	4500		
	11000~12000		11	5	500			55	5000		
	12000~13000		12	5	500	1	10	60	5500	3	20
	13000~14000		13	5	500			65	6000		
	14000~15000		14	5	500			70	6500		

(五)血管活性药与正性肌力药

低血容量休克的病人一般不常规使用血管活性药,研究证实这些药物有进一步加重器官灌注不足和缺氧的风险。临床通常仅对于足够的液体复苏后仍存在低血压或者输液还未开始的严重低血压病人,才考虑应用血管活性药与正性肌力药。

1. 多巴胺　是一种中枢和外周神经递质,去甲肾上腺素的生物前体。它作用于三种受体:血管多巴胺受体、心脏 β1 受体和血管 α 受体。1~3μg/(kg·min)主要作用于脑、肾、和肠系膜血管,使血管扩张,增加尿量;2~10μg/(kg·min)时主要作用于 β 受体,通过增强心肌收缩能力而增加心输出量,同时也增加心肌氧耗;大于 10μg/(kg·min)时以血管 α 受体兴奋为主,收缩血管。

2. 多巴酚丁胺　多巴酚丁胺作为 β1,β2-受体激动剂可使心肌收缩力增强,同时产生血管扩张和减少后负荷。

3. 去甲肾上腺素、肾上腺素和新福林　仅用于难治性休克,其主要效应是增加外周阻力来提高血压,同时也不同程度的收缩冠状动脉,可能加重心肌缺血。

(六)酸中毒

低血容量休克时的有效循环量减少可导致组织灌注不足,产生代谢性酸中毒,其严重程度与创伤的严重性及休克持续时间相关。

快速发生的代谢性酸中毒可能引起严重的低血压、心律失常和死亡。临床上使用碳酸氢钠能短暂改善休克时的酸中毒,但是,不主张常规使用。研究表明,代谢性酸中毒的处理应着眼于病因处理、容量复苏等干预治疗,在组织灌注恢复过程中酸中毒状态可逐步纠正,过度的血液碱化使氧解离曲线左移,不利于组织供氧。因此,在失血性休克的治疗中,碳酸氢盐的治疗只用于紧急情况或 pH<7.20。

（七）肠黏膜屏障功能的保护

失血性休克时,胃肠道黏膜低灌注、缺血缺氧发生得最早、最严重。胃肠黏膜屏障功能迅速减弱,肠腔内细菌或内毒素向肠腔外转移机会增加。此过程即细菌易位或内毒素易位,该过程在复苏后仍可持续存在。近年来,人们认为肠道是应激的中心器官,肠黏膜的缺血再灌注损伤是休克与创伤病理生理发展的不利因素。保护肠黏膜屏障功能,减少细菌与毒素易位,是低血容量休克治疗和研究工作重要内容。

（八）未控制出血的失血性休克复苏

未控制出血的失血性休克是低血容量休克的一种特殊类型,如产科出血。未控制出血的失血性休克病人死亡的原因主要是大量出血导致严重持续的低血容量休克甚至心搏骤停。

大量基础研究证实,失血性休克未控制出血时早期积极复苏可引起稀释性凝血功能障碍;血压升高后,血管内已形成的凝血块脱落,造成再出血;血液过度稀释,血红蛋白降低,减少组织氧供;并发症和病死率增加。因此提出了控制性液体复苏（延迟复苏）,即在活动性出血控制前应给予小容量液体复苏,在短期允许的低血压范围内维持重要脏器的灌注和氧供,避免早期积极复苏带来的副反应。

对出血未控制的失血性休克病人,早期采用控制性复苏,收缩压维持在80~90mmHg,以保证重要脏器的基本灌注,并尽快止血;出血控制后再进行积极容量复苏。

第十四章　凝血功能障碍

产科重症临床救治中经常有凝血功能障碍,常发生于以下情况:1. 产科相关出血,休克,DIC;2. 羊水栓塞导致凝血功能异常;3. 子痫前期重度、胎盘早剥导致凝血功能异常;4. 感染性休克(如稽留流产继发感染、产后感染、宫腔感染、子宫切口感染等)DIC;5. 血小板减少导致的凝血功能异常;6. 救治产科出血,没有及时补充凝血因子导致稀释性凝血病;7. 妊娠滋养细胞疾病;8. 手术创伤。

一、正常的凝血过程

(一)促凝机制

凝血过程可以被分为两个部分,即初步凝血(primary hemostasis)和继发凝血(secondary hemostasis),分别被称作"止血"和"凝血"。初步凝血以止血为目的,主要是血管和血小板的功能,即通过血管收缩和血小板聚集形成血小板血栓。在这个过程中,如果血小板数量太少或功能有缺陷(如血友病),或血管收缩无力即造成初步止血障碍,临床表现为出血时间延长。但这种初步形成的血小板血栓比较松软,难以抵御血流的冲击而需要加固,加固的过程就是继发凝血。

继发凝血涉及一系列凝血因子活化,它们环环相扣,呈瀑布样的级联反应,最后使纤维蛋白原转化为纤维蛋白,以交织成网状的结构将血小板牢牢锁住成坚固的血栓。继发凝血过程十分复杂,分为"内源性途径"和"外源性途径",是当今凝血理论的经典学说。

所谓内源性途径是指启动凝血过程的因素只来自凝血因子,没有外来成分的参与。简要的过程如下:当Ⅻ因子接触到受损血管暴露的胶原成分时便被激活,继而顺序激活Ⅺ和Ⅸ因子,Ⅸa再与Ⅷa结合为复合物而激活Ⅹ因子,Ⅹa继续激活Ⅱ因子(凝血酶原),最后纤维蛋白原被Ⅱa(凝血酶)降解为单体的纤维蛋白,并在ⅩⅢa作用下形成稳固的纤维蛋白多聚体。

所谓"外源性凝血"是指有外来成分参与凝血的启动,这个外来成分就是组织因子(TF)。TF是一种存在于多种细胞膜中的跨膜蛋白,平滑肌细胞、成纤维细胞及血管外层细胞都可恒定地表达 TF,以备在血管破损时迅速发挥作用。正常时血液中并不存在 TF,但如果发生组织、细胞损伤或全身炎症反应,TF 便可大量出现在血液中,并结合和激活Ⅶ因子,从而启动外源性凝血过程。

（二）抗凝机制

在凝血启动的同时,抗凝机制也迅速启动,并几乎涉及凝血过程的每一个步骤。在人体,最重要的抗凝物质有抗凝血酶(AT,旧称 ATⅢ)、蛋白 C(PC)和组织因子途径抑制物(TFPI)。

（三）纤溶机制

纤溶系统的功能是裂解纤维蛋白,使其在完成使命以后能被及时清除。纤溶系统在凝血启动后被激活,但很快便被 I 型纤溶酶原活化抑制因子(PAI-1)所抑制,直到数天后受损血管修复基本完成,PAI-1 的作用才消失,然后重新恢复纤溶。纤溶系统包括功能相互制衡的纤溶酶原、纤溶酶原激活物和纤溶抑制物。

二、凝血病的发生机制

产科重症患者凝血病的临床表现主要有两种类型:血液低凝和高凝。低凝表明凝血物质的缺失或功能损害;高凝则反映了促凝机制亢进或抗凝机制不足,但高凝在某些病症只是病程的一个中间阶段,最终也会因凝血物质的严重消耗而陷入低凝。

导致低凝最常见和直接的原因往往是,严重失血患者在进行液体复苏的同时没有补充足够的凝血物质,导致血小板和凝血因子的严重稀释和缺乏,这种情况在成分输血被广泛使用的今天尤为突出。这种原因所导致的凝血病被称作"稀释性凝血病"。

低体温(<35℃)也是发生低凝的重要原因。重症患者的低体温可见于严重创伤或休克、亚低温治疗、连续性血液净化或复苏输入大量低温液体等情况。

凝血物质的功能性改变还见于严重的酸中毒。不难理解,凝血过程是酶触反应,需要适宜的酸碱环境,故合并酸中毒的重症患者,其凝血功能也往往受到损害。由低温和酸中毒导致的凝血障碍可被称为"功能性凝血病"。

导致重症患者血液低凝的另一个原因是"消耗性凝血病",即过去所称的DIC,与前述的血液稀释、低温、酸中毒等原因直接导致的低凝不同,消耗性凝血病对凝血的影响是从高凝开始。产科急症(包括胎盘早剥、宫内死胎等)、sepsis 等,或是由于特殊组织可大量释放凝血活酶,或是由于剧烈的全身炎症反应,使凝血被启动。研究证实,全身炎症反应中所释放的 TNF-α、IL-1、IL-6等促炎因子可诱导内皮细胞和单核细胞增强 TF 的表达和释放而激活凝血,同时还损害内皮细胞的抗凝功能,故使血液处于高凝状态。持续的高凝造成凝血物质耗竭,于是发生血液低凝。这种低凝被称作"消耗性凝血病"。

消耗性凝血病的危害不仅在于引发出血倾向,还由于血小板和内皮细胞大量释放 PAI-1 而造成纤溶抑制。纤溶抑制使高凝产生的大量纤维蛋白得不到有效清除而被沉积在微血管床中,造成微循环损害并最终导致器官功能障碍。

2001 年国际血栓止血学会 DIC 专业委员会将 DIC 重新定义为:DIC 是不同原因所造成的,以血管内凝血激活并丧失局限性为特征的获得性的综合征。它来自或引发微血管损伤,严重时将导致器官衰竭。与旧定义和既往人们对 DIC 的认识相比,新定义的特点是:① 强调微血管体系损伤在引发 DIC 中的重要性,而不仅仅局限于凝血系统;② 没有提及出血和纤溶问题,因为隐蔽但同时也更重要的问题是:由于存在强大的抑制纤溶的因素,故相对于大量形成的纤维蛋白,纤溶虽然活跃,但更可能是不足,并导致大量纤维蛋白在微血管床沉积,进而造成器官功能障碍。

三、凝血病的临床表现及诊断

(一)临床表现

出血倾向,如小伤口出血不止、已停止出血的伤口再度出血、小的针孔渗血, 甚至无明显诱因出现皮下大片淤斑,而此时的凝血病实际已经比较严重。消耗性凝血病早期可能有高凝表现,但容易被忽略,严重者往往合并难以纠正的休克和器官功能障碍。

(二)获得性凝血病的诊断

根据病史、临床表现和实验室检查能够对不同类型的凝血病作出诊断。

1. 病史

对大量液体复苏却没有给予足够的凝血物质,以及合并休克、低温、严重酸中毒的重症患者,如果发生出血倾向,均应考虑发生稀释性或功能性凝血病的可能。而在产科急症、sepsis 等病例则应高度警惕消耗性凝血病的发生,特别是有短暂高凝的表现,同时伴有急剧进展的休克、全身炎症反应和器官功能障碍的患者。

2. 实验室检查

(1)血小板计数:正常对照参考值 $100\sim300\times10^9$/L。稀释性凝血病和消耗性凝血病均显示血小板计数降低,而功能性凝血病可以正常。

(2)出血时间(BT):正常对照参考值 1~3min(Duke 法)或 1~6min(Ivy 法),主要决定于血小板数量,也与血管收缩功能有关。血小板计数$<100\times10^9$/L 可以导致 BT 延长。但在由低温和酸中毒导致的功能性凝血病,虽然 BT 延长,血小板计数可以正常。BT 缩短见于高凝早期。由于方法不一,试验受干扰因素较多,敏感性和特异性较差,故价值有限。

(3)活化凝血时间(ACT):正常参考值 70~130s,为内源性凝血途径状态的筛选试验,延长见于凝血因子减少及抗凝物质(如肝素、双香豆素或纤溶产物)增加;缩短可见于高凝早期;ACT实验多在使用大剂量肝素抗凝时进行监测。

(4)激活的部分凝血活酶时间(APTT):正常参考值31.5~43.5s,为反映内源性凝血途径的试验。凝血因子减少或抗凝物质增加导致APTT延长;缩短可见于高凝早期。

(5)凝血酶原时间(PT)、凝血酶原时间比值(PTR)和国际标准化比值(INR):是反映外源性凝血途径的试验。PT正常参考值11~14s(Quick一期法)。为使结果更准确,采用受检者与正常对照的比值,称为PTR,正常参考值为0.82~1.15。为进一步达到国际统一,又引入国际敏感度指数(ISI)对PTR进行修正,即INR=PTRISI,正常参考值与PTR接近。凝血因子减少或抗凝物质增加可导致上述三项试验延长,而高凝则导致缩短。

(6)凝血酶时间(TT):是测定凝血酶将纤维蛋白原转化为纤维蛋白的时间,正常参考值为16~18s。纤维蛋白原含量不足(<100mg/dl)或有抗凝物质,如肝素、纤维蛋白裂解产物存在下,可使TT延长。

(7)纤维蛋白原含量(Fig、Fbg):正常参考值为2.0~4.0g/L,下降提示消耗增加。由于炎症反应导致纤维蛋白原增加,故敏感性较低,较严重的消耗方导致其下降,故特异性较好。

(8)纤维蛋白原降解产物(FDP):ELISA法正常参考值<10mg/L。FDP包括纤维蛋白原和纤维蛋白降解产物,故对反映纤溶的特异性较差。

(9)D-二聚体(D-dimmer):胶乳凝集法阴性,ELISA法正常参考值<400μg/L。D-二聚体只来自纤维蛋白降解产物,故对诊断血栓性疾病和消耗性凝血病等继发性纤溶疾病有较高的特异性。原发性纤溶D-二聚体不会升高,对于鉴别继发与原发性纤溶十分重要。

(10)血浆鱼精蛋白副凝试验(3P试验):高凝产生过量的纤维蛋白单体,鱼精蛋白能够使纤维蛋白单体聚合成胶状或条状物。3P试验可检出>50μg/ml的纤维蛋白单体,故具有较高的敏感性。消耗性凝血病的早、中期试验呈阳性,但后期可以呈阴性。

有关凝血因子的检测,虽然凝血病时普遍存在不同程度的异常,但诊断价值并不大,主要用于抗凝治疗中对抗凝药物(肝素)剂量的监测和调整。低温导致的凝血病比较特殊,如果有出血倾向而PT和APTT结果"正常",对于确诊低温凝血病有重要价值。此外,如果APTT延长但PT正常,消耗性凝血病的可能性也不大。

对于消耗性凝血病,上述检测能够反映其两个基本病理特征:凝血物质的消耗和继发性纤溶,临床可以根据不同类型的凝血病的诊断需要来选择。诊断消耗性凝血病最重要的检查应该是血小板计数和D-二聚体:如果血小板急剧下降伴有 D-二聚体大幅度升高,结合高危因素,消耗性凝血病基本可以确诊。反之,如果血小板和 D-二聚体正常,几乎可以排除消耗性凝血病,但代偿期除外。

四、凝血病的治疗

(一)补充凝血因子

1. 血小板　手术创伤患者血小板>100×10⁹/L 可以不输,<50×10⁹/L 应考虑输,血小板计数介于二者之间,应根据自发性出血情况及伤口或创面渗血情况决定,如果术中出现不可控制的渗血,确定血小板功能低下,血小板输注不受上述规定的限制。

内科患者血小板>50×10⁹/L 可以不输,<5×10⁹/L 应立即输注血小板,10~50×10⁹/L 根据临床出血情况决定。

输注剂量 2 单位浓缩血小板/10kg 体重。血小板输注后的峰值决定效果,缓慢输注效果较差,应一次足量快速输入,最好 20~30 分钟输完

2. 新鲜冰冻血浆　手术创伤患者及内科患者需要输注新鲜冰冻血浆时,常规剂量 10~15ml/kg。

3. 冷沉淀　冷沉淀主要用于补充纤维蛋白原,纤维蛋白原>1.5g/L 不必输注,1~1.5g/L 根据出血情况决定,<0.8~1g/L 应考虑输注,常规剂量 1~1.5 单位/10kg 体重。

(二)稀释性和功能性凝血病的治疗

对于稀释性凝血病,在液体复苏的同时应补充包括血小板、新鲜冻血浆、冷沉淀等在内的凝血物质,但对补充方法及用量并无一致的看法,多数属于经验性治疗。

对于低温引发的功能性凝血病,要采用复温治疗,但复温方法略显复杂。一般主张同时进行侵入性(如胸、腹腔温热盐水灌洗,或温热置换液行持续动-静脉复温等方法)和非侵入性(如升温毯)快速复温,在体温升至 35℃ 以后则单独使用升温毯缓慢升温,所有输注液体均应予以加温至 39℃。

纠正酸中毒显然是治疗酸中毒引发的凝血病的措施。对于 pH<7.20 时,短时间小剂量给予碳酸氢钠是必要的,但不宜过度依赖药物,也不宜用药物将 pH 提升至正常。由于代谢性酸中毒往往是休克或低灌注的反映,故积极的复苏治疗是纠正酸中毒的根本治疗,应通过改善组织灌注纠正酸中毒。

(二)消耗性凝血病(DIC)的治疗

1. 去除引发消耗性凝血病的诱因是最根本和有效的治疗。

2. 输注血小板、新鲜冰冻血浆、冷沉淀、凝血酶原复合物、纤维蛋白原等被消耗的凝血物质,但这些补充治疗应该在抗凝治疗开始后进行。对有出血倾向和 PLT 小于 50×10⁹/L 的患者可以输注血小板,但对无出血倾向者可放宽至

$10\sim20\times10^9/L$,但对于已有出血者可不受限于血小板水平。

3. 抗凝治疗:肝素仍是抗凝药物的首选,原则是早期应用、疗程足。近年主张使用低剂量。推荐的剂量是,成人约 $6000\sim12000\mu/d$,或 $300\sim600\mu/h$,连续静滴,直到消耗性凝血病被完全控制。重症消耗性凝血病或合并酸中毒者可适当增加肝素用量;而合并肝、肾损害应减少用量。由于低分子肝素出血风险较小,而且有报告称其疗效不亚于普通肝素,故近年来有使用低分子肝素取代普通肝素的趋势。

4. 肝素可以静脉或皮下,连续或间断给药,使用静脉途径时推荐连续给药。

5. 使用肝素期间,应常规监测 APTT,维持其在正常对照的 $1.5\sim2.5$ 倍,以此调整肝素剂量;使用低分子肝素可以不进行 APTT 监测。

6. 虽然消耗性凝血病存在纤溶活跃的证据,但不主张进行抗纤溶的治疗,因为与大量产生的纤维蛋白血栓相比,患者的纤溶能力实际上不足。

7. 严重消耗性凝血病往往同时伴有严重的休克和器官功能障碍,故对休克和器官功能障碍的治疗也是消耗性凝血病治疗的组成部分。

第十五章　羊水栓塞

羊水栓塞是产科最危险的情况,其发生率大约为 1/40000,报道的死亡率为 20%~60%。病理生理学表现为在分娩过程中母胎生理屏障的破坏导致羊水暴露,随后出现的不正常反应。此反应和其随后出现的损伤主要涉及促炎症介质的激活,与经典系统性炎症反应综合征(SIRS)相似。由于缺乏普遍公认的诊断标准,其他急性严重母体疾病与此病临床症状相似,且疾病严重程度表现范围比较广,以至于我们对此综合征仍然理解甚少。临床数据基于人群和管理数据库,并不包括产科重症监护专家进行的个体化病历审查,这些妇女中有的可能未患羊水栓塞,从而可能高估了发病率,低估了死亡率。由于羊水栓塞危险因素的数据不一致且存在矛盾,当前证实修订标准产科实践也没有找到可以降低羊水栓塞发生的公认的危险因素,母亲治疗方面主要是支持为主,然而对证实出现呼吸心搏骤停的孕妇应立即终止妊娠,这对于改善新生儿结局至关重要。

认识到羊水栓塞已有 100 多年了,并将此综合征定义为羊水栓塞,并被认为是产科最神秘和最具有毁灭性的情况。尽管此种情况发生几率少,但在发展中国家,羊水栓塞仍是孕产妇第一位的死亡原因。多年来羊水栓塞是起源不清的经典病例,由于临床的重要性,通过不够严格的同行评议和质量较差的个案病例报道,选择不管是否存在矛盾的数据,均不能证实此综合征病理生理学的传统假设。近半个世纪,研究者们致力于寻求对此病的了解、预防和治疗。二十多年过去了,更严格的研究极大地改善了此种情况。

一、研究历史

尽管早在 1926 年就有人最早报告此综合征为羊水栓塞。但在 1941 年,由 Steiner 和 Luschbaugh 两位病理学家通过小规模病例报道第一次系统地描述了此种情况。作者报道了死于产时休克的孕产妇 32 例。其中有 8 例产妇经过细致的病理学检查在母亲的肺动脉循环血液中发现鳞状细胞和其他估计来源于胎儿的碎片及其他物质。尽管临床表现差异大,基于唯一相似的肺组织病理结果,这些作者认为所有患者均死于特殊的临床综合征。他们总结认为患者死于由羊水导致的肺栓塞,因此定义为羊水栓塞。

随后的 20 余年由于此肺部发现和病理生理特性,此病理生理学隐含意义从未遭到质疑。与 Steiner 和 Luschbaugh 报道的在患者肺部有病理发现相似，不管临床症状如何，均诊断为羊水栓塞，然而有的患者在循环中发现的细胞碎片与羊水栓塞无关的，这些报道却被忽视了。结果医学期刊上有许多病例报道仅仅基于尸检在肺动脉中发现了鳞状细胞或胎儿来源的细胞碎片即诊断为羊水栓塞，但描述的临床表现有很大的不同。然而，一个对 Steiner 和 Luschbaugh 的原始报道提供的临床细节进行批评性质的临床综述发现 8 名患者中有 7 名患者死于未诊断出的子宫破裂导致的败血症或产后出血，基于唯一的肺组织病理学发现这些都可以当做羊水栓塞新情况的线索。

在 20 世纪 80 年代，随着肺动脉导管引入产科重症监护病房，肺动脉组织病理学检查变得很常见。有几篇报道记录了在妊娠妇女体内已证实的病理发现，这些不同发生条件与羊水栓塞无关，既作为在平常分娩时胎儿细胞进入母体血液循环的结果，也常常在重症患者体内检测到组织学无明显区别的成人鳞状细胞，这些被认为是多个血管接入部位的副产品。在母亲肺动脉循环内检测到鳞状细胞，好处是引起了足够的注意，但同时也导致了误诊。这些研究发现引起了对 1941-1985 年间报道病例有效性的质疑，因为这些诊断仅仅基于病理发现。1948 年 Eastman 预言：对于分娩期不可解释的死亡病例我们应谨慎做出羊水栓塞的诊断"，这是出现较早的但通常被忽视的警示。

经过对这些情况初步描述，近 20 年来通过大规模的动物实验研究发现围绕羊水栓塞病理生理学性质的困惑是多方面。这些研究通过在各种类型动物体内中心循环注入整个或过滤过的人羊水或粪便，从而导致病理生理学的变化。许多研究基于 Steiner 和 Luschauh 初始的假设，设想了损伤动力学机制，总结如下：羊水以某种途径压入母体血液循环，由于羊水细胞碎片通过肺血管过滤导致了肺动脉血流受阻。此种阻塞导致了缺氧，右心衰和死亡。

尽管有这个假设，这些研究在动物实验对象上显示了难以置信的异质性群组生理变化。不幸的是这些研究发现未能与假设的传统的损伤机制相一致，这样的情况通常被忽视或被当做违反常规。更有意思的是仅有两个实验初始应用自体的或同种的羊水却未发现不良生理效应，尽管羊水注入量相当于 80% 的子宫容量的羊水！最容易被忽视的一个报道是给一个患卵巢肿瘤的女性反复注射了人羊水，结果无不良反应。这些研究均发现，将来自一个物种的大量羊水或胎儿排泄物注射到不同物种小动物的中心循环，有时候会引起不良生理效应，但这种观察与人类羊水栓塞综合征的相关性是最值得怀疑的。对此的客观评价证据相当清楚，即使大量同种羊水进入人中心循环通常是无害的。更多最近的动物实验研究用同种或自体的胎粪注射液（injectate）也产生了与传统模式描述的完全不同的生理效应。

鉴于存在诊断标准的错误和动物模型的缺陷，近二十年来在认识此疾病的一般情况、诊断和治疗方面的进展甚少。20世纪80年代，随着重症患者肺动脉导管插入术、母胎生理学基础科学研究等现代技术的发展，以及羊水栓塞第一次系统病例注册的建立，有几项公布的研究宣布羊水栓塞的现代纪元的到来。这些研究结果显示了令人惊奇的结果，引起对发病机理早期理论的重新评估和反对。

二、病理生理学

对经典羊水栓塞患者进行细致的中心血流动力学监测，结果发现同原始模型中简单的肺动脉床阻塞相比，前者血流动力学改变存在明显不同，并且更加复杂。这种血流动力学变化顺序的生理起源还不十分清楚，但似乎涉及病理生理反应的复杂级联反应，最后导致了与系统炎症反应综合征相似的异常前炎症因子介导系统的激活，分娩过程中这些物质随之进入含有胎儿抗原的母体循环（图15-1）。病例报道的动物模型中进行了快速和细致的经食管超声心动图检查，结果显示肺动脉症状和系统性高血压均是最初出现的，并且时间短暂。此后，有正常肺动脉压的左室功能严重抑制是人羊水栓塞的主要血流动力学改变，这些妇女的需存活时间足够长才能进行中心血流动力学监测。此种心肌功能受抑制表现为羊水栓塞诱导的肺损伤、心脏骤停、冠状动脉痉挛和直接的心肌缺血，这些在此种疾病的大鼠模型中也有表现。肺损伤模型与急性呼吸窘迫综合征一致，在幸存者中缺氧时肺部症状出现于分流的初始阶段。重要的是，此种条件下心脏和肺的表现不能视为完全不同，器官系统的功能失调通常彼此影响。

患者最初的临床表现并不包括致死性的心脏骤停，但常常会发生凝血功能障碍，这常常是最终死亡的主要原因。凝血功能障碍是羊水栓塞综合征经典的三大症状和体征之一。与羊水栓塞临床表现多变的性质一致，许多患者也可表现为与分娩时和出血时仅仅出现急性弥散性血管内凝血，而无任何明显的原发心肺功能失常的临床表现。凝血障碍的性质仍不完全清楚，其证据有矛盾。羊水表现为在体外缩短了凝血时间，诱导了血小板聚集和血小板 III 因子的释放，同时激活了 X 因子，促进了凝血级联反应的发生。羊水也被认为是一种凝血起始组织因子的来源之一，在兔模型中显示诱导了短暂的血小板减少。然而，研究者得出了相互矛盾的结论，有作者认为透明羊水中含有一定数量的促凝物质，足以引起明显的凝血功能障碍。妊娠后期羊水中发现有高水平的组织因子途径抑制剂抑制促凝血物的活性，实际上促成了这种罕见情况的发生。

产科只有两种情况会引起急性、严重的消耗性凝血功能障碍（而不是稀释性凝血功能障碍），一个是羊水栓塞，另一个是罕见的重度胎盘早剥，两者都可能涉及到胎儿组织释放以及胎盘促凝血酶原激酶，两者均可以进入母体血液循环。有一点可以肯定，两种疾病发生凝血功能障碍有相似的病理生理学机制。更有意思的是一部分胎盘植入的病例也表现为在一定程度失血或休克后出现心力衰竭和凝血功能障碍，这些是疾病的正常发展阶段，表明胎盘植入、胎盘早剥和羊水栓塞之间的界限有时候不明确，它们在炎症介质、凝血级联反应激活或在对暴露于胎儿抗原后的反应有相似的反应顺序。

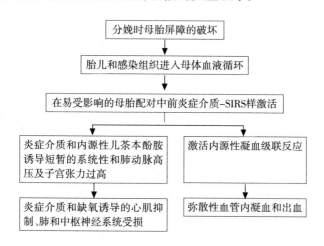

图15-1　羊水栓塞可能的机制，SIRS，系统炎症反应综合征

当某一患者的临床表现和实验室结果考虑符合典型羊水栓塞综合征时，羊水栓塞与过敏性休克或内毒素介导的休克表现也非常相似。这些情况可能是因为暴露于各种外来抗原后，随之内源性介质释放，导致出现异常宿主反应，从而出现了特殊的临床病理生理综合征。事实上，创伤后脂肪栓塞一度被认为是一个简单的、栓塞机制与初始假设的羊水栓塞机制类似的疾病，现在知道后者涉及的机制更复杂，且与内源性炎症介质的释放和反应类似。在一个羊水栓塞的动物模型中，用白三烯合成抑制剂预处理后的患者被证明能预防死亡。因此，从病理生理学的角度来看，羊水栓塞与SIRS常见的脓毒性休克条件类似，此种情况是不正常的宿主反应而不是刺激抗原的内在本质，是主要的临床表现。抗原介导和宿主内源性介质释放的性质决定这些情况下临床表现的相似和不同之处，可能也影响了羊水栓塞疾病严重程度。另外，妊娠期暴露于免疫因子引起全身免疫抑制的突然失控，被认为是其生理基础，最终可导致免疫风暴，在羊水栓塞中似乎发挥作用。由于在分娩期，甚至在更早的妊娠期，胎儿组织进入母体血液循环的通路无处不在，未来将致力于预防这种情况的发生，这依赖于能及早识别有此不正常反应的高危孕产妇。

由于羊水本身是无毒的，此综合征的病理生理学本质不是栓塞，由此看来定义为羊水栓塞是用词不当。在1995年，我们假设此不正常内源性介质的释放与类SIRS(严重的脓毒血症和过敏反应)临床表现相似，从而提出强调过敏样临床表现综合征的新定义:妊娠过敏反应综合征。尽管此定义从临床和生理学的角度来看有意义,但它没有被广泛采用,即使在作者的原始文章中,"羊水栓塞"似乎更耳熟能详。就像"心脏病发作","休克"或"Grave's病"等定义一样,羊水栓塞已根植于在医学术语里太深而难以更改,尽管已有更多精确描述的定义出现。因此,羊水栓塞的原始术语将在整篇文章中被使用。

三、发病率

尽管羊水栓塞在绝对意义上不常见,但妊娠期死亡的妇女中,羊水栓塞是常见的死亡原因,产时出现不可预期心血管衰竭死亡,羊水栓塞从统计上来说是最有可能的诊断。羊水栓塞报道的发病率差异很大,其发生率从1.9/100,000到6.1/100,000不等。报道的发病率似乎与数据源密切相关,基于个案报道的综述其检出率通常低于基于出生或死亡证明提供的死亡率。在一些病例中,30%~60%的病例最初被认为是羊水栓塞,但经过专家仔细的病例复习,发现并不符合公认的诊断标准。甚至经过仔细的跟踪回顾,发病率取决于当时制定为羊水栓塞临床诊断标准,标准不同,发生率也不同。例如,在Gilbert等报道的系列文章中患者的临床表现不符合Clark等早期报道的系列文章的标准,然而这些表现在后来经典羊水栓塞综合征中是必需的。经过仔细病例复习后的确诊病例与死亡证明书或公布的疾病代码之间显示出差异,表明后者可能高估了羊水栓塞的发生率。已有的数据显示合理的发病率大约是1:40000。重要的是,了解羊水栓塞绝对精确的发病率也不能显示出任何益处。总人群中的孕妇,羊水栓塞的前瞻风险由于发病率太低而难以认真估计,然而产时出现不可预期的死亡,它又是首选的鉴别诊断。

有几篇文章报道了羊水栓塞存活后成功妊娠的病例。从散发病例难以准确估计复发风险,尤其对于那些前面讨论过的病例均难以预测。尽管目前已有的病例,再加上从我们当前对羊水栓塞病理生理的外推,并未显示羊水栓塞有明显复发的风险,也不能断定此综合征存在潜在的致命性质。目前并不清楚什么是复发羊水栓塞的风险。

四、临床表现

正如外来抗原的复杂作用和宿主潜在的内源性炎症介质导致的情况一样,羊水栓塞的特殊临床表现包括三联征(即低氧、低血压和凝血功能障碍)千变万化。以下列出了与羊水栓塞相关的症状和体征,任何症状和体征发生的确切频率很大程度上依赖于要求被纳入的羊水栓塞的临床标准。在最经典的表现形式中,一个产妇在产程中、阴道分娩或剖宫产后的短暂时间出现急性呼吸困难,血氧饱和度下降,或突然的心血管衰竭后出现呼吸困难和血样饱和度下降。最常见的是随后出现心脏骤停,凝血功能障碍,或心脏骤停和凝血功能障碍;后者仍有可能导致死亡,尽管已经成功处理了心肺衰竭、出血和成分替代。一名患者出现心脏骤停,或出现任一经典致命的心律失常(室颤、心搏停止和无脉电活动),均反应心脏骤停的不同机制,包括缺氧、直接的心肌抑制和严重的凝血功能障碍后出血。初始出现血液动力学衰竭、凝血功能障碍、肺损伤和急性呼吸窘迫综合征的情况,在存活妇女中均十分常见。初始阶段包括心脏骤停、多器官功能衰竭以及脑缺氧损伤,也很常见。

如果羊水栓塞发作时胎儿在子宫内,胎儿心率常表现为缺氧。表现可能包括晚期减速,但更常见的是急性减速延长(图15-2)。像任何形式的严重血流动力学损害,母亲将关闭来自外周和内脏血管床到自身中央循环的血氧,用以保持脑和心的灌注,那么牺牲子宫血流为代价将难以避免。因此,由于低灌注致胎儿心率不正常,不是罕见的伴随症状,甚至先于可识别的羊水栓塞的母体症状和体征。

四、诊断

羊水栓塞的诊断主要基于临床观察,这些临床症状和体征,往往不会混淆。产时或产后立即发作的经典的三联征为突然的低氧血症、低血压和凝血功能障碍,形成标志性的羊水栓塞的诊断。然而,显然许多"顿挫型(form fruste)"的羊水栓塞病例,此三联征中的某些症状和体征将减至最少或缺乏。在这些案例中,诊断困难,必须对合情推理的替代诊断小心做排除性鉴别。此种情况下,妊娠早期、中期终止妊娠时识别可预示羊水栓塞的症状和体征,与观察的结果一致即为母体对胎儿组织不正常的反应,而与组织体积大小无关。

尽管在母体肺循环检测到胎儿鳞状细胞曾被当做诊断羊水栓塞的标准,但是对各种危险病症(包括并发子痫前期,心脏病,感染性休克的患者)从患者肺动脉导管抽出的远端口(肺动脉)血液成分进行研究,越来越多的结果却显示常常有鳞状细胞和滋养细胞被转运进入母体循环,并可从肺动脉床重新摄取。鉴定这些细胞常常需要足够的组织标本和特殊的染色。尽管目前资料的确显示这些鳞状细胞有些是胎儿起源的,但来自危重症成人男性的血液标本中也可有类似发现。不管起源如何,在妊娠妇女肺动脉床检测到推测来自胎儿的鳞状细胞或其他碎片,不再考虑诊断为羊水栓塞;这些研究也不再用于这种情况的排除性诊断。

几个研究者已经提出使用更具体的实验或尸检结果来证实羊水栓塞的诊断。这些内容包括花生四烯酸的代谢产物,类胰蛋白酶,尿组胺,类胰岛素生长因子结合蛋白,各种补体激活标记物和尸体解剖后免疫组化唾液酸化 Tn 抗原,锌粪卟啉,或其他有关肺肥大细胞降解的证据。不幸的是,这些研究发现均难以解释,原发病例往往基于作者以为的临床表现而被诊断为羊水栓塞,但通常报道不够详细,评论者难以准确诊断。由于用正常妊娠妇女做对照组,而不是急性期炎症反应物预期将上升的危重症妊娠妇女做对照组,诊断又不严谨,使这些问题更加复杂。因此,尽管这些实验室结果的描述普遍支持羊水栓塞以炎症为基础的机制,但至今为止这些结果没有一个对诊断或临床使用有重要意义。尽管羊水栓塞特殊组织学或实验室标记物的研究仍在继续,羊水栓塞仍首选临床排除性诊断。

羊水栓塞早期症状和体征:

低血压、缺氧、紫绀、口吐泡沫、异常胎心率、意识丧失、心脏骤停、子宫出血、切口出血、静脉内部位出血、宫缩乏力、疾病突然发作。

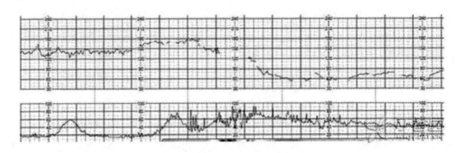

图 15-2 羊水栓塞时胎心率。在母体出现心血管衰竭
之前几分钟出现自发子宫收缩,同时出现胎儿心率加快

五、风险因素

不管羊水栓塞可识别的危险因素是否存在,一个多中心注册系列综述显示了大量的相互矛盾的结论。高龄、产次、男性胎儿、引产、剖宫产、产钳助产、宫颈损伤、胎盘前置和胎盘早剥、少数民族被发现均与羊水栓塞有明显相关性,但在许多研究中发现它们与羊水栓塞无相关性。例如,在初始的加拿大研究中,引产被确定为一个重要的危险因素。然而,美国同一个研究组随之报道了包括多名患者的研究,结论与原来的发现相矛盾。另外,根据母胎交换的研究、缩宫素使用的频率,羊水栓塞发病率罕见,许多研究者努力去寻找缩宫素及其他子宫兴奋药与羊水栓塞因果联系的生物可能性。早在 1976 年,母胎氧气转运的研究发现当子宫收缩时压力超过 40 mmHg 时子宫胎盘交换完全停止。因此,收缩尤其是高渗性收缩,在所有产程中导致羊水和胎儿组织进入母体血液循环,这种事件发生的可能性不大。然而,事实上在羊水栓塞患者发生母体血流动力学衰竭开始之前通常可以观察到子宫收缩过快或强直的初期,或与之有关联(图 15-2)。这些明显的悖论发现,内源性去甲肾上腺素的释放是正常的人类血流动力学对任何主要生理损害的反应,内源性去甲肾上腺素有明显子宫收缩的

作用;因此,子宫收缩增强在可辨别的母体或胎儿生理应激的同时甚或之前的时间内可以观察到,表现加重羊水栓塞综合征的发展而不是其原因。此观察研究证实了早期由 Morgan 的研究,他发现缩宫素引起的宫缩中羊水栓塞发病率非常罕见,美国妇产科协会也认为子宫刺激和羊水栓塞之间无明显因果联系。

另外,许多检测危险因素的研究有一个共同的缺点,即用牵强的方法识别风险因素。用风险截断值为 P<0.05 为有统计学意义,那么检测的 20 个潜在风险因素有可能被错误地识别为有统计学意义。目前尚无统计学研究、也没有任何标准产科前瞻性研究发现能够改变羊水栓塞风险的临床风险因素。另外,目前也没有任何所谓的危险因素具有因果联系去证实如下结论:即如果没有这些因素,羊水栓塞将不会出现在特定的个体患者中。按照实际情况来看,羊水栓塞既不可预知也无法预防。

六、预后

孕产妇死亡率的估计差别很大,在很大程度上依赖于病例纳入真正的羊水栓塞所规定的标准。对出现羊水栓塞经典体征和症状的患者经过严格筛选,结果表明其死亡率超过 60%。并发心脏骤停的病例其生存劣于许多系列报道的病例,因为任何原因的院内心脏骤停的成人患者,不足 10% 的情况能存活出院。另外,病情不严重的患者(特别是以人群为基础的,以死亡证明书或出院编码记录的一些病人),这些患者中许多人实际上并没有羊水栓塞,因此报道的死亡率会更低,有时候会低于 20%。尽管已明确专科重症监护病房的治疗将改善一些女性存活的可能性,预后最终似乎更多与疾病的严重程度和出现心脏骤停并发症密切相关,这种相关性优于任何特殊的治疗方法。

七、治疗

幸运的是,无需对羊水栓塞做一个确切的诊断后再给予所谓的正确治疗,因为根据观察到的病理生理学变化,治疗主要是以支持为主。心脏骤停后,必须根据基本的心脏生命支持和高级心脏生命支持进行处理。当母体突发发生低血压、心脏骤停,需用液体支持,必要时给予收缩血管的药物。呼吸困难或明确缺氧的情况,均需给予氧气吸入,尽管不是每一例患者均需要插管,但临床上任何时候怀疑羊水栓塞可能时均立即请麻醉师到场,因为常常有插管指征。氧气吸入通常以脉搏血氧饱和度和动脉血气分析为指导,或者两个一起评估。个例报道中,生存与体外膜联氧合作用、主动脉内球囊反搏、持续性血液透析滤过、体外循环、右心室辅助装置和一氧化氮等因素均相关。然而,这些技术实践目前未经证实和实验。

凝血功能障碍和出血的处理:大量输血和成分替代、有效可行的输血方案对治疗非常有益。尽管数例报道中，重组 VIIa 因子可与循环中组织因子结合，增强血管内凝血的形成；但最近一项综述认为这些患者预后明显差于仅用成分替代者。尽管这些患者都是随机的，接受重组 VIIa 因子时出现不适症状的情况仍然明显重于接受传统成分替代者。现有的研究资料表明尽管给予了充足的成分替代治疗，严重凝血功能障碍的妇女仍会持续严重出血，这时给予重组 VIIa 因子可作为备用。如果胎儿未娩出且孕周可存活，应立即终止妊娠。作为散发病例，许多个案病例报道认为终止妊娠似乎能改善母亲状况，这种作用被认为是妊娠子宫腔静脉梗阻解除后的生理结果。但并非任何情况下终止妊娠都会改变母亲结局。考虑到即使立刻终止妊娠母亲不良预后仍与羊水栓塞密切相关，而且在选择那些看似奇迹的病例报道的过程中存在明确偏倚，但母亲产后恢复的报道却非常罕见，我们对这个问题必须用客观的、循证的评估以证明分娩并不会带来什么好处。然而，心脏骤停后终止妊娠并不明显增加额外的母亲风险。正如以下所讨论的，立即终止妊娠，从胎儿的角度来看至关重要。

两大系列研究的病例中，均强调母亲分娩前出现心脏骤停后应立即终止妊娠的重要性（表）。由于立即行心肺复苏术（CPR）时心脏输出只有正常的三分之一，且增大的子宫导致腔静脉梗阻，在足月妊娠期间实施最佳 CPR 往往存在问题，妊娠晚期子宫胎盘血流灌注在 CPR 期间几乎为零。因此，对于任何原因所致的心脏骤停，如果胎儿已达可存活的孕周，有母亲濒死前的紧急情况下有终止妊娠的指征。事实上，关于羊水栓塞治疗效果唯一的循证医学结论认为，如果母亲出现了心搏骤停，立即终止妊娠可改善新生儿结局。

表 15-3　心脏骤停-终止妊娠间隔时间和神经系统疾病结局

心脏骤停到分娩的间隔时间	神经完整（%）	神经受损（%）	无神经受损（%）
0~5 分钟	11	1	91
5~15 分钟	4	47	50
超过 15 分钟	7	12	37

尽管有上述观察发现，羊水栓塞行紧急处理并不完全有反应。可获得的证据表明当怀疑羊水栓塞时应采取一系列积极的措施。同时应制定如前所述的重要的复苏措施，这些总结如下：

1. 在出现凝血功能障碍或实验室证实的凝血功能缺陷等临床表现时准备好红细胞、新鲜冰冻血浆或冷沉淀物和血小板。

2. 如果患者没有意识，或处于严重的低氧血症，插管并以 100%氧气行辅助通气至关重要。这些缺氧的女性通常会遭受低氧性中枢神经系统损害，这种损害与心搏停止的时间或缺氧的程度不成比例。

3. CPR 期间和拟终止妊娠期间，侧方移动子宫可改善产妇静脉血流和心脏输出。

尽管快速晶体液的输注对于羊水栓塞患者高级生命支持是重要的治疗措施,处理的医生应警惕在存活的患者中急性肺损伤和肺水肿的可能。

八、结论

30年时间内,作者研究、发表和总结了数百名死于羊水栓塞女性的临床病例,花了大量的时间关注患各种疾病的危重症妊娠妇女病例。尽管如此,最终导致突发的围产期心肺衰竭和凝血功能障碍明显综合征的病理生理过程仍未涉及。尽管从现在的观点来看,Sceiner和Luschbaugh研究的方法学存在缺陷,文献均是混杂的、小规模的个案研究报道,而以大量人群数据为基础注册为羊水栓塞的妇女发现并没有羊水栓塞,充足的高质量的临床实践数据似乎可以证实以下观点:

1. 围产期突然出现低氧、心血管衰竭、血管内凝血和羊水或栓塞均无直接相关。来自母体血液循环的源自胎儿细胞碎片可能是这一现象的标志物,但既不足够敏感也不能作为诊断的特异标准,因为来源于胎儿的羊水细胞或其他细胞的进入母体血液循环在正常妊娠妇女也很常见。

2. 分娩期或足月妊娠期许多事件,此综合征与其他情况的关系均涉及不正常的侵袭或胎儿物质释放入母体血液循环(胎盘早剥和前置胎盘),表明有正常母胎生理屏障的破坏。

3. 临床发现羊水栓塞,胎盘早剥和前置胎盘所致凝血级联反应的激活不能真正认为是巧合或无关。假使胎盘滋养组织中促凝血酶原激活样作用能较好的阐述,那么可以合理地推断羊水栓塞凝血功能障碍常常与滋养层来源抗原有关。

4. 此综合征包括一系列已知的临床症状、体征和中心血流动力学改变,这些与许多过敏反应或SIRS、中毒性休克病例类似,提示作为对外源性抗原等物质反应有相似的内源性前炎症介质和前凝血剂激活或释放。

5. 参与刺激物的明确性质和炎症介质的反应均非一成不变,这与此综合征多变的临床表现相一致。另外,这种情况也许是最终的共同表现,是一种独特的对来源于胎儿组分的各种外源性抗原刺激引起的母体免疫反应,这可能来源于胎儿或传染。细菌内毒素或外毒素将增强易感性母胎免疫内源性介质反应。Romero提出有先见之明的质疑:"羊水栓塞或感染性休克是由于宫内的感染?"最终的答案是均有可能。由于在分娩过程的某一时刻,一些胎儿组织进入母体血液循环即便不算普遍的情况,也是常有的事情,因此当前认为在易感的母胎配对中羊水栓塞是不可预防的。没有足够强的可识别的羊水栓塞高危因素保证能改变标准的产科实践,从而避免或降低发生此状况的风险。

6. 关于刺激或增强宫缩与羊水栓塞发生之间关系的数据是不可靠的且存在矛盾,缺乏生物学合理性,因此任何个案病例中刺激或增强产程的频率和羊水栓塞发生率之间的因果关系从科学的角度来看未被证实。

7. 羊水栓塞的诊断是一个临床诊断。识别经典三联征(低血压,缺氧血症和血管内凝血),对其他情况小心地进行排除性诊断是必不可少的。基于特定的生化指标进行诊断仍有待于进一步研究。

8. 母亲羊水栓塞的治疗主要是以支持治疗为主,处理好可观察到的生理异常表现。

9. 母亲由于羊水栓塞出现心脏骤停,有紧急终止妊娠的指征。及时终止妊娠将改善新生儿结局,同时并不影响母亲的恢复。然而,母亲有血液动力学不稳定,但未发展到致命性心律失常中的任何一种(通常考虑属于"心脏骤停"的范畴),终止妊娠的决定将影响产妇的结局。在这种情况下母亲和胎儿的需求存在差异,处理无统一的标准。在所有医学领域做这些决定是最困难的,现实中不能由在场的任何个人做决定,也不能由当时主管抢救的人决定。

10. 不是基于细致的个案病历复习进行病历选择,很有可能将导致未患羊水栓塞的患者包括其中;此误诊已经阻碍羊水栓塞研究进展50年以上。这表明未来羊水栓塞特异性诊断和治疗方法的研究将会受到限制,这是由于有经典三联征即低血压,缺氧血症和血管内凝血的病人,需要经过仔细和质疑性医疗记录综述进行排除性诊断。

尽管羊水栓塞发生的机制仍未明确,在文章开头暗指劳而无功的事似乎已结束。经过细致的研究方法检验抗原反应和内源性炎症介质在羊水栓塞发生中的角色,这种方向是正确的。

第十六章 妊娠期急性脂肪肝

妊娠期急性脂肪肝（acute fatty liver of pregnancy，AFLP）发病率约为1/13000~1/17000，病情凶险，进展迅猛，多在1~2周内病情恶化发展为急性肝功能衰竭、DIC、多器官衰竭，病死率极高。自1934年Stander等首次报道该病以来，对于该病的研究、治疗一直是病理产科热门话题。由于该病起病急、进展快、临床治疗非常棘手，如何降低AFLP孕产妇死亡率是产科医生面临的最大难题。

一、病因及发病机制

AFLP是发生于妊娠晚期的严重并发症，主要病变为肝脏脂肪变性，病因未明。可能的原因主要有：

1. 妊娠引起的激素增高　由于AFLP发生于妊娠晚期，且只有终止妊娠才有痊愈的希望，故推测妊娠引起的激素变化，使脂肪酸代谢发生障碍，致游离脂肪酸堆积在肝、肾、胰、脑等脏器，从而造多脏器的损害。

2. 线粒体脂肪酸氧化障碍　胎儿线粒体脂肪酸氧化障碍的酶或者基因缺陷都有可能造成母体脂肪堆积，最终形成脂肪肝。

3. 初产妇、双胎、多胎常见　双胎、多胎母亲血小板计数下降及抗凝血酶活性增高明显，二者均有肝酶升高危险倾向，故更易于发生HELLP综合征、AFLP，DIC等病。

4. AFLP者肝脏中检测出细菌和真菌，推测AFLP可能和微生物感染有关。另外，营养不良、身体质量指数（BMI）低于正常者、遗传性代谢障碍（IMDS）和脂肪肝有关。

二、临床表现

1. 非特异消化道症状：恶心、呕吐、疲劳、厌食、口渴、上腹部不适、黄疸。
2. 低血糖。
3. 半数合并高血压、蛋白尿、水肿。
4. 消化道出血。
5. 急性胰腺炎。

6. DIC。

7. 少尿肾衰。

8. 心动过速。

9. 中枢神经系统病变如感觉障碍、意识错乱、精神症状、癫痫发作甚至昏迷（肝性脑病）。

三、实验室检查

1. 血常规：WBC 明显升高，达 $20\sim30\times10^9/L$，血小板减少，贫血，外周血涂片可见破碎红细胞。

2. 肝功：胆红素升高，直接胆红素为主，ALT、AST 升高，胆-酶分离，即胆红素进行性升高，ALT 反而下降。

3. 低蛋白血症。

4. 氮质血症，尿酸升高。

5. 尿胆红素阴性：AFLP 使肾小球基底膜发生改变，无法透过。

6. 凝血异常。

7. 低血糖。

8. 高血氨。

四、影像学检查

B 超显示强回声：亮肝。
CT 示肝大片密度减低区。

五、病理检查

肝脏活检是诊断 AFLP 的金标准，肝活检染色示小叶中心肝细胞急性脂肪变。正常肝脏脂肪含量约占 5%，而 AFLP 患者肝脏脂肪含量可为 13%~19%。

六、鉴别诊断

1. 妊娠重症肝炎　（1）肝功能明显异常，转氨酶升高大于 1000IU/L，白细胞多正常，肾衰出现较晚，低血糖较少见；（2）肝昏迷较明显，体检和影像学检查多有肝脏缩小表现；（3）肝炎病毒血清学检测呈阳性，肝组织病理学提示肝细胞广泛坏死，缺乏急性脂肪变依据。

2. HELLP 综合征　典型症状表现为：（1）血管内溶血：外周血涂片可见大量异性红细胞和红细胞碎片，血红蛋白 60~90g/L，间接胆红素升高；（2）肝酶升高：血清谷草转氨酶，谷丙转氨酶，乳酸脱氢酶均升高，一般认为乳酸脱氢酶升高程度跟病情发展有关；（3）血小板减少，低于 $100\times10^9/L$，纤维蛋白原一般是正常值;(4)病理提示肝细胞局灶性坏死、出血、玻璃样变。

3. 妊娠期肝内胆汁淤积症(ICP)　(1)瘙痒和黄疸为突出表现,先痒后黄,痒重于黄,夜间瘙痒症状更明显,且贯穿于整个病程,分娩后数日消失;(2)肝酶、胆红素仅轻度升高,胆汁酸升高明显,无精神障碍、凝血机制异常和多脏器损害等;(3)肝组织活检,表现为肝内胆汁淤积,肝实质和间质结构正常。

七、治疗

(一)终止妊娠

具体内容见相关章节。

(二)AFLP 导致急性肝功能衰竭的处理

目前肝衰竭的内科治疗尚缺乏特效药物和手段。原则上强调早期诊断、早期治疗,针对不同病因采取相应的病因治疗措施和综合治疗措施,并积极防治各种并发症。肝衰竭患者诊断明确后,应进行病情评估和重症监护治疗。有条件者早期进行人工肝治疗,视病情进展情况进行肝移植前准备。

1. 一般支持治疗

(1)卧床休息,减少体力消耗,减轻肝脏负担。

(2)加强病情监测处理;建议完善 PTA/INR,血氨及血液生化的监测,动脉血乳酸,自身免疫性肝病相关抗体检测,以及腹部 B 超(肝胆脾胰、腹水),胸部 X 线检查,心电图等相关检查。

(3)推荐肠道内营养,包括高碳水化合物、低脂、适量蛋白饮食,提供每千克体质量 35~40 kcal 总热量,肝性脑病患者需限制经肠道蛋白摄入,进食不足者,每日静脉补给足够的热量、液体和维生素。

(4)积极纠正低蛋白血症,补充白蛋白或新鲜血浆,并酌情补充凝血因子。

(5)进行血气监测,注意纠正水电解质及酸碱平衡紊乱,特别要注意纠正低钠、低氯、低镁、低钾血症。

(6)注意消毒隔离,加强口腔护理及肠道管理,预防医院感染发生。

2. 其他治疗

(1)肾上腺皮质激素在肝衰竭中的使用

目前对于肾上腺皮质激素在肝衰竭治疗中的应用尚存在不同意见。非病毒感染性肝衰竭,如自身免疫性肝炎是其适应证,可考虑使用泼尼松,40~60 mg/d。其他原因所致肝衰竭前期或早期,若病情发展迅速且无严重感染、出血等并发症者,也可酌情使用。

(2)促肝细胞生长治疗

为减少肝细胞坏死,促进肝细胞再生,可酌情使用促肝细胞生长素和前列腺素 E1(PEG1)脂质体等药物,但疗效尚需进一步确定。

（3）微生态调节治疗

肝衰竭患者存在肠道微生态失衡,肠道益生菌减少,肠道有害菌增加,而应用肠道微生态制剂可改善肝衰竭患者预后。根据这一原理,可应用肠道微生态调节剂、乳果糖或拉克替醇,以减少肠道细菌易位或降低内毒素血症及肝性脑病的发生。

4. 防治并发症

（1）脑水肿

①有颅内压增高者,给予甘露醇 0.5~1.0g/kg;

②襻利尿剂,一般选用呋塞米,可与渗透性脱水剂交替使用;

③人工肝支持治疗;

④不推荐肾上腺皮质激素用于控制颅内高压;

⑤急性肝衰竭患者使用低温疗法可防止脑水肿,降低颅内压。

（2）肝性脑病

①去除诱因,如严重感染、出血及电解质紊乱等;

②限制蛋白饮食;

③应用乳果糖或拉克替醇,口服或高位灌肠,可酸化肠道,促进氨的排出,调节微生态,减少肠源性毒素吸收;

④视患者的电解质和酸碱平衡情况酌情选用精氨酸、鸟氨酸—门冬氨酸等降氨药物;

⑤对慢性肝衰竭或慢加急性肝衰竭患者可酌情使用支链氨基酸或支链氨基酸与精氨酸混合制剂以纠正氨基酸失衡;

⑥对Ⅲ度以上的肝性脑病建议气管插管;

⑦抽搐患者可酌情使用半衰期短的苯妥英或苯二氮卓类镇静药物,但不推荐预防用药;

⑧人工肝支持治疗。

（3）合并细菌或真菌感染

①推荐常规进行血液和其他体液的病原学检测;

②除了慢性肝衰竭时可酌情口服喹诺酮类作为肠道感染的预防以外,一般不推荐常规预防性使用抗菌药物;

③一旦出现感染,应首先根据经验选择抗菌药物,并及时根据培养及药敏试验结果调整用药。使用强效或联合抗菌药物、激素等治疗时,应同时注意防治真菌二重感染。

（4）低钠血症及顽固性腹水

低钠血症是失代偿肝硬化的常见并发症,而低钠血症、顽固性腹水与急性肾损伤等并发症常见相互关联及连续发展。从源头上处理低钠血症是预防后续并发症的关键措施。水钠潴留所致稀释性低钠血症是其常见原因,而现有的利尿剂均导致血钠排出,且临床上传统的补钠方法不仅疗效不佳,反而易导致脑桥髓鞘溶解症。托伐普坦(tolvaptan)作为精氨酸加压素 V2 受体阻滞剂,可通过选择性阻断集合管主细胞 V2 受体,促进自由水的排泄,已成为治疗低钠血症及顽固性腹水的新途径。

(5)急性肾损伤及肝肾综合征

①保持有效循环血容量,低血压初始治疗建议静脉输注生理盐水

②顽固性低血容量性低血压患者可使用系统性血管活性药物,如特利加压素或去甲肾上腺素加白蛋白静脉输注,但在有颅内高压的严重脑病患者中应谨慎使用,以免因脑血流量增加而加重脑水肿

③保持平均动脉压≥75 mmHg

④限制液体入量,24 h 总入量不超过尿量加 500~700 ml

⑤人工肝支持治疗

(6)出血

①推荐常规预防性使用 H2 受体阻滞剂或质子泵抑制剂

②对门静脉高压性出血患者,为降低门静脉压力,首选生长抑素类似物,也可使用垂体后叶素(或联合应用硝酸酯类药物);食管胃底静脉曲张所致出血者可用三腔二囊管压迫止血;或行内镜下硬化剂注射或套扎治疗止血;可行介入治疗,如 TIPS

③对显著凝血障碍患者,可给予新鲜血浆、凝血酶原复合物和纤维蛋白原等补充凝血因子,血小板显著减少者可输注血小板;对弥散性血管内凝血(DIC)者可酌情给予小剂量低分子肝素或普通肝素,对有纤溶亢进证据者可应用氨甲环酸或止血芳酸等抗纤溶药物

④肝衰竭患者常合并维生素 K 缺乏,故推荐常规使用维生素 K(5~10 mg)。

(7)肝肺综合征

$PaO_2<80$ mmHg 时应给予氧疗,通过鼻导管或面罩给予低流量氧(2~4L/min),对于氧气需要量增加的患者,可行加压面罩给氧或者行气管插管后上同步呼吸机。

(二)人工肝支持治疗

1. 治疗机制和方法

人工肝支持系统是治疗肝衰竭有效的方法之一,其治疗机制是基于肝细胞的强大再生能力,通过一个体外的机械、理化和生物装置,清除各种有害物质,补充必需物质,改善内环境,暂时替代衰竭肝脏的部分功能,为肝细胞再生及肝功能恢复创造条件或等待机会进行肝移植。

人工肝支持系统分为非生物型、生物型和混合型三种。非生物型人工肝已

在临床广泛应用并被证明确有一定疗效（Ⅱ-2）。在临床实践中，血液净化常用方法有血浆置换（plasma exchange，PE）、血液/血浆灌流（hemoperfusion，HP 或 plasma perfusion，PP）、血液滤过（hemofiltration，HF）、血浆胆红素吸附（plasma bilirubin absorption，PBA）、连续性血液透析滤过（continuous hemodiafiltration，CHDF）等，我国学者创建了新一代个体化的非生物型人工肝支持系统：PE（血浆置换）、PEF（血浆置换联合持续血液滤过）、PED（血浆滤过透析 plasma diafiltration）、PEAF（血浆置换联合体外血浆吸附和血液滤过）。上述技术针对不同病因、不同病情、不同分期的肝衰竭患者均有较显著疗效，统称为李氏人工肝系统 Li's Artificial Liver System（Li-ALS）。临床上应根据患者的具体情况合理选择不同方法进行个体化治疗：在药物和毒物相关性的肝衰竭应用 PBA/PEF/PED/PEAF 治疗，在严重感染所致的肝衰竭应用 PEF 治疗，在病毒性肝炎肝衰竭早期应用 PE 治疗，在病毒性肝炎肝衰竭中期应用 PEF 或 PAEF 治疗，伴有脑水肿或肾衰竭时，可选用 PEF 或 PED 治疗；伴有水电解质紊乱时，可选用 PED 或 PEF 治疗，对伴有显著淤胆症状者可用 PBA。其他原因所致肝衰竭治疗亦可参照应用该系统进行治疗。应注意人工肝支持系统治疗操作的规范化。

生物型及混合生物型人工肝支持系统不仅具有解毒功能，而且还具备部分合成和代谢功能，是人工肝发展的方向。国内外生物型/混合型人工肝尚处于临床试验阶段，部分系统完成了Ⅱ/Ⅲ期临床试验并证明了其对部分肝衰竭患者的有效性。现在生物型/混合型人工肝研究的方向是确认其生物安全性，同时提高疗效，在此基础上扩大临床试验的规模进行验证。干细胞治疗肝衰竭是具有应用前景的研究方向，但其机制仍未阐明。虽然干细胞治疗在动物实验中获得了较好疗效，但在临床应用中尚缺乏足够的经验及证据。

2. 适应证

（1）各种原因引起的肝衰竭早、中期，INR 在 1.5~2.5 之间和血小板>50×10⁹/L 的患者为宜；晚期肝衰竭患者亦可进行治疗，但并发症多见，治疗风险大，临床医生应评估风险及利益后作出治疗决定；未达到肝衰竭诊断标准，但有肝衰竭倾向者，亦可考虑早期干预。

（2）晚期肝衰竭肝移植术前等待供体、肝移植术后排异反应、移植肝无功能期的患者。

3. 相对禁忌证

（1）严重活动性出血或并发 DIC 者。

（2）对治疗过程中所用血制品或药品如血浆、肝素和鱼精蛋白等高度过敏者。

（3）循环功能衰竭者。

（4）心脑梗死非稳定期者。

（5）妊娠晚期。

4. 并发症

人工肝支持系统治疗的并发症有出血、凝血、低血压、继发感染、过敏反应、低血钙、失衡综合征等，需要在人工肝支持系统治疗前充分评估并预防并发症的发生，在人工肝支持系统治疗中和治疗后要严密观察并发症，随着人工肝技术的发展，并发症发生率将进一步下降。

（三）肝移植

肝移植是治疗中晚期肝衰竭最有效的挽救性治疗手段。当前可用的预后评分系统有 MELD 等对终末期肝病的预测价值较高，但对急性肝衰竭意义有限，因此，不建议完全依赖这些模型选择肝移植候选人。

第十七章　妊娠期糖尿病

妊娠合并糖尿病包括孕前糖尿病（pre-gestational diabetes mellitus，PGDM）和妊娠期糖尿病（gestational diabetes mellitus. GDM），PGDM 可能在孕前已确诊或在妊娠期首次被诊断。随着糖尿病发病率日益升高，以及 GDM 筛查诊断受到广泛重视，妊娠合并糖尿病患者不断增多。

一、GDM 高危因素

1. DM 家族史，有一级亲属 DM 家族史者患 GDM 的危险性是无 DM 家族史的 2.89 倍。

2. 以前有妊娠 DM 史。

3. 高龄，高龄妊娠是许多研究公认的 GDM 的主要危险因素。25~35 岁者 GDM 的危险增加 2.9 倍，大于 35 岁则增加 5.2 倍。

4. 肥胖，妊娠前体重指数≥27 者发生 GDM 的危险性增加，中心性肥胖具有更大的危险性。

5. 产科因素，多产史、巨大儿史、死产史、不孕史、婴儿先天畸形、羊水过多史等。

6. 种族（民族），种族起源是决定个体发展成 GDM 的独立危险因素。Dornhorst 等发现，经过对肥胖、年龄、产次的影响进行校正后，来自印度次大陆的妇女发生 GDM 的危险性比欧洲白人妇女增加了 11 倍。其他非欧洲种族人群发展成 GDM 的危险性与欧洲白人妇女相比也明显增加（亚洲人 8 倍，阿拉伯地中海人 6 倍，黑人 6 倍）。

7. 其他，分居、寡居、离婚、社会经济地位低者有较高的 GDM 发生率。

8. 出生时低体重者易发生 GDM。

9. 线粒体 DNA 突变在 GDM 起病中也可能起一定作用。

10. 最近研究发现妊娠胰岛素抵抗可能有受体后机制参与。

二、妊娠期母体的代谢变化

（一）妊娠期糖代谢的特点

1. 空腹血糖的变化　正常孕妇早中晚孕期空腹血糖水平均明显低于正常

未孕妇女,孕期空腹血糖正常范围 3.1~5.6mmol/L,而且中、晚孕期空腹血糖明显低于早孕期的空腹血糖。导致妊娠期空腹血糖下降的原因有:①孕妇除本身需要外,尚需要供应胎儿生长所需的能量。②胎儿本身不具有促进糖原异生作用所需要的肝酶系统活性,无法利用脂肪和蛋白质作为能源,所需能量必须全部来自母亲血中的葡萄糖。③妊娠期肾血流量及肾小球滤过率增加,但肾小管对糖的再吸收率不能相应增加,导致部分孕妇由尿排出的糖增加。④空腹时,孕妇胰岛素清除葡萄糖的能力较非妊娠期强。

2. 妊娠期糖耐量的变化　正常妊娠时胰岛素敏感性低于非孕期,与妊娠期存在着许多特有的拮抗胰岛素因素有关,而且随着妊娠周数增加,这些因素作用增强,同时伴胰岛素廓清延迟。所以,随着妊娠进展,血清胰岛素水平不断上升。妊娠后期在其他因素的作用下,因不能代偿而导致血糖升高,呈现出GDM。此外,GDM 的病因可能也与胰岛素受体或受体后缺陷、胰岛素靶组织细胞膜上葡萄糖转运系统失常等因素有关。

(二)正常妊娠的拮抗胰岛素因素

妊娠期拮抗胰岛素的主要因素有可的松、胎盘催乳素(HPL)、孕酮、雌激素以及胎盘胰岛素酶。除可的松外,其他激素和酶在妊娠期都主要由胎盘分泌。

1. 可的松　可的松在妊娠期尤其妊娠末期分泌增加,导致内源性葡萄糖产生,糖原储备增加及利用减少,因而明显降低胰岛素的效应。

2. HPL　随孕周增加,HPL 分泌量逐渐增加,足月达高峰。HPL 具有促进脂肪分解,使游离脂肪酸增加,抑制周围组织摄取葡萄糖及糖异生作用,致血糖升高,糖耐量下降。

3. 雌激素与孕激素　孕激素对糖代谢有直接作用,可使葡萄糖与胰岛素比值下降,提示有外周性拮抗胰岛素的作用。雌激素具有糖异生作用,但其抗胰岛素作用较弱。

4. 胎盘胰岛素酶　胎盘胰岛素酶为一种溶蛋白酶,可使胰岛素降解为氨基酸及肽而失去活性。

5. 瘦素(leptin)GMD 者的血瘦素水平升高,与糖化血红蛋白和空腹胰岛素呈正相关,因此血清瘦素可作为 GMD 的病情观测指标之一。

(三)脂肪代谢的特点

正常妊娠时,相对低的空腹血糖可使脂肪分解增多引起高游离脂肪酸血症,尤其长时间饥饿后,脂肪分解代谢加速使血中游离脂肪酸升高并产生酮体,这一现象主要与 HPL 具有较强的促进脂肪分解及酮体形成作用有关。自妊娠中期开始,脂肪贮量增加而利用减少,妊娠晚期脂肪量较非孕期增加。

三、妊娠对 DM 的影响

(一)血糖值和胰岛素需要量的关系

妊娠早期多数患者空腹血糖较妊娠前降低，妊娠期前 20 周胰岛素用量为非妊娠期的 70% 左右，妊娠后 20 周由于胎盘分泌抗胰岛素激素增多，胰岛素用量较非妊娠期增加 2/3。临产后由于子宫强烈收缩，能量需要增加，加上进食减少，极易引起低血糖。产后则因胎盘排出，绝大多数抗胰岛素因素迅速消失，而的抑制尚未解除，因此对胰岛素较敏感，胰岛素的需要量减少 1/3~1/2。

(二)低血糖

由于胎儿利用葡萄糖和妊娠呕吐，因此在妊期前 20 周易发生低血糖。妊娠 20 周后，随着外源性胰岛素用量的增加，尤其是夜间不习惯进食者，易发生低血糖。在分娩期，由于能量的大量消耗，进食少者易发生低血糖。妊娠期低血糖可使胎儿死亡率增加 4 倍左右。

(三)酮症酸中毒

DM 孕妇，因胰岛素不足致糖代谢障碍，血糖升高。脂肪分解加速且分解不完全，故酮体产生增多，血浆中碳酸氢盐降低，使血液 pH 值下降，若胰岛素剂量不足或使用不当，或合并感染、呕吐，或分娩阵痛均易诱发酮症酸中毒。

(四)肾糖阈值降低

胎盘产生的某些激素可减少肾小管对糖的重吸收。孕期血容量增加，肾小球滤过率增高，肾小管因重吸收糖减少，肾糖阈降低，可致糖尿。

(五)妊娠对 DM 及血管并发症的影响

有研究显示，GDM 是否发展成为临床 DM 主要与种族有关，黑人较白人更易遗留 DM。确诊 GDM 时的空腹血糖水平为 5.88~7.28mmol/L 者，43% 发展为临床 DM，而空腹血糖>7.18mmol/L 者，86% 将成为临床 DM。年龄、肥胖以及孕期是否需要接受胰岛素治疗与 DM 发病密切相关。通过产后控制饮食，改变饮食结构，减少碳水化合物及脂肪摄入，保持体重在正常范围并增加锻炼可减少或推迟 DM 发病。据报道，通过上述干预，GDM 患者 10 年后仅有 6.4% 发展为临床 DM。

妊娠后随着孕期血容量的增加，肾小球滤过率增高，肾脏负荷加重，因此 DM 合并 DM 肾病的患者妊娠是否能促使病情恶化的问题一直备受关注。由于 DM 肾病者随时间进展即使不妊娠，肾小球滤过率也逐渐下降，因此也有学者认为妊娠对 DM 肾病的预后无明显影响。

DM 眼底病变主要与 DM 病程及血糖控制情况有关，持续高血糖以及快速血糖正常化均加速病情发展。

四、DM 对妊娠的影响

随着胰岛素的临床应用，妊娠合并 DM 孕产妇死亡率已明显减少，但并发症仍较多。

（一）自然流产

DM 孕妇自然流产的发生率增加，可达 15%~30%，流产多发生在早孕期，主要见于漏诊的病例或血糖控制欠佳者。早孕期血糖过高使胚胎发育障碍，最终导致胚胎死亡或胎儿畸形。与 1 型和 T2DM 患者妊娠不同，GDM 孕妇血糖升高主要发生在妊娠中晚期，所以 GDM 时自然流产发生率无明显增多。

（二）羊水过多

DM 孕妇中羊水过多的发生率较高，为非 DM 孕妇的 20 倍。羊水的形成受多种因素影响。在正常情况下，羊水的量和成分是水和小分子物质在母体、羊水和胎儿三者之间进行双向性交换并维持动态平衡的结果。羊水过多对母亲的威胁主要是胎盘早期剥离及产后出血。

（三）妊娠期高血压疾病

GDM 孕妇妊娠期高血压疾病的发病率为正常孕妇的 3~5 倍。DM 合并血管病变时易并发妊娠期高血压疾病，尤其伴发肾血管病变时妊娠期高血压疾病发生率高达 50%以上。DM 导致妊娠期高血压疾病发病增加主要与孕期血糖水平有关。DM 孕妇一旦合并妊娠期高血压疾病，孕妇及围产儿预后较差，故妊娠期应采取措施积极预防。

（四）感染

DM 时，白细胞的趋化与吞噬作用下降，易合并感染，常由细菌或真菌引起。妊娠引起的一系列生理变化，使孕期无症状菌尿发病率升高，加之 DM 患者本身易于感染，所以妊娠合并 DM 者泌尿系感染最为常见（7%~18.2%）。无症状菌尿若得不到治疗，一部分将发展成为肾盂肾炎，后者有可能引起早产甚至感染性休克。此外，DM 孕妇一旦并发感染容易导致酮症酸中毒，对母儿产生严重影响。

（五）酮症酸中毒

DM 孕妇由于妊娠期代谢变化特点，易于并发酮症酸中毒。妊娠期 DM 并发酮症的主要原因有：①高血糖及胰岛素相对或绝对缺乏，血糖利用障碍，脂肪分解增加，酮体产生增多。②HPL 具有较强的促进脂肪分解及酮体形成作用。③少数孕妇因早孕期恶心、呕吐，进食量少，而胰岛素用量未减少，引起饥饿性酮血症。酮症引起脱水导致低血容量、酸中毒及电解质紊乱，严重时诱导昏迷甚至死亡。酮症酸中毒发生在早孕期具有致畸作用，中、晚孕期将加重胎儿慢性缺氧及酸中毒，并且还可导致胎儿水电解质平衡紊乱，严重时引起胎儿死亡。

（六）产道损伤和产后出血

DM 孕妇羊水过多和巨大儿发生率增加,两者均使产程延长、宫缩乏力,使剖宫产率和产钳使用率增加。巨大胎儿经阴道分娩,难产机会增多并导致产伤。另外子宫收缩乏力,产程延长,产后出血发生率也增高。

五、DM 对胎儿、婴儿的影响

（一）围产期胎儿死亡率

过去 T1DM 孕妇中围产期胎儿死亡率约为 10%~30%,现已相对少见,但在控制不佳的患者中,仍占有一定比重。死胎通常发生于妊娠 36 周之后,孕妇常合并有血管疾患,血糖控制欠佳,羊水过多,巨大胎儿或先兆子痫。DM 孕妇死亡率较高的确切原因尚不完全清楚。血糖控制欠佳的 DM 孕妇存在氧离曲线左移,这种情况以 DM 酮症酸中毒孕妇最显著。氧离曲线左移增加了红细胞和氧的亲和力,减少了红细胞在周围组织中氧的释放量。除此之外,子宫血流减少也是引起合并 DM 血管病变孕妇出现胎儿宫内生长迟缓的重要原因。

（二）胎儿畸形

妊娠并 DM 时,胎儿畸形明显升高(4%~12.9%),约为正常妊娠的 7~10 倍。DM 所造成的先天畸形极为广泛,主要表现为:①中枢神经系统:无脑畸形,前脑无裂畸形,无嗅脑畸形,枕脑腔畸形等。②心血管:大动脉转位,室间隔缺损,房间隔缺损,单心室,二尖瓣闭锁畸形,肺动脉瓣狭窄,左心发育不全等。③其他:双耳闭锁畸形,唇裂,单侧无肾畸形,肺发育不全,骶骨发育不良,无肢(上肢)畸形等。其中最常见的是骶骨发育不良,其发生率约为正常人群的 200~400 倍。

（三）巨大胎儿

发生率明显升高(25%~40%),为一般孕妇的 10 倍左右。

（四）智力

胎儿代谢率增加,耗氧量增大,可致胎儿宫内慢性缺氧。严重 DM 伴血管病变诱发妊娠高血压综合征或酮症酸中毒时,常加重胎儿宫内缺氧,胎儿宫内发育迟缓及低体重儿增多,妊娠期及分娩前 24h 内尿酮体阳性者可影响婴儿智力。

（五）新生儿呼吸窘迫综合征

影响 DM 孕妇胎儿肺成熟的机制未明。动物实验表明,高血糖和高胰岛素血症能够干扰肺泡表面活性物质(PS)的合成。

（六）新生儿低血糖症

DM 母亲的新生儿中有 20%~40%发生低血糖症,通常见于出生后最初 2h 内。其机制可能为母亲的慢性高血糖症,导致了胎儿的慢性高血糖症,由此引起胎儿胰岛素生成增加及胰腺的过度刺激,引起 B 细胞增生,并反过来引起胎儿高胰岛素血症。当胎儿娩出后,来自母亲的葡萄糖供应突然中断,但又存在高胰岛素血症,从而导致新生儿低血糖。

（七）新生儿低钙血症与低镁血症

DM 母亲新生儿的低血钙发生率可高达 50%,于出生后 24~72h 为最严重。低血钙发生率与母亲 DM 病情、围产期窘迫及早产有关。

（八）新生儿高胆红素血症

影响 DM 母亲新生儿高胆红素血症的因素包括早产、创伤性分娩、继发于低血糖症的肝胆红素结合障碍,使肠蠕动减少及肠肝循环增加的喂养延迟及红细胞增多症等。

六、诊断

美国糖尿病学会（American Diabetes Association,ADA）在 2011 年对 GDM 的诊断标准进行了更新,WHO 在 2013 年也制订出妊娠期高血糖的诊断标准。

（一）PGDM

符合以下 2 项中任意一项者,可确诊为 PGDM。

1. 妊娠前已确诊为糖尿病的患者。

2. 妊娠前未进行过血糖检查的孕妇,尤其存在糖尿病高危因素者,首次产前检查时需明确是否存在糖尿病,妊娠期血糖升高达到以下任何一项标准应诊断为 PGDM。

（1）空腹血浆葡萄糖(fasting plasma glucose,FPG)≥7.0 mmol/L(126 mg/dl)。

（2）75g 口服葡萄糖耐量试验(oral glucose tolerance test,OGTT),服糖后 2 h 血糖≥11.1 mmol/L(200 mg/dl)。

（3）伴有典型的高血糖症状或高血糖危象,同时随机血糖≥11.1 mmol/L(200 mg/dl)。

（4）糖化血红蛋白(glycohemoglobin,HbAlc)≥6.5%［采用美国国家糖化血红蛋白标准化项目(national glycohemoglobin standardization program,NGSP)/糖尿病控制与并发症试验(diabetes control and complication trial,DCCT)标化的方法］,但不推荐妊娠期常规用 HbAlc 进行糖尿病筛查。

GDM 高危因素包括肥胖(尤其是重度肥胖)、一级亲属患 2 型糖尿病(type 2 diabetes mellitus,T2DM),GDM 史或巨大儿分娩史、多囊卵巢综合征、妊娠早期空腹尿糖反复阳性等。

（二）GDM

GDM 指妊娠期发生的糖代谢异常,妊娠期首次发现且血糖升高已经达到糖尿病标准,应将其诊断为 PGDM 而非 GDM。

GDM 诊断方法和标准如下：

1. 推荐医疗机构对所有尚未被诊断为 PGDM 或 GDM 的孕妇，在妊娠 24~28 周以及 28 周后首次就诊时行 OGTT。

75g OGTT 方法：OGTT 前禁食至少 8h，试验前连续 3d 正常饮食，即每日进食碳水化合物不少于 150 g，检查期间静坐、禁烟。检查时，5 min 内口服含 75 g 葡萄糖的液体 300 ml，分别抽取孕妇服糖前及服糖后 1~2h 的静脉血（从开始饮用葡萄糖水计算时间），放入含有氟化钠的试管中，采用葡萄糖氧化酶法测定血糖水平。

75g OGTT 的诊断标准：服糖前及服糖后 1~2h，3 项血糖值应分别低于 5.1、10.0、8.5 mmol/L（92、180、153 mg/dl）。任何一项血糖值达到或超过上述标准即诊断为 GDM。

2. 孕妇具有 GDM 高危因素或者医疗资源缺乏地区，建议妊娠 24~28 周首先检查 FPG。FPG≥5.1mmol/L，可以直接诊断 GDM，不必行 OGTT；FPG<4.4 mmol/L（80 mg/dl），发生 GDM 可能性极小，可以暂时不行 OGTT。FPG≥4.4 mmol/L 且<5.1mmol/L 时，应尽早行 OGTT。

3. 孕妇具有 GDM 高危因素，首次 OGTT 结果正常，必要时可在妊娠晚期重复 OGTT。

4. 妊娠早、中期随孕周增加 FPG 水平逐渐下降，尤以妊娠早期下降明显，因而，妊娠早期 FPG 水平不能作为 GDM 的诊断依据。

5. 未定期检查者，如果首次就诊时间在妊娠 28 周以后，建议首次就诊时或就诊后尽早行 OGTT 或 FPG 检查。

七、妊娠期监测

（一）孕妇血糖监测

1. 血糖监测方法：（1）自我血糖监测（self-monitored blood glucose，SMBG）：采用微量血糖仪自行测定毛细血管全血血糖水平。新诊断的高血糖孕妇、血糖控制不良或不稳定者以及妊娠期应用胰岛素治疗者，应每日监测血糖 7 次，包括三餐前 30 min、三餐后 2h 和夜间血糖；血糖控制稳定者，每周应至少行血糖轮廓试验 1 次，根据血糖监测结果及时调整胰岛素用量；不需要胰岛素治疗的 GDM 孕妇，在随诊时建议每周至少监测 1 次全天血糖，包括末梢空腹血糖（fasting blood glucose，FBG）及三餐后 2h 末梢血糖共 4 次。（2）连续动态血糖监测（continuous glucose monitoring system，CGMS）：可用于血糖控制不理想的 PGDM 或血糖明显异常而需要加用胰岛素的 GDM 孕妇。大多数 GDM 孕妇并不需要 CGMS，不主张将 CGMS 作为临床常规监测糖尿病孕妇血糖的手段。

2. 妊娠期血糖控制目标：GDM 患者妊娠期血糖应控制在餐前及餐后 2h

血糖值分别≤5.3、6.7 mmol/L（95、120 mg/dl），特殊情况下可测餐后 1 h 血糖［≤7.8 mmol/L（140 mg/dl）］；夜间血糖不低于 3.3 mmol/L（60 mg/dl）；妊娠期 HbAlc 宜<5.5%。

PGDM 患者妊娠期血糖控制应达到下述目标:妊娠早期血糖控制勿过于严格，以防低血糖发生；妊娠期餐前、夜间血糖及 FPG 宜控制在 3.3~5.6 mmol/L（60~99 mg/dl），餐后峰值血糖 5.6~7.1 mmol/L（100~129 mg/dl），HbAlc<6.0%。无论 GDM 或 PGDM，经过饮食和运动管理，妊娠期血糖达不到上述标准时,应及时加用胰岛素或口服降糖药物进一步控制血糖。

3. HbAlc 水平的测定:HbAlc 反映取血前 2~3 个月的平均血糖水平,可作为评估糖尿病长期控制情况的良好指标,多用于 GDM 初次评估。应用胰岛素治疗的糖尿病孕妇,推荐每 2 个月检测 1 次。

4. 尿酮体的监测:尿酮体有助于及时发现孕妇碳水化合物或能量摄取的不足,也是早期糖尿病酮症酸中毒(diabetes mellitus ketoacidosis,DKA)的一项敏感指标,孕妇出现不明原因恶心、呕吐、乏力等不适或者血糖控制不理想时应及时监测尿酮体。

5. 尿糖的监测:由于妊娠期间尿糖阳性并不能真正反映孕妇的血糖水平,不建议将尿糖作为妊娠期常规监测手段。

（二）孕妇并发症的监测

1. 妊娠期高血压疾病的监测:每次妊娠期检查时应监测孕妇的血压及尿蛋白,一旦发现并发子痫前期,按子痫前期原则处理。

2. 羊水过多及其并发症的监测:注意孕妇的宫高曲线及子宫张力,如宫高增长过快,或子宫张力增大,及时行 B 超检查,了解羊水量。

3. DKA 症状的监测:妊娠期出现不明原因恶心、呕吐、乏力、头痛甚至昏迷者,注意检查血糖和尿酮体水平,必要时行血气分析,明确诊断。

4. 感染的监测:注意孕妇有无白带增多、外阴瘙痒、尿急、尿频、尿痛等表现,定期行尿常规检测。

5. 甲状腺功能监测:必要时行甲状腺功能检测,了解孕妇的甲状腺功能。

6. 其他并发症的监测:糖尿病伴有微血管病变合并妊娠者应在妊娠早、中、晚期 3 个阶段分别进行肾功能、眼底检查和血脂的检测。

（三）胎儿监测

1. 胎儿发育的监测:在妊娠中期应用超声对胎儿进行产前筛查。妊娠早期血糖未得到控制的孕妇,尤其要注意应用超声检查胎儿中枢神经系统和心脏的发育,有条件者推荐行胎儿超声心动图检查。

2. 胎儿生长速度的监测:妊娠晚期应每 4~6 周进行 1 次超声检查,监测胎儿发育,尤其注意监测胎儿腹围和羊水量的变化等。

3. 胎儿宫内发育状况的评价:妊娠晚期孕妇应注意监测胎动。需要应用胰岛素或口服降糖药物者,应自妊娠 32 周起,每周行 1 次无应激试验(non-stress test,NST)。可疑胎儿生长受限时尤其应严密监测。

4. 促胎儿肺成熟:妊娠期血糖控制不满意以及需要提前终止妊娠者,应在计划终止妊娠前 48 h,促胎儿肺成熟。有条件者行羊膜腔穿刺术抽取羊水了解胎儿肺成熟度,同时羊膜腔内注射地塞米松 10 mg,或采取肌内注射方式,但后者使用后应监测孕妇血糖变化。

八、妊娠前药物的合理应用

PGDM 妇女妊娠前应停用妊娠期禁忌药物,如血管紧张素转换酶抑制剂(angiotensin converting enzyme inhibitor,ACEI)和血管紧张素 II 受体拮抗剂等。如果妊娠前应用 ACEI 治疗 DN,一旦发现妊娠,应立即停用。产前咨询时应告知患者,妊娠前或妊娠期停用 ACEI 后蛋白尿可能会明显加重。

1. 糖尿病合并慢性高血压的孕妇,妊娠期血压控制目标为收缩压 110~129 mmHg(1 mmHg=0.133kPa),舒张压 65~79 mmHg。现有证据表明,妊娠早期应用拉贝洛尔、钙离子通道阻滞剂等药物,均不明显增加胎儿致畸风险,可在妊娠前以及妊娠期应用。

ACEI 类药物在妊娠早期应用,不增加胎儿先天性心脏病的发生风险,但妊娠中及晚期禁忌使用 ACEI 及血管紧张素 II 受体拮抗剂(E 级证据)。

2. 糖尿病患者妊娠前和妊娠早期应补充含叶酸的多种维生素。

3. 应用二甲双胍的 T2DM 患者,需考虑药物的可能益处或不良反应。如果患者愿意,可在医师指导下继续应用。

九、妊娠前血糖控制

血糖控制不理想的糖尿病孕妇妊娠早期流产及胎儿畸形发生风险明显增加,妊娠前后理想的血糖控制可显著降低上述风险,但目前尚无确切降低上述风险的血糖阈值标准。

计划妊娠的糖尿病患者应尽量控制血糖,使 HbAlc<6.5%,使用胰岛素者 HbAlc 可<7%。

十、妊娠期处理

(一)医学营养治疗

医学营养治疗的目的是使糖尿病孕妇的血糖控制在正常范围,保证孕妇和胎儿的合理营养摄入,减少母儿并发症的发生。2005 年以来的 2 项随机对照试验为 GDM 营养治疗和管理提供了强有力的证据。

一旦确诊 GDM,应立即对患者进行医学营养治疗和运动指导,并进行如何监测血糖的教育等。医学营养治疗和运动指导后,FPG 及餐后 2h 血糖仍异常者,推荐及时应用胰岛素。

(二)营养摄入量推荐

1. 每日摄入总能量:应根据不同妊娠前体质量和妊娠期的体质量增长速度而定。见表 2。虽然需要控制糖尿病孕妇每日摄入的总能量,但应避免能量限制过度,妊娠早期应保证不低于 1500 kcal/d(1 kcal=4.184 kj),妊娠晚期不低于 1800 kcal/d。碳水化合物摄入不足可能导致酮症的发生,对孕妇和胎儿都会产生不利影响。

2. 碳水化合物:推荐饮食碳水化合物摄入量占总能量的 50%~60% 为宜,每日碳水化合物不低于 150 g 对维持妊娠期血糖正常更为合适。应尽量避免食用蔗糖等精制糖,等量碳水化合物食物选择时可优先选择低血糖指数食物。

无论采用碳水化合物计算法、食品交换份法或经验估算法,监测碳水化合物的摄入量是血糖控制达标的关键策略。当仅考虑碳水化合物总量时,血糖指数和血糖负荷可能更有助于血糖控制。

3. 蛋白质:推荐饮食蛋白质摄入量占总能量的 15%~20% 为宜,以满足孕妇妊娠期生理调节及胎儿生长发育之需。

4. 脂肪:推荐饮食脂肪摄入量占总能量的 25%~30% 为宜。但应适当限制饱和脂肪酸含量高的食物,如动物油脂、红肉类、椰奶、全脂奶制品等,糖尿病孕妇饱和脂肪酸摄入量不应超过总摄入能量的 7%(A 级证据);而单不饱和脂肪酸如橄榄油、山茶油等,应占脂肪供能的 1/3 以上。

减少反式脂肪酸摄入量可降低低密度脂蛋白胆固醇、增加高密度脂蛋白胆固醇的水平,故糖尿病孕妇应减少反式脂肪酸的摄入量。

5. 膳食纤维:是不产生能量的多糖。水果中的果胶、海带、紫菜中的藻胶、某些豆类中的胍胶和魔芋粉等具有控制餐后血糖上升程度、改善葡萄糖耐量和降低血胆固醇的作用。推荐每日摄入量 25~30g。饮食中可多选用富含膳食纤维的燕麦片、荞麦面等粗杂粮以及新鲜蔬菜、水果、藻类食物等。

6. 维生素及矿物质:妊娠期铁、叶酸和维生素 D 的需要量增加了 1 倍,钙、磷、硫胺素、维生素 B6 的需要量增加了 33%~50%,锌、核黄素的需要量增加了 20%~25%,维生素 A、B12、C、硒、钾、生物素、烟酸和每日总能量的需要量增加了 18%左右。

因此,建议妊娠期有计划地增加富含维生素 B6、钙、钾、铁、锌、铜的食物,如瘦肉、家禽、鱼、虾、奶制品、新鲜水果和蔬菜等。

7. 非营养性甜味剂的使用:ADA 建议只有美国食品药品监督管理局(Food and Drug Administration,FDA)批准的非营养性甜味剂孕妇才可以使用,并适度推荐。目前,相关研究非常有限(美国 FDA 批准的 5 种非营养性甜味剂分别是乙酰磺胺酸钾、阿斯巴甜、纽甜、食用糖精和三氯蔗糖。

(三)餐次的合理安排

少量多餐、定时定量进餐对血糖控制非常重要。早、中、晚三餐的能量应控制在每日摄入总能量的 10%~15%、30%、30%,每次加餐的能量可以占 5%~10%,有助于防止餐前过度饥饿。

医学营养治疗过程应与胰岛素应用密切配合,防止发生低血糖。膳食计划必须实现个体化,应根据文化背景、生活方式、经济条件和受教育程度进行合理的膳食安排和相应的营养教育。

(四)GDM 的运动疗法

1. 运动治疗的作用:运动疗法可降低妊娠期基础胰岛素抵抗,是 GDM 的综合治疗措施之一,每餐 30min 后进行中等强度的运动对母儿无不良影响。

2. 运动治疗的方法:选择一种低至中等强度的有氧运动(又称耐力运动),主要指由机体大肌肉群参加的持续性运动。步行是常用的简单有氧运动。

3. 运动的时间:可自 10 min 开始,逐步延长至 30 min,其中可穿插必要的间歇,建议餐后运动。

4. 运动的频率:适宜的频率为 3~4 次/周。

5. 运动治疗的注意事项:

(1)运动前行心电图检查以排除心脏疾患,并需确认是否存在大血管和微血管的并发症。

(2)GDM 运动疗法的禁忌证:1 型糖尿病合并妊娠、心脏病、视网膜病变、多胎妊娠、宫颈机能不全、先兆早产或流产、胎儿生长受限、前置胎盘、妊娠期高血压疾病等。

(3)防止低血糖反应和延迟性低血糖:进食 30 min 后再运动,每次运动时间控制在 30~40 min.运动后休息 30 min。血糖水平<3.3>13.9 mmol/L 者停止运动。运动时应随身携带饼干或糖果,有低血糖征兆时可及时食用。

(4)运动期间出现以下情况应及时就医:腹痛、阴道流血或流水、憋气、头晕眼花、严重头痛、胸痛、肌无力等。

(5)避免清晨空腹未注射胰岛素之前进行运动。

(五)胰岛素治疗

1.常用的胰岛素制剂及其特点:(1)超短效人胰岛素类似物:门冬胰岛素已被我国国家食品药品监督管理局(State Food and Drug Administration,SFDA)批准可用于妊娠期。其特点是起效迅速,药效维持时间短。具有最强或最佳的降低餐后血糖的作用,不易发生低血糖,用于控制餐后血糖水平。

(2)短效胰岛素:其特点是起效快,剂量易于调整,可皮下、肌内和静脉注射使用。静脉注射胰岛素后能使血糖迅速下降,半衰期 5~6 min,故可用于抢救 DKA。

(3)中效胰岛素:是含有鱼精蛋白、短效胰岛素和锌离子的混悬液,只能皮下注射而不能静脉使用。注射后必须在组织中蛋白酶的分解作用下,将胰岛素与鱼精蛋白分离,释放出胰岛素再发挥生物学效应。其特点是起效慢,药效持续时间长,其降低血糖的强度弱于短效胰岛素。

(4)长效胰岛素类似物:地特胰岛素也已经被 SFDA 批准应用于妊娠期,可用于控制夜间血糖和餐前血糖。

2. 胰岛素应用时机:糖尿病孕妇经饮食治疗 3~5d 后,测定 24h 的末梢血糖(血糖轮廓试验),包括夜间血糖、三餐前 30 min 及三餐后 2h 血糖及尿酮体。如果空腹或餐前血糖≥5.3 mmol/L(95 mg/dl),或餐后 2h 血糖≥6.7mmol/L(120 mg/dl),或调整饮食后出现饥饿性酮症,增加热量摄入后血糖又超过妊娠期标准者,应及时加用胰岛素治疗。

3. 胰岛素治疗方案:最符合生理要求的胰岛素治疗方案为:基础胰岛素联合餐前超短效或短效胰岛素。基础胰岛素的替代作用可持续 12~24 h,而餐前胰岛素起效快,持续时间短,有利于控制餐后血糖。应根据血糖监测结果,选择个体化的胰岛素治疗方案。

(1)基础胰岛素治疗:选择中效胰岛素睡前皮下注射,适用于空腹血糖高的孕妇;睡前注射中效胰岛素后空腹血糖已经达标但晚餐前血糖控制不佳者,可选择早餐前和睡前 2 次注射,或者睡前注射长效胰岛素。

(2)餐前超短效或短效胰岛素治疗:餐后血糖升高的孕妇,进餐时或餐前 30 min 注射超短效或短效人胰岛素。

(3)胰岛素联合治疗:中效胰岛素和超短效或短效胰岛素联合,是目前应用最普遍的一种方法,即三餐前注射短效胰岛素,睡前注射中效胰岛素。由于妊娠期餐后血糖升高显著,一般不推荐常规应用预混胰岛素。

4. 妊娠期胰岛素应用的注意事项:(1)胰岛素初始使用应从小剂量开始,0.3~0.8 U/(kg·d)。每天计划应用的胰岛素总量应分配到三餐前使用,分配原则是早餐前最多,中餐前最少,晚餐前用量居中。每次调整后观察 2~3 d 判断疗效,每次以增减 2~4 U 或不超过胰岛素每天用量的 20%为宜,直至达到血糖控制目标。

(2)胰岛素治疗期间清晨或空腹高血糖的处理:夜间胰岛素作用不足、黎明现象和 Somogyi 现象均可导致高血糖的发生。前 2 种情况必须在睡前增加中效胰岛素用量,而出现 Somogyi 现象时应减少睡前中效胰岛素的用量。

(3)妊娠过程中机体对胰岛素需求的变化:妊娠中、晚期对胰岛素需要量有不同程度的增加;妊娠 32~36 周胰岛素需要量达高峰,妊娠 36 周后稍下降,应根据个体血糖监测结果,不断调整胰岛素用量。

(六)分娩时机及方式

1. 分娩时机

(1)无需胰岛素治疗而血糖控制达标的 GDM 孕妇,如无母儿并发症,在严密监测下可待预产期,到预产期仍未临产者,可引产终止妊娠。

(2)PGDM 及胰岛素治疗的 GDM 孕妇,如血糖控制良好且无母儿并发症,在严密监测下,妊娠 39 周后可终止妊娠;血糖控制不满意或出现母儿并发症,应及时收入院观察,根据病情决定终止妊娠时机。

(3)糖尿病伴发微血管病变或既往有不良产史者,需严密监护,终止妊娠时机应个体化。

2. 分娩方式

糖尿病本身不是剖宫产指征。决定阴道分娩者,应制定分娩计划,产程中密切监测孕妇的血糖、宫缩、胎心率变化,避免产程过长。

择期剖宫产的手术指征为糖尿病伴严重微血管病变,或其他产科指征。妊娠期血糖控制不好、胎儿偏大(尤其估计胎儿体质量≥4250g 者)或既往有死胎、死产史者,应适当放宽剖宫产指征。

3. 特殊情况下的处理

分娩期及围术期胰岛素的使用原则

(1)使用原则:手术前后、产程中、产后非正常饮食期间应停用所有皮下注射胰岛素,改用胰岛素静脉滴注,以避免出现高血糖或低血糖。应给孕产妇提供足够的葡萄糖,以满足基础代谢需要和应激状态下的能量消耗;供给胰岛素,防止 DKA 的发生、控制高血糖、利于葡萄糖的利用;保持适当血容量和电解质代谢平衡。

(2)产程中或手术前的检查:必须检测血糖、尿酮体水平。择期手术还需检查电解质、血气分析和肝肾功能。

(3)胰岛素使用方法:每 1~2 小时监测 1 次血糖,根据血糖值维持小剂量胰岛素静脉滴注。妊娠期应用胰岛素控制血糖者计划分娩时,引产前 1d 睡前正常使用中效胰岛素;引产当日停用早餐前胰岛素,并给予 0.9%氯化钠注射液静脉内滴注。

附:

糖尿病酮症酸中毒

糖尿病的急性代谢紊乱可引起酮症酸中毒(ketoacidosis)、非酮症高渗性昏迷、低血糖;慢性高血糖可引起大血管、微血管病变,可有多个脏器损害。

DM 酮症酸中毒(DKA)是 DM 最常见的急性并发症,T1DM 易发生,T2DM 在有诱因时可发生。本症的发病率约占住院 DM 患者的 14%左右,临床以发病急、病情重、变化快为特点,是由胰岛素缺乏所引起的以高血糖、高酮血症和代谢性酸中毒为主要生化改变的临床综合征。

一、病因与发病机制

DM 酮症酸中毒发病机制较为复杂,近年来国内外大多从激素异常和代谢紊乱两个方面进行探讨,认为 DKA 的发生原因是双激素异常,即胰岛素水平降低,拮抗激素如胰高血糖素、肾上腺素、和皮质醇水平升高。胰岛素作为一种贮能激素,在代谢中起着促进合成、抑制分解的作用。当胰岛素的分泌相对或绝对不足时,拮抗胰岛素的激素相对或绝对增多而促进了体内分解代谢、抑制合成,尤其是引起糖的代谢紊乱,能量的来源取之于脂肪和蛋白质,于是脂肪和蛋白质的分解加速,而合成受到抑制,出现了全身代谢紊乱。引起一系列病理生理改变:

①严重脱水。血糖、血酮增高→血渗透压升高→细胞内液向细胞外液转移→脱水,尿酮、尿糖增加→渗透性利尿→多尿→失水,DKA 时患者厌食、呕吐、神志不清时饮水减少,加之 DKA 的酸性物质产生增多,从尿中排出增加,可加重脱水。

②电解质代谢紊乱。DKA 在严重脱水时钠、钾均有丢失,渗透性利尿排出大量钠、钾,恶心、呕吐、厌食,摄入减少等因素均可引起低钠、低钾血症,但由于脱水、酸中毒有时可掩盖低钾血症。DKA 时,由于细胞分解代谢增加,磷从细胞内释放,经肾随尿排出,致机体缺磷。缺磷可引起红细胞 2,3 二磷酸甘油减少,并可产生胰岛素抵抗。

③代谢性酸中毒。引起代谢性酸中毒的原因有:游离脂肪酸的代谢产物 β-羟丁酸、乙酰乙酸在体内堆积;有机酸阴离子由肾脏排出时,大部分与阳离子尤其是 Na^+、K^+ 结合成盐类排出,因此大量碱丢失,加重了酸中毒;蛋白分解加速,其酸性代谢产物如硫酸、磷酸及其他有机酸增加。

④多脏器病变。DKA 早期,由于葡萄糖利用障碍,能量来源主要为游离脂肪酸及酮体,此二者对 DKA 患者的脑功能有抑制作用,使脑处于抑制状态。晚期常并发脑水肿而使病情恶化。DKA 由于严重脱水,循环障碍,肾血流量不足,可引起急性肾功能不全。DKA 时,肝细胞摄取葡萄糖减少而糖原合成及贮藏亦减少,分解增多,肝糖输出增多。脂肪分解增强,游离脂肪酸在肝脏细胞线粒体内经 β 氧化成为乙酰辅酶 A,最后缩合成酮体(β-羟丁酸、乙酰乙酸、丙酮)。

酮体在肝脏生成,其中的 β-羟丁酸和乙酰乙酸为酸性物质。正常人血清中存在微量的酮体,在禁食和长期体力活动后浓度增加,新生儿和孕妇血清中的酮体也稍升高。DKA时,由于胰岛素缺乏和抗胰岛素激素增多,血中酮体常显著增加。

酸中毒对机体的损害是多方面的,其中对脑细胞的损害尤为突出。运动实验发现,高血糖时(尤其在伴脑缺血时)乳酸生成增加,H^+浓度升高。酸中毒使脑缺血(如DKA时的血压下降或休克)本身造成的脑功能障碍进一步恶化,其机制可能是:①自由基生成增多,与蛋白结合的铁离子在H^+增加(pH下降)时离解释放,铁离子催化自由基的生成;②细胞内的信号传递途径在酸中毒时发生障碍,导致代谢所需的活性蛋白质(也包括相应基因)表达受阻;③核酸内切酶被活化,DNA裂解并引起进一步的神经元损害。脑缺血时,首先累及的是微小血管和神经元;而在并发酸中毒时,缺血加上酸中毒性损害可能波及线粒体,如缺血时间较持久(动物实验时30分钟以上),高血糖症可诱发线粒体失活。有人认为这是自由基损伤线粒体呼吸链组分的结果,其后果是细胞的氧化-磷酸化过程停止。

酸中毒对蛋白质代谢的影响也很明显。血浆或组织pH降低使蛋白质降解加速,合成减少,呈负氮平衡。这一现象在无DKA的DM病人中就已较明显,并发DKA时则更显著。

二、临床表现

(一)发病诱因

任何加重胰岛素绝对或相对不足的因素,均可成为DKA的发病诱因。许多患者的诱因不是单一的,约有10%~30%的患者可无明确诱因而突然发病。常见的诱因是:①胰岛素使用不当,突然减量或随意停用或胰岛素失效,亦有因体内产生胰岛素抵抗而发生DKA者。②感染是导致DKA最常见的诱因,以呼吸道、泌尿道、消化道的感染最为常见,下肢、会阴部及皮肤感染常易漏诊,应仔细检查。③饮食失控,进食过多高糖、高脂肪食物或饮酒等。④精神因素,精神创伤、过度激动或劳累等。⑤应激、外伤、手术、麻醉、妊娠、中风、心肌梗死、甲亢等,应用肾上腺皮质激素治疗也可引起DKA。⑥原因不明,据统计10%~30%的患者以DKA形式突然发病,无明确诱因可查。

(二)临床表现

1. 症状 DM本身症状加重,多尿、多饮明显,乏力、肌肉酸痛、恶心、呕吐、食欲减退,可有上腹痛,腹肌紧张及压痛,似急腹症,甚至有淀粉酶升高,可能由于胰腺血管循环障碍所致。由于酸中毒,呼吸加深加快,严重者出现Kussmaul呼吸,这是由于酸中毒刺激呼吸中枢的化学感受器,反射性引起肺过度换气所致。呼气中有烂苹果味为DKA最特有的表现,神经系统可表现为头昏、头痛、烦躁,病情严重时可表现为反应迟钝、表情淡漠、嗜睡、昏迷。

2. 体征　皮肤弹性减退、眼眶下陷、黏膜干燥等脱水症,严重脱水时可表现为心率加快,血压下降、心音低弱、脉搏细速,四肢发凉,体温下降,呼吸深大,腱反射减退或消失、昏迷。

3. 实验室检查

(1)血糖　明显升高,多在 16.7 mmol/L(300 mg/dl)以上。

(2)血酮　定性强阳性,定量>5 mmol/L 有诊断意义。必须注意,硝基氢氰酸盐法只能半定量测定乙酰乙酸(AcAc),而且常因非特异性反应而呈假阳性。近年用定量方法测定 β-HB 含量,所需血标本仅 5~25μl。诊断、监测血酮体时应避免使用半定量方法。

(3)血清电解质　血钠多数降至 135 mmol/L 以下,少数可正常,偶可升高至 145 mmol/L 以上。血清钾于病程初期正常或偏低,少尿、失水、酸中毒可致血钾升高,补液、胰岛素治疗后又可降至 3 mmol/L 以下,须注意监测。

(4)血气分析及 CO_2 结合率　代偿期 pH 值及 CO_2 结合率可在正常范围,碱剩余负值增大,缓冲碱(BB)明显减低,标准碳酸氢盐(SB)及实际碳酸氢盐(AB)亦降低,失代偿期,pH 值及 CO_2 结合率均可明显降低,HCO_3^-降至 15~10 mEq/L 以下,阴离子隙增大。

(5)尿糖强阳性

(6)尿酮　强阳性,当肾功能严重损害,肾小球滤过率减少,而肾糖阈及酮阈升高,可出现尿糖与酮体减少,甚至消失,因此诊断时必须注意以血酮为主。

(7)其他　血尿素氮、肌酐可因脱水而升高,经治疗后无下降提示有肾功能损害。血常规白细胞可增高,无感染时可达 15~30×10⁹/L 以上,尤以中性粒细胞增高更为显著,血红蛋白及红细胞压积升高,血游离脂肪酸、甘油三酯可升高。

(8)阴离子隙(AG)和渗透压隙(OG)　尿液中的氨浓度是肾脏代偿酸中毒的关键性物质,但一般实验室未常规测定尿氨。尿阴离子隙(AG)和渗透压间隙(OG)可用来反映高氯性酸中毒病人的肾脏氨生成能力。

血浆渗透压=1.89Na⁺ +1.38K⁺ +1.03 尿素+1.08 葡萄糖+7.45，或血浆渗透压=[Na+K]×2+尿素(mmol/L)+葡萄糖(mmol/L)。

一般情况下,OG 的参考值范围为(-1~+6)mOsm/kgH₂O,阴离子隙参考值范围为 16±2 mmol/L。

值得注意的是,AG 和 OG 的应用计算方法很多,正常参考范围也略有差异,各单位可根据具体情况和各自经验选用。

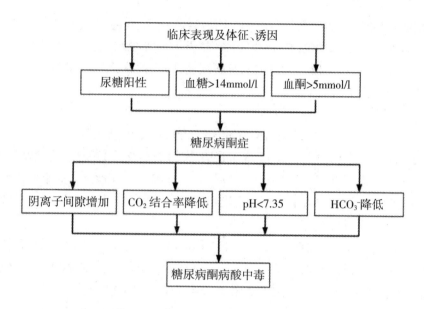

表 17-1　DM 酮症酸中毒诊断流程图

三、诊断

1. 早期诊断线索

在临床上,遇有下列情况时要想到 DKA 可能:①有加重胰岛素绝对或相对不足的因素,如胰岛素突然减量、随意停用或胰岛素失效,感染、饮食失控、进食过多高糖、高脂肪食物或饮酒等,应激;②恶心、呕吐、食欲减退;③呼吸加深加快;④头昏、头痛、烦躁或表情淡漠;⑤脱水;⑥心率加快,血压下降;⑦血糖明显升高;⑧酸中毒。

2. 诊断依据

DKA 的诊断不难,一般可上图的程序进行。

四、鉴别诊断

(一)饥饿性酮症

某些患者由于其他疾病引起剧烈呕吐、禁食等状态时,也可产生大量酮体及酸中毒,但这些病人血糖不高,尿糖阴性,有助于鉴别。

(二)非酮症高渗性昏迷

本症多见于 2 型老年患者,患者多有神志障碍,意识模糊,反应迟钝,抽搐等,实验室检查血 Na 升高>145 mmol/L,血糖显著升高,常大于 33.3 mmol/L,血渗透压增加大于 330 mson/H₂O,酮体阴性或弱阳性

(三)低血糖症昏迷

起病较突然,发病前有用胰岛素及口服降糖药史,用药后未按时进食或过

度运动等。患者可有饥饿、心悸、出汗、手抖、反应迟钝、性格改变。体查患者皮肤湿冷,与高渗昏迷、酮症酸中毒皮肤干燥不一样,实验室检查血糖<2.8 mmol/l,尿糖尿酮均阴性。

(四)乳酸酸中毒昏迷

多发生在服用大量苯乙双胍(降糖灵)、休克、缺氧、饮酒、感染等情况,原有慢性肝病、肾病、心衰史者更易发生。本病的临床表现常被各种原发病所掩盖。由缺氧及休克状态引起者,在原发病的基础上可伴有紫绀、休克等症状。无缺氧及休克状态者,除原发病以外,以代谢性酸中毒为主,常伴有原因不明的深呼吸、神志模糊、嗜睡、木僵、昏迷等。休克可见呼吸深大而快,但无酮味,皮肤潮红,实验室检查,血乳酸>5 mmol/L,pH<7.35 或阴离子隙>18 mEg/L,乳酸/丙酮酸(L/P)>3.0。

乳酸性酸中毒时,血阴离子隙(AG)扩大。在临床上虽然 AG<20 mmol/L 很难找到明确病因,但 AG 高于正常可以肯定存在酸中毒(AG 性酸中毒)。AG 性酸中毒可被分为乳酸性酸中毒、酮症酸中毒、毒药/药物性酸中毒及尿毒症性酸中毒等若干类型。乳酸性酸中毒因严重影响细胞的氧释放和利用,故死亡率很高。碳酸氢钠对乳酸性酸中毒的治疗帮助不大。相反,由于 PCO_2 增加,可使病情进一步恶化。酮症酸中毒主要见于 DM(以 1 型为主)和酒精中毒,其处理见后述。毒药/药物性酸中毒主要见于甲醇、乙二醇和水杨酸盐类中毒,中毒症状急而严重,AG 升高。甲醇和乙二醇的中毒处理可用乙醇液滴注,以减少毒性代谢产物的形成或用血液透析去除毒物与有毒代谢物。水杨酸盐类中毒者的酸中毒症状一般较轻,其特征是伴有过度换气所致的呼吸性碱中毒。尿毒症性酸中毒是由于 NH_3 的排出减少和不可测定的阴离子潴留而致酸中毒,本病有明确的病史和肾衰特征,鉴别多无困难。此外,在临床上,AG 性酸中毒有时还应与Ⅳ型肾小管性酸中毒鉴别。

(五)酒精性酸中毒

慢性酒精中毒可合并严重代谢性酸中毒,有时鉴别甚为困难。其临床表现和实验室检查可酷似酮症酸中毒(酒精性酸中毒亦称为酒精性酮症酸中毒),常常被漏诊或误诊为 DM 性 DKA。临床上,常因剧烈呕吐、脱水、厌食使血 β-羟丁酸升高(β-HB 性酮症酸中毒),而且用传统的硝基氢氰酸盐法无法检出,是造成漏诊的主要原因之一。故对每一位 DM 并 DKA 患者来说都必须排除本症可能。

本症的基本治疗同 DM 性 DKA,应加强补液。补充 GIK 液,纠正水、电解质平衡和酸碱平衡紊乱。维生素 B1 对本症甚为重要,应加倍应用(维生素 B1 注射液 100mg/次,2~3 次/d)。一般不主张使用胰岛素和碱性溶液。对可疑病人,如能计算阴离子隙(AG)和渗透压间隙(osmolar gaps, OG),有助于鉴别,如 OG≥

25 mOsm/kg,且同时伴 AG 升高和酸中毒可基本排除酒精性酸中毒可能,而强烈提示为甲醇或乙二醇中毒。

（六）其他

以腹痛为主者应注意与急腹症鉴别,血、尿糖与血、尿酮测定有助于诊断。

由于 DM 发病率高,临床表现容易被忽视,因此,急病遇昏迷、休克、酸中毒等原因不明时均应查血糖及尿糖、尿酮,以免漏诊或误诊。某些药物中毒可引起酮症酸中毒样症状。

五、治疗

妊娠 DM 时,如治疗得当,一般不会发生酮症酸中毒。由于妊娠本身的生理变化,妊娠后期往往呈现胰岛素缺乏/胰岛素抵抗状态,可因呕吐、使用拟交感神经药物、多胎妊娠、产科危象、病理妊娠和隐性感染等诱因而发生 DKA。有时由于恶心、呕吐及其他原因而很少进食,可导致饥饿性酮症,常与 DM 性 DKA 并存,测定 AG 和 OG 有助于两者的鉴别。妊娠 DM 并 DKA 必须用胰岛素治疗,慎用或禁用对胎儿有毒性的药物。

DKA 一经确诊,即应立即进行治疗。一般应送入 ICU 治疗或进入专科监护室进行抢救。治疗的目的在于加强肝、肌肉及脂肪组织对葡萄糖利用,逆转酮血症和酸中毒,纠正水和电解质失衡。治疗措施应根据病情严重程度不同而定。对于仅有酮症,无明显脱水及酸中毒,神志清楚,能进食的患者,可只皮下给予胰岛素治疗。对有脱水,酸中毒等危重患者应按下列措施紧急处理:

（一）一般处理

对于较重的 DKA 患者,要尽量送入 ICU 进行抢救。

（二）补液

DKA 常有严重脱水,血容量不足,组织微循环灌注不良,补液后胰岛素才能发挥正常的生理效应。最常用的液体是生理盐水,有休克可补给胶体液如右旋糖苷、血浆等。当血糖下降至 13.9 mmol/L（250 mg/dl）,应给予 5%葡萄糖水或糖盐水。补液速度应根据患者心功能及脱水情况而定,若心功能正常,补液速度应快,在 2h 内输入 1000~2000 ml,尽快补充血容量,改善周围循环和肾功能。以后根据血压、心率、每 h 尿量、末梢情况而定,必要时监测中心静脉压调节输液速度和量。第 2~6h 输入约 1000~2000 ml,第一天的总量约为 4000~6000 ml。严重脱水者日输液量可达到 6000~8000 ml。

（三）胰岛素的应用

DKA 是胰岛素治疗的绝对适应证。为使血糖尽快降低,纠正代谢紊乱,DKA 的治疗一律选用短效胰岛素。一般主张用小剂量静脉滴注法,每 h 每公斤体重0.1U 胰岛素。其优点为简单易行,不易发生低血糖和低血钾反应,脑水肿发生率低。其理论依据是:人体生理条件下——空腹胰岛素 5~20 mU/L,餐后胰岛素高峰约为空腹的 8~10 倍,50~100 mU/L,人体自然分泌的胰岛素半衰期为 4~8h。静脉滴注胰岛素——每 h1U 胰岛素,可使血胰岛素浓度达到正常生理浓度 20 mU/L。静脉滴注 5U/h 时,血浓度可达 100 mU/L。注入胰岛素的半衰期为 20h。因此,每 h 静脉滴注 5U 胰岛素已能达到正常人血浆胰岛素的高水平。周围静脉血浆胰岛素的浓度为 10 mU/L 时——抑制肝糖原分解;20 mU/L——抑制糖原异生;30mU/L——抑制脂肪分解;50~60mU/L 时——可促使肌肉及脂肪组织等摄取和利用葡萄糖;>100 mU/L 时——促使钾离子进入细胞内。抑制酮体生成最高速度的一半所需胰岛素浓度为 24 mU/L。因此,小剂量的胰岛素不但能起到治疗 DKA 的作用,而且可防止低血钾。其胰岛素的应用方案一般为开始每 h 0.1 U/kg 体重,加入生理盐水中静脉滴注(如 500 ml 生理盐水需 2h 内滴完,瓶内则需加胰岛素 8~12U)持续滴注。在液体快滴完时复查血糖,如血糖下降的幅度小于滴注前的 30%,则胰岛素的用量应加倍。如血糖的下降幅度>30%,则按原剂量继续滴注到血糖下降为 ≤13.9 mmol/L(250 mg/dl)时改输 5%葡萄糖水或糖盐水(视血 Na 水平而定)。胰岛素的用量则按葡萄糖与胰岛素之比 2~6:1(即 2~6g 糖给 1U 胰岛素,如在 5%葡萄糖 500ml 中加入胰岛素 4~12.0U)的浓度继续点滴,使血糖水平维持在 11.1mmol/L 左右,酮体阴性。当病人饮食恢复、神志清醒、脱水、酸中毒及电解质紊乱纠正后,可改为皮下胰岛素治疗。如果胰岛素治疗有效,一般在 7~10h 内可纠正 DKA。对于极少数需大剂量胰岛素应用的患者要考虑胰岛素抵抗,可考虑使用浓缩胰岛素或肾上腺皮质激素治疗。有报道胰岛素样生长因子-1(IGF-1)用于治疗极度胰岛素抵抗的 DKA 取得显著效果。

胰岛素泵治疗(CSII)能使病情平稳,最适应于 DKA 的抢救,并可避免严重的血糖波动,使严重高血糖控制在安全的范围内,也防止了黎明现象等并发症的发生。新一代 CSII 装置的葡萄糖感受器部分有很大改正,在加强监护和对使用者教育的前提下,CSII 可明显提高 DKA 的抢救成功率。可植入性胰岛素泵将作为人工胰岛更普遍使用。

(四)纠正电解质及酸碱失衡

对于轻症的 DKA,经胰岛素治疗及补液后,钠丧失和酸中毒可逐渐得到纠正,不必补碱。补碱的指征为:①血 pH<7.0 或 HCO$_3^-$<5.3 mmol/L;②血 K$^+$>6.5 mmol/L 的严重高血钾症;③对输液无反应的低血压;④治疗过程中出现严重高氯性酸中毒。补碱量:首次给 5%碳酸氢钠 100~200ml,用注射用水稀释成等渗(1.25%)。以后再根据 pH 及 HCO$_3^-$决定用量,当 pH 恢复到 7.1 以上时,停止补碱。

对严重型酮症酸中毒病人是否应使用碳酸氢盐一直争论较多,因为既有益处,也存在严重的治疗风险。一般认为,如血 pH<7.10 应考虑应用一定剂量的碳酸氢盐。

（五）补钾

DKA 时体内总钾量明显减少,平均总失钾 $3\sim5$ mmol·L^{-1}·kg^{-1}。开始由于脱水、酸中毒,血钾水平可升高,也可正常或降低,因此 DKA 初期的血钾水平不能真实地反映体内钾的情况。经过补液和胰岛素的应用等治疗,血钾可出现变化,一般为降低,因钾向细胞内转移,所以在治疗过程中,患者常在 $1\sim4h$ 后发生低血钾。因此在治疗过程中,应预防性补钾,尽可能使血钾维持在正常水平,至少应>3.5 mmol/L。如患者有尿(>40 ml/h),肾功能尚好,治疗前血钾降低或正常,则在输液和胰岛素治疗的同时即开始补钾;若治疗前血钾增高或每 h 尿量少于30ml,宜暂缓补钾,待尿量增加,血钾不高时再开始补钾。补钾量:开始 $2\sim4h$ 通过静脉输液,每 h 补钾约 $13\sim20$ mmol/L(约 $1.0\sim1.5g$ 氯化钾),为防止高氯血症,可用氯化钾和枸橼酸钾等,病情稳定,患者能进食,则改为口服补钾,$3\sim6g/d$。为补充细胞内缺钾,口服补钾需维持 1 周以上。

（六）补磷、补镁

DKA 时体内可缺磷,但补磷的指征一般不很明确,而且对磷的需要量小,6h 内每公斤体重约需元素磷 $2\sim5mg$,每毫升磷酸钾中含元素磷 3 mmol/L(90mg)及钾 4 mmol/L。使用时成人 1000 ml 生理盐水中加磷酸钾不能超过 2 ml,6h 内输完为合适剂量。有人报道,DKA 补磷期间可引起血钙降低应予注意。DM 病人呈负镁平衡[13],并发 DKA 时更甚,要注意补充。

（七）对症、支持、消除诱因、防止并发症

DKA 最常见的诱因是感染,因此应注意抗菌素的应用。补液过速过多,尤其是老人,心功能不全者易并发肺水肿,应注意防止。这些病人最好能在中心静脉压的监测下调整输液速度和输液量。由于脱水易并发急性肾功能衰竭,经补液脱水纠正后无尿,血尿素氮、肌酐继续升高,应注意急性肾衰发生,必要时需透析治疗。降糖过快,补碱过快过多可诱发脑水肿(死亡率、致残率达 50%),应注意避免,必要时可用脱水剂治疗。

第十八章 甲状腺功能亢进症与甲亢危象

甲状腺功能亢进症（hyperthyroidism,简称甲亢）系指由多种病因导致体内TH分泌过多,引起以神经、循环、消化等系统兴奋性增高和代谢亢进为主要表现的一组疾病的总称,故通常所指的甲亢是一种临床综合征,而非具体的疾病。在临床上以弥漫性毒性甲状腺肿伴甲亢（Graves病,GD）最常见,约占所有甲亢患者的85%,其次为结节性甲状腺肿伴甲亢和亚急性甲状腺炎伴甲亢。

一、病因分类与发病机制

GD的确切病因还不完全清楚。近年来的研究提示,本病为一种器官特异性自身免疫性疾病。其特征之一是在血清中存在具有能与甲状腺组织反应（抑制或刺激作用）的自身抗体,这些抗体能刺激甲状腺,提高其功能并引起甲状腺组织增生,但它的作用慢而持久。最初这类自身免疫性物质被称为长效甲状腺刺激物（long-acting thyroid stimulator,LATS）,以后由于测定方法不同,分别被称为人甲状腺刺激物（human thyroid stimulator,HTS）,LATS保护物（LATS pro-tector,LATSP）,TSH置换活性（thyrotropin displacement activity, TDA）,甲状腺刺激免疫球蛋白（thyroid stimulating immunoglobulin,TSI）,甲状腺刺激性抗体（thyroid-stimulating antibody,TSAb）或TSH受体抗体（thyrotropin receptor anti-bodies,TRAb）。

TRAb为本病淋巴细胞分泌的一种IgG,其对应的抗原为TSH受体或邻近甲状腺细胞胞浆膜面的抗原物质, 当TsAb与甲状腺细胞结合时,TSH受体被激活,甲状腺的功能被兴奋,引起甲亢和甲状腺肿,其作用酷似TSH。

GD的发病与TSH受体抗体（TRAb）的关系十分密切。TRAb是一组多克隆抗体,作用在TSH受体的不同结合位点。TRAb可分为兴奋型和封闭型两类。兴奋型中有一类与TSH受体结合后,促进TH合成和释放入血,甲状腺细胞受刺激而增生,称为甲状腺刺激性抗体或甲状腺兴奋性抗体（TSAb）,为GD的主要自身抗体;另一类与TSH受体结合后,仅促进甲状腺细胞肿大,而不促进TH的合成和释放, 称为甲状腺生长刺激免疫球蛋白（TGI）。封闭型自身抗体与TSH受体结合后,阻断和抑制甲状腺功能,称为甲状腺功能抑制抗体（thyroid function inhibitory antibodies,TFIAb）和甲状腺生长封闭性抗体（thyroid growth blocking antibodies, TGBAb）。少数 GD 患者虽有明显的高代谢症群,但甲状腺肿大甚轻微,可能由于体内的兴奋性抗体(TSAb)占优势所致。

二、临床表现

妊娠通过以下几个方面影响甲状腺功能:

①肾脏对碘的清除率增加,碘的需要量增加

②胎儿需要的 TH 与碘增加孕妇的代谢负担;

③血清 TBG 升高,引起 TT3、TT4 水平升高;

④高浓度的 HCG 具有刺激甲状腺活性,可引起甲亢;

⑤甲状腺自身免疫稳定功能在产后失代偿而导致产后甲状腺炎。

妊娠期甲亢主要有两种情况,一是妊娠合并甲亢。正常妊娠时由于腺垂体生理性肥大和胎盘激素分泌,可有高代谢症群表现,如心率可增至 100 次/分,甲状腺也稍增大,基础代谢率在妊娠 3 个月后较前增加可达 20%~30%左右,此时由于雌激素水平增高,血中 TBG 也较妊娠前增高,故血清 TT3 也较正常增高,凡此均易与甲亢混淆。如患者体重不随妊娠月份而相应增加,或四肢近端肌肉消瘦,或休息时心率在 100 次/min 以上应疑及甲亢。如血 FT3、FT4 升高,TSH<0.5mU/L 可诊断为甲亢。如同时伴有眼征、弥漫性甲状腺肿、甲状腺区震颤或血管杂音,血 TSAb 阳性,在排除其他原因所致甲亢后,可诊断为 GD。

GD 与妊娠可相互影响,对妊娠的不利影响为早产、流产、妊娠毒血症及死胎等;而妊娠时可加重甲亢病人心血管负担。二是 HCG 相关性甲亢。HCG 与 TSH 的 α-亚基相同,两者的受体分子又十分类似,故 HCG 和 TSH 与 TSH 受体结合存在交叉反应(如去除 HCG 上的唾液酸,其兴奋 TSH 受体的作用进一步加强,现已从妊娠剧吐和葡萄胎患者血中分离出脱糖基 HCG)。当 HCG 分泌显著增多(如绒毛膜癌、葡萄胎或侵蚀性葡萄胎、妊娠剧吐、多胎妊娠等)时,可因大量 HCG 刺激 TSH 受体而出现甲亢(亦称妊娠剧吐性甲亢,hyperthyroidism of hyperemesis gravedarum,HHG)。患者的甲亢症状轻重不一,血 FT3、FT4 升高,TSH 降低或不可测出,TSAb 和其他甲状腺自身抗体阴性,但血 HCG 显著升高。HCG 相关性甲亢往往随血 HCG 浓度的变化而消长,属一过性,中止妊娠或分娩后消失

三、症状和体征

(一)高代谢症群

由于 T3、T4 分泌过多和交感神经兴奋性增高,促进物质代谢,加速氧化,使产热、散热明显增多,病人常有疲乏无力、不耐热、多汗,皮肤温暖潮湿、体重锐减、低热(危象时可有高热)等。

（二）甲状腺肿

不少患者以甲状腺肿大为主诉,甲状腺呈弥漫性对称性肿大,质软、吞咽时上下移动,少数患者的甲状腺肿大不对称或肿大不明显。

由于甲状腺的血流量增多,故在上、下叶外侧可听到血管杂音(为连续性或以收缩期为主的吹风样杂音),可扪及震颤(以腺体上部较明显)。杂音明显时可在整个甲状腺区听到,但以上、下极明显,杂音较轻时仅在上极或下极听到。触到震颤时往往可以听到杂音,但杂音较弱时可触不到震颤。杂音和震颤为本病一种较特异性的体征,对诊断本病具有重要意义。

（三）眼部表现

甲亢时引起的眼部改变大致分两种类型,一类由甲亢本身所引起,系由于交感神经兴奋眼外肌群和上睑肌所致;另一类为 GD 所特有,为眶内和球后组织体积增加、淋巴细胞浸润和水肿所致,又称为 GD 眼病。

（四）精神神经系统

患者易激动,精神过敏、舌和双手平举向前伸出时有细震颤、多言多动、失眠紧张、思想不集中、焦虑烦躁、多猜疑等,有时出现幻觉,甚而亚躁狂症,但也有寡言、抑郁者,以老年人多见。腱反射活跃,反射恢复时间缩短。

（五）心血管系统

甲亢时由于 TH 对心血管系统的作用,以及交感神经兴奋性增高等,常使甲亢患者有明显临床表现,心悸、气促是大部分甲亢患者的突出主诉。

1. 心动过速。

2. 心律失常 房性早搏最常见,其次为阵发性或持续性心房颤动。也可见室性或交界性早搏,偶见房室传导阻滞。

3. 心音改变 由于心肌收缩力加强,使心搏增强,心尖部第一心音亢进,常有收缩期杂音,偶在心尖部可听到舒张期杂音。

4. 心脏扩大 多见于久病及老年患者。当心脏负荷加重、合并感染或应用β-受体阻滞剂可诱发充血性心力衰竭。持久的房颤也可诱发慢性充血性心力衰竭。出现心脏扩大和心脏杂音可能是由于长期高排出量使左室流出道扩张所致,心脏并无明显解剖学异常。

5. 收缩压升高、舒张压下降和脉压增大为甲亢的特征性表现之一。有时可出现毛细血管搏动,水冲脉等周围血管征。发生原因系由于心脏收缩力加强,心输出量增加和外周血管扩张、阻力降低所致。

6. 甲亢性心脏病 甲亢伴有明显心律失常,心脏扩大和心力衰竭者称之。

（六）消化系统

食欲亢进是甲亢的突出表现之一。但少数老年患者可出现厌食,甚至恶病质。也有少数患者呈顽固性恶心、呕吐,以致体重在短期内迅速下降。

（七）血液和造血系统

周围血液中白细胞总数偏低、淋巴细胞百分比和绝对值及单核细胞增多，血小板寿命缩短，有时可出现皮肤紫癜。由于消耗增加，营养不良和铁的利用障碍偶可引起贫血。

（八）甲亢危象

系本病严重表现，可危及生命，主要诱因为精神刺激，感染，甲状腺手术前准备不充分等。早期为患者原有的症状加剧，伴中等发热，体重锐减，恶心，呕吐，以后发热可达 40℃或更高，心动过速常在 160 次/分以上，大汗，腹痛，腹泻，甚而谵妄，昏迷。死亡原因多为高热虚脱，心力衰竭，肺水肿，严重水、电解质代谢紊乱等。

四、实验室检查

（一）血清 TH 测定

1. 血清 FT4 与 FT3　FT3、FT4 不受血中 TBG 变化的影响，直接反应甲状腺功能状态。其敏感性和特异性均明显高于 TT3、TT4。

2. 血清 TT3　血清中 T3 与蛋白结合达 99.5%以上，故 TT3 亦受 TBG 的影响。TT3 浓度的变化常与 TT4 的改变平行，但在甲亢初期与复发早期，TT3 上升往往很快，约 4 倍于正常；TT4 上升较缓，仅为正常的 2.5 倍。故 TT3 为早期GD、治疗中疗效观察及停药后复发的敏感指标，亦是诊断 T3 型甲亢的特异指标。

3. 血清 TT4　是判定甲状腺功能最基本的筛选指标。血清中 99.95%以上的 T4 与蛋白结合，其中 80%~90%与 TBG 结合。TT4 是指 T4 与蛋白结合的总量，受 TBG 等结合蛋白量和结合力变化的影响；TBG 又受妊娠、雌激素、病毒性肝炎等因素影响而升高；受雄激素、低蛋白血症（严重肝病、肾病综合征）、泼尼松等影响而下降。

（二）TSH 测定

甲状腺功能改变时，TSH 的波动较 T3、T4 更迅速而显著，故血中 TSH 是反映下丘脑-垂体-甲状腺轴功能的敏感指标，尤其对亚临床型甲亢和亚临床型甲减的诊断有重要意义。

五、诊断与鉴别诊断

1. 功能诊断

典型病例经详细询问病史，依靠临床表现即可诊断。血 FT3、FT4（或 TT3、TT4）增高及 sTSH 降低（<0.1mU/L=者符合甲亢；仅 FT3 或 TT3 增高而 FT4、TT4 正常可考虑为 T3 型甲亢；仅有 FT4 或 TT4 增高而 FT3、TT3 正常者为 T4 型甲亢；血 TSH 降低，FT3、FT4 正常，符合亚临床型甲亢。必要时可进一步作 sTSH

（或 uTSH)测定和(或)TRH 兴奋试验。

2. 病因诊断

在确诊甲亢基础上,应先排除其他原因所致的甲亢,再结合病人有眼征、弥漫性甲状腺肿、血 TSAb 阳性等,可诊断为 GD。

3. 甲亢危象的诊断和鉴别诊断

目前尚无特异的诊断标准。Burch 和 Wartofsky总结前人的经验，于 1993 年提出以半定量为基础的临床诊断标准。以区别有无危象、甲亢危象前期及甲亢危象以便于尽早诊断。

表 18-1　甲亢危象的诊断标准

	分数	心血管系统	分数
体温(℃)		次/min	
37.2	5		
37.8	10	99~109	5
38.3	15	110~119	10
38.9	20	120~129	15
39.4	25	130~139	20
≥40	30	≥140	25
中枢神经系统症状		充血性心衰	
无	0	无	0
轻(焦虑)	10	轻度(脚肿)	5
中度(谵妄、精神病、昏睡)	20	中度(双侧肺底湿润)	10
重度(癫痫、昏迷)	30	重度(肺水肿)	15
消化系统		心房纤颤	
无	0	无	0
中度(腹泻、恶心/呕吐、腹痛)	10	有	10
重度(不能解释的黄疸)	20	诱因	
		无	0
		有	10

注:分数≥45 甲亢危象　　分数 25~44 危象前期　　　分数<25 无危象

五、治疗

1. 甲亢合并妊娠的治疗

治疗的目的是使母亲达到轻微甲亢或甲状腺功能正常上限,并预防胎儿甲亢或甲减。Momotani 等(1986)对 70 例妊娠伴 GD 患者观察的结果发现:①胎儿

（通过脐带静脉采血）与母体 FT4 水平明显相关，GD 母亲的胎儿甲状腺与其母体甲状腺一样受到母体刺激性或抑制性因子的影响，母体血清 FT4 也是胎儿甲状腺功能状态的指标（据统计胎儿 FT4 与母体 FT3 不相关）；②胎儿 FT4、FT3 与母体甲状腺结合免疫球蛋白（TBI）水平相关，母体 TBI 的存在也是胎儿需要治疗的指标；③妊娠期持续接受接受 PTU 或 MTU 治疗组与妊娠期停止治疗组相比，前组中胎儿 FT4 水平显著降低，说明胎儿的甲状腺功能被硫脲类药物所抑制，故作者认为当母体血清 FT4 升高，TBI 阳性时需用硫脲类药物治疗，不仅是为了母体，还为了胎儿的潜在甲亢。一旦硫脲类治疗开始，必须保持胎儿为"euthyroid"状态，此是通过调节母体 FT4 水平达正常上限或在轻度甲亢范围内而达到的。

妊娠可能加重甲亢，故宜于甲亢治愈后再妊娠。如甲亢患者欲维持妊娠，应及早使甲状腺功能恢复正常。治疗措施：①ATD 的剂量不宜过大，首选丙硫氧嘧啶（PTU），用最小有效剂量（如每日 100~300mg，分 2~3 次口服）控制甲亢症状后，尽快减至维持量，维持甲状腺功能（宜用血 FT3、FT4 作观测指标）在稍高于正常水平，避免治疗过度招致的母体和胎儿甲状腺功能减退或胎儿甲状腺肿；长期以来人们认为由于 PTU 通过胎盘慢于和少于 MTU，不仅阻断甲状腺内 TH 合成，并且阻断周围组织由 T4 向 T3 转变，故妊娠期甲亢时选用 PTU。Momotani 等认为 PTU 和 MTU 对母体和胎儿甲状腺作用上并无明显不同之处，但 MTU 水溶性好，与蛋白质结合率极低很易通过胎盘影响胎儿发育，故孕妇最好不采用，但新的观点有所不同。Wing 等研究 1974—1990 年间 185 例甲亢合并妊娠患者，其中 99 例用 PTU 治疗，36 例用 MTU 治疗，两组 FT4 恢复正常的时间无统计学差异，无论 PTU 或 MTU 治疗，其新生儿先天性畸形的发生率与一般人群无异，如孕妇使用过量抗甲亢药有可能引起新生儿先天性甲减，甲亢合并妊娠时无论 PTU 或 MTU，小剂量使用都是安全的。Burrow 及 Melarroll 等也认为无论胎儿在宫内暴露于 PTU 或 MTU 或 CMZ 与未暴露于任何药物相比，在长远的智力、体力发育及甲状腺功能状态方面均无不同。应用大量 ATD 完全抑制甲状腺功能，同时合用 L-F4 维持母体于"euthyroid"状态的治疗方法不可取，因其有引起胎儿甲状腺肿和甲减的危险，应用 L-T4 并不能防止胎儿 TSH 升高。有研究显示 GD 孕妇服用 PTU 后，胎儿甲状腺肿大，中止 PTU 治疗后，超声显示胎儿甲状腺肿恢复正常。慎用 MM，有报导可致畸。②由于 ATD 可从乳汁分泌，产后如需继续服药，一般不宜哺乳。如必须哺乳，应选用 PTU，且用量不宜过大；③普萘洛尔可使子宫持续收缩而引起胎儿发育不良、心动过缓、早产及新生儿呼吸抑制等，故应慎用或禁用；④妊娠期一般不宜作甲状腺次全切除术，如择期手术治疗，宜于妊娠中期（即妊娠第 4~6 个月）施行；⑤如患者对药物治疗抵抗，可在手术治疗甲亢前试用卢戈氏碘液。⑥131I 不能用于治妊娠期甲亢。10 周以后胎儿甲状腺可浓集 131I 而引起胎儿甲状腺肿和甲减。虽然文献曾报道有由于疏忽而在孕 10 周前应用 131I 未见胎儿不正常的报告,但治疗的原则是孕妇一律禁用 131I 治疗。若在 10 周后误用了 131I,应劝告终止妊娠,可穿刺脐带血测定胎儿 TH 水平,用超声波监测胎儿甲状腺大小。

2. 甲亢危象的防治与护理

(1)主要抢救措施

去除诱因,防治基础疾患是预防危象发生的关键。尤其要注意积极防治感染和作好充分的术前准备。一旦发生危象则需积极抢救:

①抑制 TH 合成。此项措施应在确诊后立即并最先进行。首选 PTU,首次剂量 600mg 口服或经胃管注入。如无 PTU 时可用等量 MTU 或 MM(或 CMZ)60mg。继用 PTU(或 MTU)200mg 或 MM(或 CMZ)20mg,每日 3 次,口服,待症状减轻后改用一般治疗剂量;

②抑制 TH 释放。服 PTU 后 1~2h 再加用复方碘溶液,首剂 30~60 滴,以后每 6~8h 5~10 滴。或用碘化钠 0.5~1.0g 加入 5%葡萄糖盐水中静滴 12~24h,以后视病情逐渐减量,一般使用 3~7d 停药。如患者对碘剂过敏,可改用碳酸锂 0.5~1.5g/d,分 3 次口服,连服数日;

③抑制组织中 T4 转换为 T3 和(或)抑制 T3 与细胞受体结合。PTU、碘剂、β-受体阻滞剂和糖皮质激素均可抑制组织中 T4 转换为 T3。如甲亢危象是由于甲状腺炎或应用过量 TH 制剂所致,用碘剂迅速抑制 T4 转换为 T3 比抑制 TH 合成更重要。而且,大剂量碘剂还可抑制 T3 与细胞受体结合。如无哮喘或心功能不全,应加用普萘洛尔 30~50mg,每 6~8h 口服一次,或 1mg 经稀释后缓慢静脉注射,视需要可间歇给 3~5 次;氢化可的松 100mg 加入 5~10%葡萄糖盐水中静滴,每 6~8h 一次,氢化可的松除抑制 T4 转换为 T3、阻滞 TH 释放、降低周围组织对 TH 的反应外,还可增强机体的应激能力;

④降低血 TH 浓度。在上述常规治疗效果不满意时,可选用血液透析、腹膜透析或血浆置换等措施迅速降低血 TH 浓度;

⑤支持治疗。应监护心、肾、脑功能,迅速纠正水、电解质和酸碱平衡紊乱,补充足够的葡萄糖、热量和多种维生素等;

⑥对症治疗。包括供氧、防治感染,高热者给予物理降温。必要时,可用中枢性解热药,如对乙酰氨基酚(扑热息痛)等,但应注意避免应用乙酰水杨酸类解热剂(因可使 FT3、FT4 升高)。利血平 1mg,每 6~8h 肌注一次。必要时可试用异丙嗪、派替啶各 50mg 静脉滴注。积极治疗各种合并症和并发症;

⑦待危象控制后,应根据具体病情,选择适当的甲亢治疗方案,并防止危象再次发生之可能。

(2)甲亢危象护理

①护理评估包括

a. 病史、身体评估　有甲状腺功能亢进病史,病史询问中有感染或其他诱因病史。在甲亢危象前,临床常有下列征兆:A. 出现精神意识的异常,突然表现为烦躁或嗜睡;B. 体温增高超过 39℃;C. 出现恶心、呕吐或腹泻等胃肠道症状;D. 心率增快,>120 次/min。

b. 心理社会资料　甲亢危重病人情绪改变几乎见于所有病人,表现为急躁易怒、焦虑、神志淡漠、反应迟钝,甚至昏迷;而病人家属往往因病人病情加重而变得紧张、恐惧。

c. 实验室资料　甲状腺功能检查异常及电解质异常。

②护理诊断　主要包括五方面的情况:

a. 体温过高,与身体新陈代谢过高有关。

b. 营养改变,低于机体需要量,与蛋白质过度分解有关。

c. 腹泻,大便的量和性状。

d. 潜在意外,与高血压、心律不齐、心力衰竭或水电解质紊乱有关。

e. 控制每 24h 出入水量。

③护理措施　原则上应进入内分泌监护病房进行抢救。

a. 备好各种抢救药品及器材。

b. 严密观察病情变化,注意血压、脉搏、呼吸、心率的改变,观察神志、精神状态、腹泻、呕吐、脱水的改善情况。

c. 保持环境的安静、安全,嘱病人绝对卧床休息,室内光线不宜太强,以免影响病人休息。

d. 加强精神心理护理,解除病人精神紧张。因任何不良刺激均可使病人症状加重,故护理人员应耐心、温和、体贴病人,建立良好的护患关系;另外,应指导病人家属避免紧张情况,多给予病人情绪上的支持。若病人处于兴奋状态,烦躁不安时,可遵医嘱给予镇静剂。

e. 高热病人应迅速降温:降低室内温度;头敷冰帽;大血管处放置冰袋;遵医嘱采用人工冬眠。

f. 迅速建立静脉输液途径,并按医嘱完成治疗任务(详见上述)。

g. 给予高热量饮食,鼓励病人多饮水,饮水量每日不少于 2000~3000ml,昏迷者给予鼻饲饮食,注意水电解质平衡。有感染者应用有效抗生素。

h. 呼吸困难,紫绀者给予半卧位、吸氧(2~4L/min)。

i. 对谵妄、躁动者注意安全护理,使用床挡,防止坠床。

j. 昏迷者防止吸入性肺炎,防止各种并发症的发生。

（3）甲亢危象预防

①指导病人了解加重甲亢的有关因素，尤其是精神愉快与身心疾病的关系，避免一切诱发甲亢危象的因素，如感染、劳累、精神创伤，以及未经准备或准备不充分而手术等。

②指导病人学会进行自我心理调节，增强应对能力，并注意合理休息，劳逸结合；同时也向病人家属提供有关甲亢的知识，让家属理解病人的现状，多关心、爱护和支持病人。

③向病人说明药物治疗的必要性和重要性，坚持定期服药，避免产生以为症状缓解，而自行停药或怕麻烦不坚持用药的现象，避免因突然停药后出现"反跳"现象而诱发甲亢危象。

④在高代谢状态未能改善以前，病人可采用高蛋白、高热量饮食，除糖类外，可使用牛奶、豆浆、瘦肉、鸡蛋、鱼、肝等食物，在两餐基本饮食之间可加牛奶、豆浆、甜食品。禁食含碘食物，如海带。病人出汗多，丢失水分多，应保证足够的饮料，平时不宜喝浓茶、咖啡等刺激性饮料。

⑤指导病人了解有关药物治疗常见的不良反应及药物性甲减，以便及时发现及时得到处理，并嘱病人定期门诊复查血象、肝功能、TH 水平，在医生指导下调整服药剂量，避免并发症发生，促进早日康复。

⑥对于甲亢病情较重或甲状腺肿大明显患者，应先应用 ATD，待病情较平稳后再给予同位素治疗，防止大量 TH，突然释放入血，从而引起甲亢危象。

⑦行甲状腺次全切除术治疗者术前准备要充分，严格掌握手术时机。术后严密观察病情变化，可遵医嘱补充适量的糖皮质激素，并做好甲亢危象的急救准备。

⑧预防并积极治疗感染。

第十九章 溶血性尿毒综合征/ 血栓性血小板减少性紫癜

溶血性尿毒综合征(hemolytic uremic syndrome,HUS)表现为微血管病性溶血性贫血、血小板减少和急性肾衰竭(ARF)三联征,与 Moschcowitz 报道的血栓性血小板减少性紫癜(thrombotic thrombocytopenic purpura,TTP)的临床表现极为相似,后者还伴有神经系统症状和发热,尽管 TTP 与 HUS 发病机制不尽相同,但是两者的病理表现均为血栓性微血管病(TMA),所以临床上发生无其他原因可解释的微血管病性溶血性贫血、血小板减少,伴有或不伴有神经系统和肾功能损害,都可以通称为 TTP-HUS。

在美国,疑似 TTP-HUS 的年发病率每百万人 11 例,特发性 TTP-HUS 的年发病率每百万人 4.5 例,未治疗的 TTP-HUS 死亡率高达 90%~100%,血浆置换后死亡率降至 10%。

一、病因

1. 感染性:大肠埃希菌 O157。
2. 遗传性:von Willebrand 蛋白分解酶活性降低。
3. 药物性:奎宁、环孢素等。
4. 自身免疫性疾病:SLE。
5. 造血干细胞移植。
6. 妊娠。
7. 特发性。

二、发病机制

1. 凝血—纤溶紊乱学说以及血小板活化学说

(1)纤溶活性下降:TPA 下降,纤溶酶原活化抑制(Plasminogen Activator Inhibitor-I,PAI-I)上升。

(2)PGI2 活性下降 PGI2 分解增加。

(3)血小板活化因子(Platelet Activator Factor,PAF)增加,促使血小板在内皮细胞表面聚集。

(4)血小板和内皮细胞释放多聚 UL VWF,可与血小板与红细胞 GPIb-Ix

和 GPIIb-IIIa 糖蛋白受体结合,激活血小板贴壁于受损内皮处。UL VWF 被外周血蛋白解聚酶(ADAMST13)分解为 VWF 单体而失活。TMA 病人蛋白解聚酶被抑制,UL VWF 大量产生而致病。

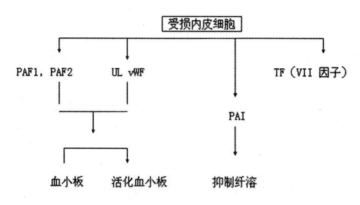

图 19-1　内皮细胞处于凝血不稳定状态

2. 内皮细胞损伤

1984 年 Karmati 首先报道腹泻型 HUS 与作用于 Vero 细胞毒素 Verotoxin (verocytotoxin,VT)有关,主要是 E.Coli O157:H7 菌株产生。Verotoxin DNA 整合到大肠杆菌基因上,后者 VT 产生毒素。Verotoxin 由一个 A 亚单位和 5 个 B 亚单位组成,A 亚单位具毒素活性,B 亚单位与内皮细胞膜上的特异性糖脂受体球丙糖酰基鞘氨醇(Gb3)结合,结合后 A 亚单位被释放灭活 60s 核糖,直接抑制细胞蛋白合成,造成内皮细胞损伤。

3. 自身免疫学说

自身免疫反应可能是 TMA 内皮损伤的原因之一。常见于某些自身免疫性疾病:如 SLE,RF,移植后排斥反应,以及某些药物相关性 HUS。

三、临床表现

1. 典型 HUS

大多发生于 5 岁以下儿童,以欧美白人儿童多见,呈散发性发作,多数是由于食用未煮热的牛奶和汉堡包所致。E.Coli O 157:H7 是常见的致病源,临床症状主要有:

(1)消化道:出血性结肠炎,水样或血样便,腹痛,肠梗阻,肠穿孔,类似溃疡性结肠炎引起的中毒性巨结肠和肠系膜动脉栓塞。

(2)水、电解质紊乱:大量胃肠丢失造成细胞外脱水、低血钾、低血钠,后期高血钾、代谢性酸中毒,甚至休克。

(3)肾脏受累:镜下甚至肉眼血尿、中等至大量蛋白尿、有些可表现为肾病综合征、中重度高血压,少尿、无尿、尿素氮和肌酐进行性上升,可呈高分解代谢。47%~60%急性期 HUS 患者需行血透治疗。

（4）中枢神经症状：昏睡、惊厥、抽搐等，除 TMA 本身疾病外，亦可能与低血钠、高血压和尿毒症毒素有关。

2. 非典型 HUS

成年女性多见，或见于无血便样腹泻的儿童，约占 HUS 的 5%~10%，以复发型为主，主要与血管病变有关：恶性高血压，血管炎，自身免疫性疾病有关（如 SLE，类风湿、硬皮病、进行性系统性硬化、抗磷脂抗体综合征、过敏性紫癜、先兆子痫）。发病机制可能与自身抗体以及循环免疫复合物（CIC）损伤内皮细胞有关。临床表现主要以恶性高血压多见，肾功能进行性受损，需长期血透治疗，肾功能恢复机会较少，预后不佳。

3. 化疗药物相关性

某些化疗药物：如长春新碱、丝裂霉素、5-Fu、顺铂以及环胞霉素 A、奎宁、抗血小板凝集药物、口服避孕药、可卡因可致 TMA。特别是丝裂霉素在持续累积剂量超过 60mg 几乎 100% 发生 TMA。药物性 HUS 几乎无治疗方法，死亡率达 60%~70%，渡过急性期后大多有不同程度的肾功能受累，需长期血透维持。其发生机理可能与免疫复合物在局部小血管内皮聚集或药物直接损伤内皮细胞有关。

4. 妊娠相关性 HUS 和产后 HUS

妊娠 TMA 主要与子痫前期、胎盘早剥以及某些凝血因子：如 V、VII、VIII 因子、纤维蛋白原升高，局部血液流变学变化损伤血管内皮细胞有关。分娩时胎盘释放凝血活酶导致凝血机制紊乱，30% 的产妇可发生局部 DIC。肾小球微血栓形成，以及内皮下、内皮间纤维素样物质沉积，故又称内皮细胞病（endotheliosis）。及时终止妊娠可治愈 TMA。产后 HUS 常发生于产后 3 个月内，伴有严重高血压，预后不佳，死亡率高，即使渡过急性期亦常有不同程度的肾功能受累。

5. 移植相关性 HUS

肾移植后发生 HUS 各家报道不一，从 16.6%~25% 不等，可能原因是高水平抗 HLA 抗体、HLA-DR 不配型、重复移植、活体供肾、移植后 CMV 感染、排斥反应和长期应用 CyA，肾脏存活率较低。移植后 HUS 与肾移植后血管排斥反应较难区分，根据受累血管内径大小，以及对血浆置换的反应有助于鉴别。

骨髓移植后（BTM）TMA 发生率约为 3%~7%，原因可能与 CyA、大剂量化疗药物、CVHD 有关，预后不佳，病死率高。

6. 家族遗传性 HUS

常染色体等位基因隐性遗传引起反复发作的家族性 HUS。主要机制是编码常染色体 1q 臂上的一种补体旁路激活途经的调节因子（H 因子）由于基因突变,造成补体 C3 缺乏。一个家系中 H 因子缺乏的某些成员发病,某些成员终生携带而不发病。TMA 可以由感染等诱因促发,肾小球有 C3 沉积。预后不佳,多数患者幼年死亡,需肝肾联合移植治疗。

7. 肿瘤相关性 HUS

淋巴癌、前列腺癌以及消化道肿瘤(胃癌)可并发 HUS,可能与单克隆 B 淋巴细胞功能紊乱有关。病程凶险,预后极差。

8. HIV 相关性 HUS

国外报道较多,可能与 VTEC 感染和滥用可卡因有关,无特殊治疗,预后极差。

四、实验室检查

1. 微血管病性溶血性贫血:96%~98%

(1)外周血找到破碎红细胞>2 个破碎红细胞/HP(100%)

(2)网织红细胞升高

(3)血结合珠蛋白下降

(4)直接 Coomb's 试验:阴性

(5)间接胆红素升高

(6)血乳酸脱氢酶(LDH)升高

2. 血小板下降(<100×10⁹/ml):83%~96%

3. 肾衰竭:SCr 和 BUN 进行性升高

4. 细胞破坏增多,血尿酸(UA)升高

五、诊断与鉴别诊断

最近的诊断标准和其他临床特征见表1。其中,微血管病性溶血是诊断这类疾病的基本条件,结合其他系统或器官的损害病症,即可做出初步诊断。

虽然 TTP/HUS 患者常见肾功能异常和神经系统异常,但不是诊断 TTP/HUS 的必需条件。大部分患者有不同程度的血尿和蛋白尿,或神经精神系统表现。本综合征临床表现分类见表2,不同临床类型预后不完全相同。

(一)血栓性血小板减少性紫癜/溶血尿毒综合征的诊断和临床表现

1. 诊断标准

(1)血小板减少:大部分患者血小板计数最低可达 30×10⁹/L 以下

(2)微血管病性溶血性贫血:红细胞生成和破坏加速、红细胞碎片与异形、抗人球蛋白试验阴性,临床上无其他原因可以解释血小板减少和贫血

2. 支持诊断的其他临床表现

(1)肾脏损害:不同程度的蛋白尿和血尿常见,部分患者出现急性肾衰竭

(2)神经系统异常:以精神异常为主,可以出现抽搐、昏迷等神经损害表现

（3）腹部症状：腹痛，恶心，呕吐，腹泻常见

3. 需鉴别诊断的少见临床表现

（1）高热伴寒战：常提示患者存在脓毒症

（2）广泛性紫癜：常提示重症感染

（二）TTP/HUS 患者的临床表现分类

1. 妊娠/产后：应与子痫和 HELLP 综合征（溶血，肝酶升高，血小板减少）进行鉴别。

2. 药物相关性：过敏机制（奎宁，噻氯匹定和氯吡格雷等）；剂量相关毒性反应（丝裂霉素 C，环孢素、喷司它丁、吉西它滨等）

3. 腹泻或肠道感染：埃希氏大肠杆菌 O157，产毒性志贺氏大肠杆菌

4. 自身免疫紊乱：系统性红斑狼疮、硬皮病、抗磷脂抗体综合征、结节性多动脉炎

5. 异体骨髓移植：大部分患者最后被诊断为脓毒症，急性移植物抗宿主疾病，或两者都有。

6. 特发性：没有明显的原因或相关的情况

（三）妊娠或产后相关的 TTP/HUS 的诊断问题

多数文献报道，TTP/HUS 于女性多发，约占 70%，其中 10%~25%常与病理性妊娠相关。由于子痫前期会导致血栓性微血管病（TMA），许多临床表现类似 TTP/HUS，同时，子痫前期常合并一种与肝脏有关的 TMA 的特殊临床表现，即 HELLP 综合征（溶血、肝酶升高、血小板减少）。所以，临床上需鉴别 TTP/HUS 与子痫前期合并 HELLP 综合征的情况。

子痫前期/子痫合并 HELLP 综合征常表现为血小板减少、微血管性溶血性贫血及神经系统异常如癫痫发作。及时终止妊娠是治疗子痫前期合并 HELLP 综合征的重要措施。分娩后的情况有助于鉴别 TTP/HUS 与子痫前期/子痫合并 HELLP 综合征。子痫前期/子痫合并 HELLP 综合征的患者，症状可于终止妊娠后的数天内缓解，可不予以血浆置换治疗。但是，如果子痫前期/子痫合并HELLP 综合征的患者分娩后血小板减少和溶血进一步恶化，即可疑诊TTP/HUS。如果患者临床症状严重，伴有严重的神经精神症状，要积极进行血浆置换。

研究表明，子痫前期/子痫合并 HELLP 综合征主要发生于妊娠晚期，TTP/HUS 可发生于妊娠各期，但仍以围生期最为多见。这可能是因为严重的子痫前期/子痫合并 HELLP 综合征很难与 TTP/HUS 鉴别，导致对围生期 TTP/HUS 的诊断过度所致。

有家族性 TTP/HUS 史的女性患者首次妊娠即有可能发病，而且有 TTP/HUS 发作史的妇女再次妊娠有诱发 TTP/HUS 复发的可能。但是，Doan 等研究认为这些家族成员内的女性大部分可以顺利妊娠，而不出现 TTP/HUS。此外，这些

女性中如果在非妊娠期发生过 TTP/HUS,特别是多次发作者,在以后妊娠过程中,极有可能会发病。

自身免疫紊乱相关的 TTP/HUS 诊断问题:许多自身免疫紊乱疾病,如系统性红斑狼疮,抗磷脂抗体综合征,硬皮病及结节性多动脉炎等,可以继发 TTP/HUS。这时死亡率升高,强化免疫治疗是首要的治疗措施。血浆置换治疗可以防止病情恶化,减少复发。与特发性 TTP/HUS 患者相比,这些患者对血浆置换的反应不同,长期预后也不同。

原发性 TTP/HUS 诊断问题:越来越多的继发性 TTP/HUS 受到关注,确诊率不断提高,因此,与之相对应的原发性 TTP/HUS 诊断率则会相应下降。只有排除了继发性因素,才可确诊为原发性 TTP/HUS。

TTP/HUS 还应与坏死性血管炎、恶性高血压和 DIC 的鉴别。坏死性血管炎可表现为微血管病性溶血性贫血和肾衰竭,但有其他临床表现如关节痛、皮疹和肺部症状,PLT 正常,有周围神经而非中枢神经受累。恶性高血压可以表现为 TTP/HUS 的任何症状,但其舒张压可>130 mmHg 并伴有器官损害包括视乳头出血、水肿等。DIC 常伴有败血症、产科并发症、休克,激活凝血级连反应,PT/APTT 延长、纤维蛋白原减少、D-D 二聚体增多。

六、TTP/HUS 肾脏病理

TMA 肾脏病理改变主要有三种:

1. 急性病变:肾小球毛细血管壁增厚,内皮细胞肿胀,襻腔狭窄或完全堵塞,毛细血管襻腔内可见破碎红细胞及栓子,肾小球不同程度缺血性改变,可出现系膜溶解。

2. 慢性病变:肾小球基底膜增厚,肾小球体积缩小,球性硬化。血管内皮细胞肿胀,肾小动脉管腔变窄或完全堵塞,可呈葱皮样改变,管腔内血栓形成,管壁可见破碎红细胞、血小板以及纤维蛋白。

3. 肾小管-间质病变:与小球和血管病变的严重程度相关,间质水肿、炎细胞浸润、间质纤维化。

4. 电镜:毛细血管内皮细胞肿胀,内皮下腔隙增宽,以致内皮细胞和基底膜出现分离,毛细血管腔内可见红细胞碎片或血栓,小动脉内皮细胞肿胀、变性,管腔内血栓形成。

七、治疗

TMA 治疗方案多种多样,主要包括:血浆置换,血透,皮质激素、输新鲜冰冻血浆、输成分血球、脾切除、免疫抑制剂等等。

1. 对于重症 TMA,特别是 D-HUS,即血球压积<0.2,血小板<1 万/ml,LDH>

600IU/L,Scr>442umol/L,或合并中枢神经系统症状,血浆置换为首选治疗且是唯一有效手法。Bell 报道血浆置换量为 65-140ml/Kg/次,连续三天冲击置换,共7-9 个置换日。激素治疗于首次置换日开始,给予甲基强的松龙 200mg/日口服和静脉治疗,症状缓解后激素减量为 60 mg/日,以后以每周 5 mg 缓慢递减,用足 3 月后停激素。美国 J George 推荐 HUS 治疗如图表所示:

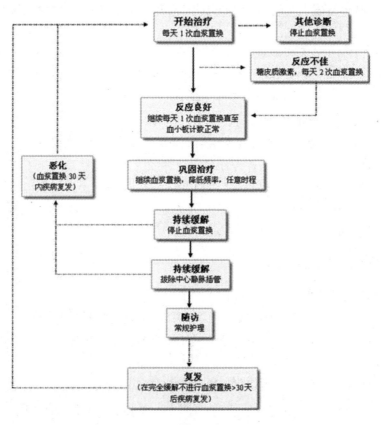

图 19-1

2. 对于轻中度 TMA:早期可仅给予激素治疗,开始剂量位 200mg/日,48 小时后若临床症状无明显好转,反而恶化,或出现中枢神经系统症状,则需血浆置换和输新鲜冰冻血浆治疗。症状改善后激素减至 60mg/日并逐渐递减（每周5mg),用足 3 月。

3. 对血浆置换无反应 TMA 患者,或反复发作者,可考虑脾切除。但目前缺乏大组随访资料,疗效不确切。

4. 血球压积<0.2 或血红<6g/L,可考虑输成分洗脱血球。慎输血小板,因其可加重血栓形成。

5. 输注大剂量多价超敏丙种球蛋白(IVIg)有效,剂量为 200~400mg/kg/日,并与血浆置换间歇应用。

6. 抗血小板凝集药物:TMA 早期可能有效,急性期则加重微血管病变,目前不主张使用。

7. 免疫抑制剂:有报道 Vincristin <2mg/日每周一次连续四周使用,能抑制自身抗体。

8. 抗生素:预防和治疗继发感染有效。有临床资料证实用氧苄胺嘧啶和磺胺甲基异恶唑促进 E.Coli O157:H7 释放 Verotonxin,加重 HUS,故不主张使用,抗生素本身对 TMA 是否有效存在争议。

9. 纠正水,电解质紊乱和代谢性酸中毒,尽早行血透、连续性肾脏替代疗法和腹透治疗。营养支持,必要时可给予肠道外营养。

八、预后

TTP/HUS 的复发恶化常常发生于停止和减少血浆置换 2 周内。但是,复发的 TTP/HUS 病死率低,其原因有两个:(1)复发患者既往对血浆置换反应良好;(2)病情复发时不会延误诊断和治疗。病情复发与临床类型有关,妊娠期或产后 TTP/HUS 患者很少复发,自身免疫紊乱所致的患者也很少复发,说明这些类型与自发性 TTP/HUS 明显不同。药物相关性 TTP/HUS 仅当再次服药才复发,表现血性腹泻的肠道感染患者可能复发率最低。另一方面,没有肾衰竭的自发性 TTP/HUS 患者复发率高达 30%。开始有肾衰竭的 TTP/HUS 患者中,25%的可能遗留慢性肾衰竭,另外,许多患者可能遗留疲乏无力,注意力不集中等,可能与神经系统精细调节功能异常有关。对年轻女性来说,再次妊娠复发是一个特殊的问题,根据目前的经验,妊娠有诱发 TTP/HUS 的可能,所以对于曾患 TTP/HUS 的妇女,当要求再次妊娠时应慎重考虑。

参 考 文 献

1. 刘大为等,中国重症医学专科资质培训教材,人民卫生出版社. 2013.

2. 中华医学会重症医学分会,《危重患者营养支持指导意见》,中国危重病急救医学,2006,18(10),582-590

3. 中华医学会呼吸病学分会,肺血栓栓塞症的诊断与治疗指南(草案).中华结核和呼吸杂志,2001,24:259-264.

4. 刘大为主编. 实用重症医学. 人民卫生出版社,2010,593-612

5. Delinger RP,Carlet,M,Masur H,et al. Surviving Sepsis Campaign guidelines for manangement of severe sepsis and septic shock,Intensive Care Med,2004,30:536-555.

6. 卫生部《血液净化标准操作规程(2010 版)》

7. 2010 American Heart Association Guidelines for Cardiopulmonary Resuscitation and Emergency Cardiovascular Care. Circulation 2010;122;S640-S656.

8. 美国妇产科医师学会妊娠期高血压工作组《2013 年妊娠期高血压诊断和管理指南》,2013 年 11 月

9. 中华医学会心血管病学分会,《急性心力衰竭诊断治疗指南》,2010

10. 廖二元等,内分泌代谢病学(第 3 版),人民卫生出版,2012 年 5 月